北京大学口腔医学教材

住院医师规范化培训辅导教材

口腔药物学

Oral Pharmacology

主　　编　郑利光

副 主 编　赵电红

编　　委　（按姓名汉语拼音排序）

　　　　　甘业华（北京大学口腔医学院）

　　　　　郭志刚（北京大学口腔医学院）

　　　　　韩　蕊（北京大学口腔医学院）

　　　　　赵电红（北京大学口腔医学院）

　　　　　郑利光（北京大学口腔医学院）

编写秘书　赵电红

北京大学医学出版社

KOUQIANG YAOWUXUE

图书在版编目（CIP）数据

口腔药物学 / 郑利光主编 . —北京：北京大学医
学出版社，2021.11
ISBN 978-7-5659-2535-1

Ⅰ.①口… Ⅱ.①郑… Ⅲ.①口腔疾病 – 药物学 – 医
学院校 – 教材 Ⅳ.① R988.2

中国版本图书馆 CIP 数据核字（2021）第 247965 号

口腔药物学

主 编：郑利光
出版发行：北京大学医学出版社
地 址：（100191）北京市海淀区学院路 38 号 北京大学医学部院内
电 话：发行部 010-82802230；图书邮购 010-82802495
网 址：http://www.pumpress.com.cn
E - m a i l：booksale@bjmu.edu.cn
印 刷：北京信彩瑞禾印刷厂
经 销：新华书店
责任编辑：毛淑静 责任校对：靳新强 责任印制：李 啸
开 本：850 mm×1168 mm 1/16 印张：17 字数：480 千字
版 次：2021 年 11 月第 1 版 2021 年 11 月第 1 次印刷
书 号：ISBN 978-7-5659-2535-1
定 价：55.00 元

北京大学口腔医学教材编委会名单

第 3 轮序

八年制口腔医学教育是培养高素质口腔医学人才的重要途径。2001 年至今，北京大学口腔医学院已招收口腔医学八年制学生 765 名，培养毕业生 445 名。绝大多数毕业生已经扎根祖国大地，成为许多院校和医疗机构口腔医学的重要人才。近 20 年的教学实践证明，口腔医学八年制教育对于我国口腔医学人才培养、口腔医学教育模式探索以及口腔医疗事业的发展做出了重要贡献。

人才培养离不开优秀的教材。第 1 轮北京大学口腔医学长学制教材编撰于 2004 年，于 2014 年再版。两版教材的科学性和实用性已经得到普遍的认可和高度评价。自两轮教材发行以来，印数已逾 50 万册，成为长学制、本科五年制及其他各学制、各层次学生全面系统掌握口腔医学基本理论、基础知识、基本技能的良师益友，也是各基层口腔医院、诊所、口腔科医生的参考书、工具书。

近年来，口腔医学取得了一些有益的进展。数字化口腔医学技术在临床中普遍应用，口腔医学新知识、新技术和新疗法不断涌现并逐步成熟。第 3 轮北京大学口腔医学教材在重点介绍经典理论知识体系的同时，注意结合前沿新理念、新概念和新知识，以培养学生的创新性思维和提升临床实践能力为导向。同时，第 3 轮教材新增加了《口腔药物学》和《口腔设备学》，使整套教材体系更趋完整。在呈现方式上，本轮教材采用了现代图书出版的数字化技术，这使得教材的呈现方式更加多元化和立体化；同时，通过增强现实（AR）等方式呈现的视频、动画、临床案例等数字化素材极大地丰富了教材内容，并显著提高了教材质量。这些新型编写方式的采用既给编者们提供了更多展示教材内容的手段，也提出了新的挑战，感谢各位编委在繁忙的工作中，适应新的要求，为第 3 轮教材的编写所付出的辛勤劳动和智慧。

八年制口腔医学教材建设是北京大学口腔医学院近八十年来口腔医学教育不断进步、几代口腔人付出巨大辛劳后的丰硕教育成果的体现。教材建设在探索中前进，在曲折中前进，在改革中前进，在前进中不断完善，承载着成熟和先进的教育思想和理念。大学之"大"在于大师，北京大学拥有诸多教育教学大师，他们犹如我国口腔医学史上璀璨的群星。第 1 轮和第 2 轮教材共汇聚了 245 名口腔医学专家的集体智慧。在第 3 轮教材修订过程中，又吸纳 75 名理论扎实、业务过硬、学识丰富的中青年骨干专家参加教材编写，这为今后不断完善教材建设，打造了一支成熟稳定、朝气蓬勃、有开拓进取精神和自我更新能力的创作团队。

教育兴则国家兴，教育强则国家强。高等教育水平是衡量一个国家发展水平和发展潜力的重要标志。党和国家对高等教育人才培养的需要、对科学知识创新和优秀人才的需要就是我们的使命。北京大学口腔医院（口腔医学院）将更加积极地传授已知、更新旧知、开掘新知、探索未知，通过立德树人不断培养党和国家需要的人才，加快一流学科建设，实现口腔医学高等教育内涵式发展，为祖国口腔医学事业进步做出更大的贡献！

在此，向曾为北京大学口腔医学长学制教材建设做出过努力和贡献的全体前辈和同仁致以最崇高的敬意！向长期以来支持口腔医学教材建设的北京大学医学出版社表示最诚挚的感谢！

俞光岩　郭传瑸

2020 年 6 月

第 2 轮序

2001 年教育部批准北京大学医学部开设口腔医学（八年制）专业，之后其他兄弟院校也开始培养八年制口腔专业学生。为配合口腔医学八年制学生的专业教学，2004 年第 1 版北京大学口腔医学长学制教材面世，编写内容包括口腔医学的基本概念、基本理论和基本规律，以及当时口腔医学的最新研究成果。近十年来，第 1 版的 14 本教材均多次印刷，在现代中国口腔医学教育中发挥了重要作用，反响良好，应用范围广泛：兄弟院校的长学制教材、5 年制学生的提高教材、考研学生的参考用书、研究生的学习用书，在口腔医学的诸多教材中具有一定的影响力。

社会的发展和科技的进步使口腔医学发生着日新月异的变化。第 1 版教材面世已近十年，去年我们组织百余名专家启动了第 2 版教材的编写工作，包括占编委总人数 15% 的院外乃至国外的专家，从一个崭新的视角重新审视长学制教材，并根据学科发展的特点，增加了新的口腔亚专业内容，使本套教材更加全面，保证了教材质量，增强了教材的先进性和适用性。

说完教材，我想再说些关于八年制教学，关于大学时光。同学们在高考填报志愿时肯定已对八年制有了一定了解，口腔医学专业八年制教学计划实行"八年一贯，本博融通"的原则，强调"加强基础，注重素质，整体优化，面向临床"的培养模式，目标是培养具有口腔医学博士专业学位的高层次、高素质的临床和科研人才。同学们以优异成绩考入北京大学医学部口腔医学八年制，一定是雄心勃勃、摩拳擦掌，力争顺利毕业获得博士学位，将来成为技艺精湛的口腔医生、桃李天下的口腔专业老师抑或前沿的口腔医学研究者。祝贺你们能有这样的目标和理想，这也正是八年制教育设立的初衷——培养中国乃至世界口腔医学界的精英，引领口腔医学的发展。希望你们能忠于自己的信念，克服困难，奋发向上，脚踏实地地实现自己的梦想，完善人生，升华人性，不虚度每一天，无愧于你们的青春岁月。

我以一个过来人的经历告诉你们，并且这也不是我一个人的想法：人生最美好的时光就是大学时代，二十岁上下的年纪，汗水、泪水都可以尽情挥洒，是充实自己的黄金时期。你们是幸运的，因为北京大学这所高等学府拥有一群充满责任感和正义感的老师，传道、授业、解惑。你们所要做的就是发挥自己的主观能动性，在老师的教导下，合理支配时间，学习、读书、参加社团活动、旅行……"读万卷书，行万里路"，做一切有意义的事，不被嘈杂的外界所干扰。少些浮躁，多干实事，建设内涵。时刻牢记自己的身份：你们是现在中国口腔界的希望，你们是未来中国口腔界的精英；时刻牢记自己的任务：扎实学好口腔医学知识，开拓视野，提高人文素养；时刻牢记自己的使命：为引领中国口腔的发展做好充足准备，为提高大众的口腔健康水平而努力。

从现在起，你们每个人的未来都与中国口腔医学息息相关，"厚积而薄发"，衷心祝愿大家在宝贵而美好的大学时光扎实学好口腔医学知识，为发展中国口腔医学事业打下坚实的基础。

这是一个为口腔事业奋斗几十年的过来人对初生牛犊的你们——未来中国口腔界的精英的肺腑之言，代为序。

徐　韬

二〇一三年七月

第1轮序

北京大学医学教材口腔医学系列教材编审委员会邀请我为14本8年制口腔医学专业的教材写一个总序。我想所以邀请我写总序，也许在参加这14本教材编写的百余名教师中我是年长者，也许在半个世纪口腔医学教学改革和教材建设中，我是身临其境的参与者和实践者。

1952年我作为学生进入北京大学医学院口腔医学系医预班。1953年北京大学医学院口腔医学系更名为北京医学院口腔医学系，1985年更名为北京医科大学口腔医学院，2000年更名为北京大学口腔医学院。历史的轮回律使已是老教授的我又回到北京大学。新中国成立后学制改动得频繁：1949年牙医学系为6年，1950年毕业生为5年半，1951年毕业生为5年并招收3年制，1952年改为4年制，1954年入学的为4年制，毕业时延长一年实为5年制，1955年又重新定为5年制，1962年变为6年制，1974年招生又决定3年制，1977年再次改为5年制，1980年又再次定为6年制，1988年首次定为7年制，2001年首次招收8年制口腔医学生。

20世纪50年代初期，没有全国统一的教科书，都是用的自编教材；到50年代末全国有三本统一的教科书，即《口腔内科学》《口腔颌面外科学》和《口腔矫形学》；到70年代除了上述三本教科书外增加了口腔基础医学的两本全国统一教材，即《口腔组织病理学》和《口腔解剖生理学》；80年代除了上述五本教科书外又增加《口腔正畸学》《口腔材料学》《口腔颌面X线诊断学》和《口腔预防·儿童牙医学》，《口腔矫形学》更名为《口腔修复学》。至此口腔医学专业已有全国统一的九本教材；90年代把《口腔内科学》教材分为《牙体牙髓病学》《牙周病学》《口腔黏膜病学》三本，把《口腔预防·儿童牙医学》分为《口腔预防学》和《儿童口腔病学》，《口腔颌面X线诊断学》更名为《口腔颌面医学影像诊断学》，同期还增设有《口腔临床药物学》《口腔生物学》和《口腔医学实验教程》。至此，全国已有14本统一编写的教材。到21世纪又加了一本《殆学》，共15本教材。以上学科名称的变更，学制的变换以及教材的改动，说明新中国成立后口腔医学教育在探索中前进，在曲折中前进，在改革中前进，在前进中不断完善。而这次为8年制编写14本教材是半个世纪口腔医学教育付出巨大辛劳后的丰硕收获。我相信，也许是在希望中相信我们的学制和课程不再有变动，而应该在教学质量上不断下功夫，应该在教材和质量上不断再提高。

书是知识的载体。口腔医学教材是口腔医学专业知识的载体。一套口腔医学专业的教材应该系统地、完整地包含口腔医学基本知识的总量，应该紧密对准培养目标所需要的知识框架和内涵去取舍和筛选。以严谨的词汇去阐述基本知识、基本概念、基本理论和基本规律。大学教材总是表达成熟的观点、多数学派和学者中公认的观点和主流派观点。也正因为是大学教材，适当反映有争议的观点、非主流派观点让大学生去思辨应该是有益的。口腔医学发展日新月异，知识的半衰期越来越短，教材在反映那些无可再更改的基本知识的同时，概括性介绍口腔医学的最新研究成果，也是必不可少的，使我们的大学生能够触摸到口腔医学科学前沿跳动的脉搏。创造性虽然是不可能教出来的，但是把教材中深邃的理论表达得深入浅出，引人入胜，激发兴趣，给予思考的空间，尽管写起来很难，却是可能的。这无疑有益于培养大学生的创造性思维能力。

本套教材共 14 本，是供 8 年制口腔医学专业的大学生用的。这 14 本教材为：《口腔组织学与病理学》《口腔颌面部解剖学》《牙体解剖与口腔生理学》《口腔生物学》《口腔材料学》《口腔颌面医学影像学》《牙体牙髓病学》《临床牙周病学》《儿童口腔医学》《口腔颌面外科学》《口腔修复学》《口腔正畸学》《预防口腔医学》《口腔医学导论》。可以看出这 14 本教材既有口腔基础医学类的，也有临床口腔医学类的，还有介于两者之间的桥梁类科目教材。这是一套完整的、系统的口腔医学专业知识体系。这不仅仅是新中国成立后第一套系统教材，也是 1943 年成立北大牙医学系以来的首次，还是实行 8 年制口腔医学学制以来的首部。为了把这套教材写好，教材编委会遴选了各学科资深的教授作为主编和副主编，百余名有丰富的教学经验并正在教学第一线工作的教授和副教授参加了编写工作。他们是尝试着按照上述的要求编写的。但是首次难免存在不足之处，好在道路已经通畅，目标已经明确，只要我们不断修订和完善，这套教材一定能成为北京大学口腔医学院的传世之作！

张震康

二〇〇四年五月

前　言

口腔药物学是现代药学与口腔医学相结合的一门临床应用型学科，是口腔医学高等教育体系中一门重要和基本的专业课程。口腔药物学的范畴涉及广泛的药学和口腔医学基础知识。口腔药物学主要研究在口腔疾病预防、治疗及诊断中，应用药物的药理学、药剂学、药物治疗学和药事管理学的特点和规律，总结口腔临床应用药物的经验和规律，提高口腔医师合理用药水平。

随着现代药学的迅速发展和对口腔疾病病因、发生机制、疾病转归影响因素认识的不断深入，口腔药物学内容近些年也得到了极大的丰富和发展。药物在口腔疾病的预防和治疗中一直发挥着重要的作用，如抗菌药、局部麻醉药、镇痛药、消毒防腐药等都是口腔临床不可缺少的药物。为保证"安全、有效、经济"的合理用药原则在口腔疾病治疗中能够实现，口腔专业医学生须充分学习和掌握口腔常见疾病的药物治疗原则和方法及口腔常用药物的特点。

本书内容包括基本知识、基础用药和口腔专科用药三个部分。第一篇"基本知识"，主要介绍口腔药物学的学科特点与口腔疾病药物治疗中应用到的药物剂型、处方、药品不良反应、药事管理法律法规、药物临床试验、药动学及特殊人群用药等药学基础知识；第二篇"基础用药"，主要介绍口腔疾病治疗中常用药物如抗菌药物、局部麻醉药、镇痛药、消毒防腐药、止血药、糖皮质激素、免疫调节药、口腔急救药等；第三篇"口腔专科用药"，主要介绍口腔专科常见疾病如牙体牙髓病、牙周病、口腔黏膜病等的治疗药物。

本书是北京大学口腔医学长学制本科生教材，也可供其他口腔医学专业本科生、研究生和口腔医师参考。

本书编者都是北京大学口腔医学院长期从事口腔药学医疗、教学和科研领域的专业人员，具有丰富的实践经验和专业知识。编写中，我们参考了国内外有关教材、专著和文献资料，并结合了多年的工作经验和体会。然而，由于大多数编者为药学专家，对口腔医学知识掌握尚有不足，且本书是在繁重的日常工作之余完成的，难免存在一些遗憾和不足。对于书中可能出现的错误和不足，请各位读者原谅，并不吝赐教。期待您的宝贵意见，便于我们改正和对本书未来版本的进一步完善。

本书的完成离不开北京大学口腔医学院领导、教育处同事、口腔药物学教学组全体教师和北京大学医学出版社领导、编辑老师等的帮助和支持，谨向他们表示衷心的感谢和敬意！

郑利光

2021 年 9 月

目　录

第一篇　基本知识
Basic Knowledge

第二篇　基础用药
Basic Medication

第三篇　口腔专科用药
Medications for Oral Diseases

第一篇　基本知识
Basic Knowledge

第一章 概 论

Introduction

口腔药物学（oral pharmacology）是一门临床应用型学科，其主要目的是应用药理学、药剂学、药物治疗学、药事管理学等的理论指导口腔临床用药实践，总结口腔临床应用药物的经验和规律，提高口腔医师合理用药水平。

第一节　口腔药物学的研究对象与任务
Research Objects and Tasks of Oral Pharmacology

一、口腔药物学的研究对象

口腔药物学是现代药学与口腔医学相结合的学科，主要研究在口腔疾病预防、治疗及诊断中，应用药物的药理学、药剂学、药物治疗学和药事管理学的特点和规律，为口腔医师合理使用药物提供指导。

药物学是一门古老的学科，远在公元前 11 世纪以前的夏代和商代，我国就已有了酒和汤液的发明。周代至汉代的《诗经》《山海经》等著作中已收载许多种药物。长沙马王堆三号汉墓出土帛书《五十二病方》（据考证是公元前 3 世纪的写本）记载的药物达 242 种。

药物治疗口腔疾病在我国亦有悠久的历史。司马迁《史记·扁鹊仓公列传》记载，汉初著名医学家淳于意（公元前 205—前 150 年）曾用苦参汤漱口治疗龋齿疼痛。东汉张仲景撰写的《金匮要略方论》记载了雄黄治疗小儿齿痛。唐代医药学家孙思邈的《千金要方》、明代医药学家李时珍的《本草纲目》、清代蒋廷锡等编纂的《古今图书集成医部全录》等医学著作中，也都记载了中医药治疗口腔疾病的丰富经验。

从 20 世纪初引入西方医学治疗口腔疾病的技术和方法至今，药物在口腔疾病的治疗中一直发挥着重要的作用，如抗菌药、局部麻醉药、镇痛药、消毒防腐药等都是口腔临床不可缺少的药物。口腔医师对于药物学的发展也做出了突出贡献。例如，美国口腔医师威尔斯早在 1844 年就应用氧化亚氮（又称笑气）作为麻醉剂进行拔牙，被尊为现代麻醉医学的首创者。

随着人们对口腔疾病病因、发生机制、疾病转归影响因素认识的不断深入，口腔药物学得到了长足发展。疗效不佳或不良反应严重的药物被逐渐淘汰，而新的疗效更好、不良反应更轻微的药物被迅速用于临床。例如，牙髓塑化治疗曾广泛用于根管充填，治疗时将处于液态的塑化剂充分注满已拔除绝大部分牙髓的根管中，当塑化剂聚合时，能将牙本质小管以及根管系统里残存的病变牙髓组织和感染物质包埋、塑化为一体，成为对人体无害的物质。其优点是操作简单、易于掌握、适应证较广，缺点是使牙体变色，失败后塑化剂不易从根管中取出，且对根尖孔尚未形成的年轻恒牙、乳牙不宜使用。目前，牙髓塑化治疗已基本不用，牙髓塑化剂也已基本被其他根管充填剂所取代。

在口腔医学快速发展的今天，运用中医辨证论治的方法、应用中医药治疗口腔疾病，尤其是口腔黏膜病，取得较好疗效。例如，加味导赤白虎汤具清热泻火功效，可用于治疗复发性口疮、口腔扁平苔藓、疱疹性口炎、球菌性口炎和坏死性口炎；龙胆泻肝汤具泻肝胆实火、清热利湿功效，可用于治疗白塞综合征、干燥综合征；桃红四物汤具活血化瘀、养血补虚、行血散瘀功效，可用于治疗顽固性口疮、口腔扁平苔藓、白斑、干燥综合征；六味地黄汤具补益肝肾、滋阴清热功效，可用于治疗复发性口疮、白塞综合征。从祖国医学宝库中挖掘有效的药物是口腔药物学有待进一步探索的领域。

二、口腔药物学的任务

口腔药物学的主要任务如下。

1. 介绍口腔临床涉及的药物学基本知识　包括药物剂型、处方、药品不良反应、药源性口腔疾病、药事管理法律法规、药物临床试验、药动学、特殊人群用药等。这些基本知识在口腔临床的药物治疗中都有涉及。

2. 介绍口腔临床基础用药　包括抗菌药物、局部麻醉药、镇痛药、抗焦虑及镇静催眠药、止血药、糖皮质激素类药、免疫调节药、消毒防腐药、口腔急救药、抗肿瘤药等。这些基础药物应用于临床各学科，在口腔临床中亦有较多使用。

3. 介绍口腔专科用药　包括牙体牙髓病用药、牙周病用药、口腔黏膜病用药、口腔科其他用药等。这些药物多为口腔专科用药，在其他临床学科中少有使用。

4. 培养学生运用循证医学方法合理用药　医师在临床用药时须遵循安全、有效、经济的合理用药原则。

安全性是合理用药的前提，它涉及用药的风险和效益，医师在用药时要尽量给予患者有利的药物，从而使患者承受最小的风险，获得最大的治疗效果，但同时应积极教育患者，宣传安全用药，让患者正确了解药品都有两重性。

有效性是用药的首要目标，医师应针对患者的病症，正确地选用适宜的药物，但由于受到医药学科学发展水平的限制，对有些疾病的药物治疗仅能减轻和缓解其病情的发展，因此应使患者对药物的疗效有较正确的了解。

经济性是指以尽可能低的成本换取尽可能大的治疗效益，降低患者和社会的药费支出，但对经济性不能理解为价格最低的药品。

5. 培养规范的临床处方行为　针对临床处方的全过程，引导口腔医学生熟悉合理的处方程序。

（1）明确临床诊断，准确评估疾病的严重程度和并发症；

（2）按照病情严重程度，确定药物治疗目标，根据文献证据和临床经验预计药物治疗可能达到的效果；

（3）在各种可能的药物治疗方案中，根据药品的预期疗效、不良反应和价格，综合比较，优选治疗方案；

（4）按照处方实施药物治疗；

（5）用药过程中监测患者用药后的疗效和不良反应，必要时调整药物的品种、剂量和给药途径等；

（6）适时停药，合理终止药物治疗。

第二节　口腔疾病的药物治疗特点
Characteristics of Drug Treatment of Oral Diseases

口腔疾病的药物治疗中，既可能用到其他临床学科常用的抗菌药、局部麻醉药和镇痛药等基础用药，也可能用到牙体牙髓病用药、牙周病用药和口腔黏膜病用药等口腔专科用药。由于口腔的组织学、解剖学特点，口腔疾病的药物治疗有其自身特色，主要表现在以下几方面。

1. 药物剂型丰富　药物的不同剂型发挥着不同的治疗效果。口腔疾病的药物治疗中，可能会用到很多种药物剂型，如片剂、胶囊剂、颗粒剂、口服混悬剂、丸剂、注射剂、软膏剂、乳膏剂、糊剂、凝胶剂、膜剂、贴剂、散剂、涂剂、酊剂、冲洗剂、洗剂、喷雾剂和气雾剂等。

2. 局部用药占有重要地位　由于口腔疾病的局部性病变特点，全身用药时，所需剂量大，而药物达到病变部位的浓度低，药物很难发挥疗效，有时还会引起明显的不良反应；同时，口腔和外界直接相通，局部用药十分方便，有利于药物在口腔内发挥更好的疗效，故口腔局部用药十分常见。

3. 消毒防腐药应用广泛　当发生口腔感染，尤其是牙齿表面堆积的牙菌斑造成牙周病、龋、牙髓和根尖周围感染时，通常不需使用抗菌药物，局部使用消毒防腐药可达到杀灭或抑制局部病原微生物的目的。消毒防腐药可用于牙髓及根管的消毒、牙髓失活、牙周病和口腔黏膜病局部用药、感染部位及软组织创面的清洁等。

4. 局部用药部位多

（1）牙釉质给药：主要用于防龋，如将氟化钠溶液或酸性磷酸氟凝胶涂布于牙釉质表面；

（2）牙本质给药：主要用于牙本质消毒或抗牙本质敏感症治疗；

（3）牙髓给药：主要用于护髓、牙髓失活或干髓治疗；

（4）根管内给药：主要用于去除牙髓后的根管或感染根管的消毒及根尖周炎的治疗；

（5）牙周组织给药：主要用于牙龈炎、牙周炎及牙周脓肿等，通过牙龈或牙周袋内给药；

（6）拔牙创给药：主要用于创口的抗感染、止血和镇痛；

（7）牙龈内或骨膜下给药：如局部麻醉用药；

（8）口腔黏膜给药：主要用于治疗口腔黏膜病。

Summary

Oral pharmacology aims to teach oral medical students systematically the knowledge of pharmacology, pharmacy, pharmaceutical therapy and pharmacy management involved in oral clinic, so as to improve the level of rational drug use. Medications for oral diseases have the following characteristics：first, dosage forms are abundant；second, topical medications occupy an important position；third, disinfectants and antiseptics are widely used；fourth, topical medications can be applied to many locations.

参考文献

王晓娟. 口腔临床药物学［M］. 5 版. 北京：人民卫生出版社，2020.

（郑利光）

第二章 药物剂型与处方

Drug Dosage Forms and Prescriptions

药物制成各种剂型，有利于满足临床治疗的需要。口腔临床常用的药物剂型有片剂、胶囊剂、颗粒剂、注射剂、软膏剂、糊剂、散剂、涂剂、冲洗剂、洗剂等。处方是医师和药师共同对患者负责的一项重要医疗文书，医师应根据《处方管理办法》的要求开具处方。

第一节　药物剂型
Drug Dosage Forms

任何药物在供给临床使用前，均须制成适合于医疗和预防应用的形式，这种形式称为药物的剂型（dosage form）。

药物制成不同的剂型后，患者使用方便，易于接受，不仅药物用量准确，同时增加了药物的稳定性，有时还可减少不良反应，也便于药物的贮存、运输和携带。例如，片剂便于口服，适用于一般患者；注射剂起效快，适用于急救等。

剂型不同，其给药途径也不同，药物的吸收速度就有差异。一般说来，药物吸收速度快慢顺序为吸入＞肌内注射＞皮下注射＞口服＞直肠给药＞透皮给药。改变剂型也是提高药物疗效、降低不良反应的一条重要途径。如治疗牙龈炎、牙周炎时有时需要口服甲硝唑，但孕妇禁用，此时可考虑使用含有甲硝唑的复方氯己定含漱液，因其为局部含漱，吸收进入全身的量很少。了解药物剂型知识，有助于选择适宜的药物剂型。

一、药物剂型的发展

从传统的膏、丹、丸剂型到目前最新的定时、定向、定位精密化给药系统，药物剂型已有了长足的发展。随着制药工艺的不断改进，药理学、药剂学及其他相关学科知识的不断开拓，遵循高效、低毒、安全、方便的原则，药物剂型也得到不断改进和创新，以满足临床各类患者的需求。药物剂型的发展经历了以下几个过程。

1. 简单加工供口服或外用的传统剂型　如膏剂、丸剂、散剂、糊剂等。

2. 工业自动化生产的临床应用广泛的剂型　如片剂、注射剂、胶囊剂、气雾剂等，其中肠溶制剂和长效制剂对方便药物服用、使血药浓度保持相对稳定的水平有重要意义。

3. 以药动学理论为基础发展起来的剂型　如缓释、控释给药系统及透皮给药系统，具有减少给药次数、较长时间维持体内药物有效浓度、疗效好、不良反应少等优点，如心血管药物、口腔牙周用药等。透皮给药系统是一种经皮肤给药的缓释剂型，除了具有缓释剂型的优点外，还可避免口服药物在消化道中被破坏及首过消除等，如芬太尼可制成此剂型使用；缺点是可能对皮肤产生刺激作用及存在耐受现象。

4. 靶向给药系统 是为了提高抗癌药物作用，降低不良反应而开发出来的新剂型，可以将药物递送到机体的特定部位和器官。通过将药物包裹在脂质体双分子脂质膜中，使之对癌细胞膜具有较强亲和力，药物浓集于癌细胞发挥杀伤作用，改善了抗癌药物在体内的选择性作用。

5. 定时、定向、定位精密化给药系统 如按机体时间药理学与生理节律同步的脉冲式给药、根据机体的信息反馈来调节给药等，后者是在发病高峰时体内释药量增加，所给药量与发病情况在药物安全范围内成正比，病情缓解时释药量减少或停止，适用于某些内分泌疾病的治疗，如胰岛素制剂治疗糖尿病。

二、常用剂型

1. 片剂（tablet） 是指原料药物或与适宜的辅料制成的圆形或异形的片状固体制剂。片剂使用方便，以口服普通片为主，另有含片、舌下片、口腔贴片、咀嚼片、分散片、可溶片、泡腾片、阴道片、阴道泡腾片、缓释片、控释片、肠溶片与口崩片等。如甲硝唑片、头孢呋辛酯片、西吡氯铵含片等。

2. 胶囊剂（capsule） 是指原料药物或与适宜辅料充填于空心胶囊或密封于软质囊材中制成的固体制剂，可分为硬胶囊、软胶囊（胶丸）、缓释胶囊、控释胶囊和肠溶胶囊，主要供口服用。如阿莫西林胶囊、头孢拉定胶囊、维生素 A 软胶囊等。

3. 颗粒剂（granule） 是指原料药物与适宜的辅料混合制成具有一定粒度的干燥颗粒状制剂。颗粒剂可分为可溶颗粒、混悬颗粒、泡腾颗粒、肠溶颗粒、缓释颗粒和控释颗粒等。如口炎清颗粒、感冒清热颗粒、板蓝根颗粒等。

4. 口服混悬剂（oral suspension） 是指难溶性固体原料药物分散在液体介质中制成的供口服的混悬液体制剂。口服混悬剂也包括干混悬剂或浓混悬液。如布洛芬混悬液、头孢克洛干混悬剂、阿奇霉素干混悬剂等。

5. 丸剂（pill） 是指原料药物与适宜的辅料制成的球形或类球形固体制剂。中药丸剂包括蜜丸、水蜜丸、水丸、糊丸、蜡丸、浓缩丸和滴丸等，化学药丸剂包括滴丸、糖丸等。如六味地黄丸、复方丹参滴丸、清咽滴丸等。

6. 注射剂（injection） 是指原料药物或与适宜的辅料制成的供注入体内的无菌制剂。注射剂可分为注射液、注射用无菌粉末与注射用浓溶液等。如氯化钠注射液、甲硝唑氯化钠注射液、注射用头孢呋辛钠等。

7. 软膏剂（ointment） 是指原料药物与油脂性或水溶性基质混合制成的均匀的半固体外用制剂。如盐酸米诺环素软膏、他克莫司软膏、曲安奈德口腔软膏等。

8. 乳膏剂（cream） 是指原料药物溶解或分散于乳状液型基质中形成的均匀半固体制剂。乳膏剂由于基质不同，可分为水包油型乳膏剂和油包水型乳膏剂。如复方利多卡因乳膏、丁硼乳膏、硝酸咪康唑乳膏等。

9. 糊剂（paste） 是指大量的原料药物固体粉末（一般 25% 以上）均匀地分散在适宜的基质中所组成的半固体外用制剂。糊剂可分为含水凝胶性糊剂和脂肪糊剂。如氢氧化钙糊剂、氟化钠甘油糊剂、氨来呫诺糊剂等。

10. 凝胶剂（gel） 是指原料药物与能形成凝胶的辅料制成的具凝胶特性的稠厚液体或半固体制剂。如复方甘菊利多卡因凝胶、复方七叶皂苷钠凝胶、重组人碱性成纤维细胞生长因子凝胶等。

11. 膜剂（film） 是指原料药物与适宜的成膜材料经加工制成的膜状制剂，供口服或黏膜用。如蜂胶口腔膜、复方庆大霉素膜、复方氯己定地塞米松膜等。

12. 贴剂（patch） 是指原料药物与适宜的材料制成的供粘贴在皮肤上的可产生全身或局部作用的一种薄片状制剂。如芬太尼透皮贴剂。

13. 散剂（powder） 是指原料药物或与适宜的辅料经粉碎、均匀混合制成的干燥粉末状制剂。散剂可分为口服散剂和局部用散剂。如口腔溃疡散、外用溃疡散、蒙脱石散等。

14. 涂剂（paint） 是指含原料药物的水性或油性溶液、乳状液、混悬液，供临用前用消毒纱布或棉球等柔软物料蘸取涂于皮肤或口腔与喉部黏膜的液体制剂，也可为临用前用无菌溶剂制成溶液的无菌冻干制剂，供创伤面涂抹治疗用。如碘甘油、甲醛甲酚溶液、樟脑苯酚溶液等。

15. 酊剂（tincture） 是指将原料药物用规定浓度的乙醇提取或溶解而制成的澄清液体制剂，也可用流浸膏稀释制成，供口服或外用。如碘酊、速效牙痛酊、蜂胶牙痛酊等。

16. 冲洗剂（irrigant） 是指用于冲洗开放性伤口或腔体的无菌溶液。如次氯酸钠根管冲洗剂、灭菌注射用水、生理氯化钠溶液等。

17. 洗剂（lotion） 是指含原料药物的溶液、乳状液或混悬液，供清洗无破损皮肤或腔道用的液体制剂。如醋酸氯己定溶液、聚维酮碘溶液、浓替硝唑含漱液等。

18. 喷雾剂（spray） 是指原料药物或与适宜辅料填充于特制的装置中，使用时借助手动泵的压力、高压气体、超声振动或其他方法将内容物呈雾状物释出，用于肺部吸入或直接喷至腔道黏膜及皮肤等的制剂。如金喉健喷雾剂、口腔炎喷雾剂、口洁喷雾剂等。

19. 气雾剂（aerosol） 是指原料药物或原料药物和附加剂与适宜的抛射剂共同装封于具有特制阀门系统的耐压容器中，使用时借助抛射剂的压力将内容物呈雾状物喷出，用于肺部吸入或直接喷至腔道黏膜、皮肤的制剂。如口腔炎气雾剂、利多卡因气雾剂、布地奈德吸入气雾剂等。

三、缓释、控释和迟释制剂

1. 缓释制剂（sustained-release preparation） 是指在规定的释放介质中，按要求缓慢地非恒速释放药物，与相应的普通制剂比较，给药频率减少一半或有所减少，且能显著增加患者依从性的制剂。如硝苯地平缓释片、头孢氨苄缓释片、布洛芬缓释胶囊等。

2. 控释制剂（controlled-release preparation） 是指在规定的释放介质中，按要求缓慢地恒速释放药物，与相应的普通制剂比较，给药频率减少一半或有所减少，血药浓度比缓释制剂更加平稳，且能显著增加患者依从性的制剂。如硝苯地平控释片、硫酸沙丁胺醇控释片、格列吡嗪控释片等。

3. 迟释制剂（delayed-release preparation） 是指在给药后不立即释放药物的制剂，包括肠溶制剂、结肠定位制剂和脉冲制剂等。

缓释、控释制剂与普通制剂比较，药物治疗作用持久、不良反应减少、用药次数减少。由于设计要求，药物可缓慢地释放进入体内，血药浓度峰谷波动小，可避免超过治疗血药浓度范围的不良反应，又能保持在有效浓度范围（治疗窗）之内以维持疗效。缓释、控释制剂也包括通过眼用、鼻腔给药、耳道给药、阴道给药、直肠给药、口腔或牙用、透皮或皮下给药、肌内注射及皮下植入等给药途径，使药物缓慢释放、吸收，避免肝门静脉系统的首过消除的制剂。

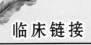

临床链接

药物剂型对药物的影响

（1）改变药物作用速度：注射剂、气雾剂起效快，常用于急救；普通口服制剂口服后往往需要崩解、溶解、吸收过程，作用缓慢。

（2）降低或消除原料药的不良反应：例如，非甾体抗炎药口服有胃肠道刺激性，制成经皮吸收制剂后可以消除此副作用。

（3）提高患者用药依从性：如普通口服药制成缓释、控释制剂可以减少用药次数，提高用药依从性。

（4）提高药物稳定性：固体剂型通常比液体剂型稳定性好，冻干粉针剂的稳定性优于常规注射剂。

（5）提高生物利用度和疗效：如异丙肾上腺素首过消除强，口服生物利用度低，制成注射剂、气雾剂可以提高其生物利用度。

（6）产生靶向作用：微粒分散系的静脉注射剂如微乳、脂质体等，进入血液循环系统后，被网状内皮系统的巨噬细胞所吞噬，从而使药物浓集于肝、脾等器官，起到肝、脾的被动靶向作用。

（7）改变药物作用性质：如硫酸镁注射液经静脉滴注后可抑制大脑中枢神经，有镇静、解痉作用，而口服给药则起泻下作用。

第二节 处 方
Prescriptions

处方（prescriptions）是指由注册的执业医师和执业助理医师在诊疗活动中为患者开具的、由取得药学专业技术职务任职资格的药学专业技术人员审核、调配、核对并作为患者用药凭证的医疗文书。处方包括纸质处方、电子处方和医疗机构病区用药医嘱单。医师开具处方和药师调剂处方应当遵循安全、有效、经济的原则。医师应当根据医疗、预防、保健需要，按照诊疗规范、药品说明书中的药品适应证、药理作用、用法、用量、禁忌、不良反应和注意事项等开具处方。未取得相应处方权的人员及被取消相应处方权的医师不得开具相应处方。

一、处方内容

1.前记 包括医疗机构名称，费别，患者姓名、性别、年龄，门诊或住院病历号，科别或病区和床位号，临床诊断及开具日期等，可添列特殊要求的项目。麻醉药品和第一类精神药品处方还应当包括患者身份证明编号和代办人姓名、身份证明编号。

2.正文 以 Rp 或 R（拉丁文 Recipe 即"请取"的缩写）标示，分列药品名称、剂型、规格、数量、用法用量。

3.后记 包括医师签名或者加盖专用签章，药品金额及审核、调配，核对、发药的药师签名或者加盖专用签章。

二、处方颜色

1. 普通处方　印刷用纸为白色。

2. 急诊处方　印刷用纸为淡黄色，右上角标注"急诊"。

3. 儿科处方　印刷用纸为淡绿色，右上角标注"儿科"。

4. 麻醉药品和第一类精神药品处方　印刷用纸为淡红色，右上角标注"麻、精一"。

5. 第二类精神药品处方　印刷用纸为白色，右上角标注"精二"。

三、处方规定

（一）处方权限

1. 经注册的执业医师开具处方权限　经注册的执业医师在执业地点取得相应的处方权。医师应当在注册的医疗机构签名留样或者专用签章备案后，方可开具处方。

2. 试用期人员开具处方权限　试用期人员开具处方，应当经所在医疗机构有处方权的执业医师审核并签名或加盖专用签章后方有效。

3. 进修医师开具处方权限　进修医师由接收进修的医疗机构对其胜任本专业工作的实际情况进行认定后，授予相应的处方权。

4. 麻醉药品、第一类精神药品处方权和调剂资格　医疗机构按照有关规定，对本机构执业医师和药师进行麻醉药品和精神药品使用知识和规范化管理的培训。执业医师经考核合格后取得麻醉药品和第一类精神药品的处方权，药师经考核合格后取得麻醉药品和第一类精神药品调剂资格。

5. 抗菌药物处方权和调剂资格　二级以上医院定期对医师和药师进行抗菌药物临床应用知识和规范化管理的培训。医师经本机构培训并考核合格后，可获得相应的处方权。其中，具有高级专业技术职务任职资格的医师，可授予特殊使用级抗菌药物处方权；具有中级以上专业技术职务任职资格的医师，可授予限制使用级抗菌药物处方权；具有初级专业技术职务任职资格的医师，在乡、民族乡、镇、村的医疗机构独立从事一般执业活动的执业助理医师及乡村医生，可授予非限制使用级抗菌药物处方权。药师经培训并考核合格后，可获得抗菌药物调剂资格。其他在医疗机构依法享有处方权的医师、乡村医生和从事处方调剂工作的药师，由县级以上地方卫生行政部门组织相关培训、考核，经考核合格的，授予相应的抗菌药物处方权或者抗菌药物调剂资格。

（二）处方书写

处方书写应当符合下列规则：

1. 患者一般情况、临床诊断填写清晰、完整，并与病历记载相一致。

2. 每张处方限于一名患者的用药。

3. 字迹清楚，不得涂改；如需修改，应当在修改处签名并注明修改日期。

4. 药品名称应当使用规范的中文名称书写，没有中文名称的可以使用规范的英文名称书写；医疗机构或者医师、药师不得自行编制药品缩写名称或者使用代号；书写药品名称、剂量、规格、用法用量要准确规范，药品用法可用规范的中文、英文、拉丁文或者缩写体书写，但不得使用"遵医嘱""自用"等含糊不清的字句（表2-1）。

5. 患者年龄应当填写实足年龄，对于新生儿、婴幼儿写日龄、月龄，必要时要注明体重。

6. 西药和中成药可以分别开具处方，也可以开具一张处方，中药饮片应当单独开具处方。

表 2-1 处方中常用的拉丁文缩写词及其中文意义

缩写词	拉丁文	中文意义
a.	ana	各
a.c.	ante cibum	饭前
ad	ad	加至
add.	adde，addatur	加入，须加入
amp.	ampulla	安瓿
b.i.d.	bis in die	每日 2 次
D.t.d.	Da tales doses	给予用量
gtt.	gutta	滴
h.s.	hora somni	临睡前
i.h.	injectio hypodermica	皮下注射
i.m.	injectio intramuscularis	肌内注射
i.v.	injectio intravenosa	静脉注射
no.	numero	数量
p.c.	post cibum	饭后
p.r.n.	pro re nata	必要时用
q.d.	quaque die	每日 1 次
q.h.	quaque hora	每小时 1 次
q.4h.	quaque quarta hora	每 4 小时 1 次
q.i.d.	quater in die	每日 4 次
q.m.	quaque mane	每晨 1 次
q.n.	quaque nocte	每晚 1 次
q.s.	quantum sufficiat	适量
sig. 或 S.	signa	标明
s.o.s.	si opus sit	必要时
ss. 或 s.s.	semisse	（用）半（量）
stat.	statim	立即
t.i.d.	ter in die	每日 3 次

7. 开具西药、中成药处方，每一种药品应当另起一行，每张处方不得超过 5 种药品。

8. 中药饮片处方的书写，一般应当按照"君、臣、佐、使"的顺序排列；调剂、煎煮的特殊要求注明在药品右上方，并加括号，如布包、先煎、后下等；对饮片的产地、炮制有特殊要求的，应当在药品名称之前写明。

9. 药品用法用量应当按照药品说明书规定的常规用法用量使用，特殊情况需要超剂量使用时，应当注明原因并再次签名。

10. 除特殊情况外，应当注明临床诊断。

11. 开具处方后的空白处划一斜线以示处方完毕。

12. 处方医师的签名式样和专用签章应当与院内药学部门留样备查的式样相一致，不得任意改动，否则应当重新登记留样备案。

13. 药品剂量与数量用阿拉伯数字书写。剂量应当使用法定剂量单位：重量以克（g）、毫克（mg）、微克（μg）、纳克（ng）为单位；容量以升（L）、毫升（ml）为单位；国际单位（IU）、单位（U）；中药饮片以克（g）为单位。

14. 片剂、丸剂、胶囊剂、颗粒剂分别以片、丸、粒、袋为单位；溶液剂以支、瓶为单位；软膏及乳膏剂以支、盒为单位；注射剂以支、瓶为单位，应当注明含量；中药饮片以剂为单位。

（三）处方限量

1. 一般药品处方限量　处方一般不得超过 7 日用量；急诊处方一般不得超过 3 日用量；对于某些慢性病、老年病或特殊情况，处方用量可适当延长，但医师应当注明理由。

2. 麻醉药品、第一类精神药品处方限量　该类药品不同剂型、针对不同患者有不同的处方限量。个别需要特别加强管制的麻醉药品还有更为严格的处方限量要求。

（1）为门（急）诊患者开具的麻醉药品、第一类精神药品注射剂，每张处方为 1 次常用量；控、缓释制剂，每张处方不得超过 7 日常用量；其他剂型，每张处方不得超过 3 日常用量。哌甲酯用于治疗儿童多动症时，每张处方不得超过 15 日常用量。

（2）为门（急）诊癌症疼痛患者和中、重度慢性疼痛患者开具的麻醉药品、第一类精神药品注射剂，每张处方不得超过 3 日常用量；控、缓释制剂，每张处方不得超过 15 日常用量；其他剂型，每张处方不得超过 7 日常用量。

（3）为住院患者开具的麻醉药品和第一类精神药品处方应当逐日开具，每张处方为 1 日常用量。

（4）对于需要特别加强管制的麻醉药品，盐酸二氢埃托啡处方为 1 次常用量，仅限于二级以上医院内使用；盐酸哌替啶处方为 1 次常用量，仅限于医疗机构内使用。

3. 第二类精神药品处方限量　第二类精神药品一般每张处方不得超过 7 日常用量；对于慢性病或某些特殊情况的患者，处方用量可以适当延长，医师应当注明理由。

（四）处方有效期

处方开具当日有效。特殊情况下需延长有效期的，由开具处方的医师注明有效期限，但有效期最长不得超过 3 天。

（五）处方保管与销毁

普通处方、急诊处方、儿科处方保存 1 年，医疗用毒性药品、第二类精神药品处方保存 2 年，麻醉药品、第一类精神药品处方保存 3 年。处方保存期满后，经医疗机构主要负责人批准、登记备案，方可销毁。

（六）电子处方

随着医院信息化管理水平的提高，电子处方已在多数医院得到推广普及。电子处方直接与药房连接，可以及时显示药品的存储情况，一旦某种药品缺货，可直接在电脑上显示。医师利用计算机开具、传递普通处方时，应当同时打印出纸质处方，其格式与手写处方一致。打印的纸质处方经签名或者加盖签章后有效。药师核发药品时，应当核对打印的纸质处方，无误后发给药品，并将打印的纸质处方与计算机传递处方同时收存备查。

（七）处方的监督管理

1. 医疗机构应当建立处方点评制度，对处方实施动态监测及超常预警，登记并通报不合理处方，对不合理用药予以干预。

2. 医疗机构应当对出现超常处方 3 次以上且无正当理由的医师提出警告，限制其处方权；限制处方权后，仍连续 2 次以上出现超常处方且无正当理由的，取消其处方权。

3.医师出现下列情形之一的，处方权由其所在医疗机构予以取消：

（1）被责令暂停执业；

（2）考核不合格离岗培训期间；

（3）被注销、吊销执业证书；

（4）不按照规定开具处方，造成严重后果的；

（5）不按照规定使用药品，造成严重后果的；

（6）因开具处方牟取私利。

四、处方举例

处方标准由国务院卫生健康主管部门统一规定，处方格式由省级卫生健康主管部门统一制定，处方由医疗机构按照规定的标准和格式印制。处方正文示例如下。

例1.

Rp：阿莫西林胶囊 0.5 g×24 粒。

用法：每次 0.5 g，每日 3 次，口服。

例2.

Rp：注射用头孢呋辛钠 0.75 g×9 支。

用法：每次 0.75 g，每日 3 次，肌内注射。

进展与趋势

超说明书用药

超说明书用药又称"药品说明书外用法""药品未注册用法"，是指药品使用的适应证、剂量、疗程、途径或人群等未在药品监督管理部门批准的药品说明书记载范围内的用法。临床药物治疗中，超说明书用药普遍存在。

2010 年，广东省药学会发布了《药品未注册用法专家共识》，成为我国第一部由专业学会发布的超说明书用药规范。

2015 年，为防控超说明书用药风险，中国药理学会治疗药物监测研究专业委员会药品风险管理学组发布了《超说明书用药专家共识》，该共识指出：

（1）超说明书用药的目的只能是为了患者的利益；

（2）权衡利弊，保障患者利益最大化；

（3）有合理的医学证据支持；

（4）超说明书用药须经医院相关部门批准并备案；

（5）超说明书用药需保护患者的知情权并尊重其自主决定权；

（6）定期评估，防控风险。

2021 年，全国人大常委会表决通过的《中华人民共和国医师法》规定："在尚无有效或者更好治疗手段等特殊情况下，医师取得患者明确知情同意后，可以采用药品说明书中未明确但具有循证医学证据的药品用法实施治疗。"这一规定明确了超说明书用药的合法性。

Summary

Before any medicine is supplied for clinical use, it must be made into a dosage form suitable for medical and preventive applications. The commonly used dosage forms of oral medicines include tablet, capsule, granule, injection, ointment, paste, powder, paint, irrigant, lotion, etc. Physicians should be qualifited to prescribe corresponding drugs. Prescription writing and prescription limits must comply with regulations.

参考文献

［1］国家药典委员会 . 中华人民共和国药典：四部（2015 年版）［M］. 北京：中国医药科技出版社，2015.

［2］卫生部 . 处方管理办法：卫生部令第 53 号［EB/OL］.（2007-2-14）［2021-10-13］. http：//www.nhc.gov.cn/fzs/s3576/201808/d71d4735f6c842158d2757fbaa553b80.shtml.

［3］中国药理学会治疗药物监测研究专业委员会药品风险管理学组 . 超说明书用药专家共识［J］. 药物不良反应杂志，2015，17（2）：101-103.

（郑利光）

第三章 药品不良反应与药源性口腔疾病

Adverse Drug Reaction and Drug-induced Oral Diseases

第一节 药品不良反应
Adverse Drug Reaction

药品是把"双刃剑",除了对人体有益的防治疾病作用,还具有对人体有害的不良反应。我国实行药品不良反应报告制度,加强对药品上市后的监管,及时、有效控制药品风险,保障用药安全。

一、基本概念

(一)药品不良反应

我国对药品不良反应(adverse drug reaction,ADR)的定义是:合格药品在正常用法用量下出现的与用药目的无关的有害反应。世界卫生组织(World Health Organization,WHO)对药品不良反应的定义是:正常剂量的药品用于人体作为预防、诊断、治疗疾病或调节生理功能用途时出现的有害的和与用药目的无关的反应。药品不良反应是药品固有特性引起的,任何药品都可能引起不良反应。

不良反应发生的原因十分复杂,可能与药物因素(如药理作用、制剂工艺、剂量、剂型、给药途径和药物相互作用等)、机体因素(如种族、性别、年龄、营养状态、病理状态等)及其他因素(如工作、生活环境和饮食等)有关。联合用药种类越多,不良反应发生率就越高。据报道,合用5种药物,不良反应发生率为4.2%;合用6~10种,发生率为7.4%;合用11~15种,发生率为24.2%;合用16~20种,发生率为40.0%;合用21种或以上,发生率为45%。故治疗中需慎重对待联合用药问题,并深入研究不同药物联合应用时发生不良反应的机制与处理办法。

(二)药品不良事件

我国对药品不良事件(adverse drug event,ADE)的定义是:患者或临床试验受试者接受一种药品后出现的不良医学事件,但并不一定与治疗有因果关系。在国际协调会议(ICH)《药物临床试验质量管理规范》(Good Clinical Practice,GCP)中对药品不良事件的定义是:

在用药患者或临床研究对象中发生的任何不幸医疗事件，它不一定要与治疗有因果关系。

药品不良反应与药品不良事件两者含义不同。前者是指因果关系已确定的反应，不属于药品质量问题，也不是医疗事故；后者则是指不一定有明确因果关系的反应，包括药品标准缺陷、药品质量问题、药品不良反应、用药失误、药品滥用等。

（三）其他

1. 药品群体不良事件　是指同一药品在使用过程中，在相对集中的时间、区域内，对一定数量人群的身体健康或者生命安全造成损害或者威胁，需要予以紧急处置的事件。同一药品，是指同一药品生产企业生产的同一药品名称、同一剂型、同一规格的药品。

2. 药品重点监测　是指为进一步了解药品的临床使用和不良反应发生情况，研究不良反应的发生特征、严重程度、发生率等开展的药品安全性监测活动。

二、药品不良反应的类型

（一）药品不良反应的传统分类

药品不良反应有多种分类方法，常用的是 ABC 法，即根据药品不良反应与药理作用的关系将其分为以下三种类型。

1. A 型不良反应（augmented adverse drug event）　A 型不良反应是由药品的药理作用增强所致，如肝功能及肾功能障碍引起药物代谢、排泄减慢而导致药理作用增强。其特点是可以预测，通常与剂量有关，停药或减量后症状减轻或消失，一般发生率高、死亡率低。A 型不良反应通常包括副作用、毒性反应、首剂效应、继发反应、停药综合征等。如普萘洛尔引起的心脏传导阻滞，抗胆碱药引起的口干。

2. B 型不良反应（bizarre adverse drug event）　B 型不良反应是指与药品本身药理作用完全无关的异常反应。其特点是与使用剂量无关，一般难以预测，常规毒理学筛选不易发现，发生率低、死亡率高，而且时间关系明确。B 型不良反应可因机体因素及药物因素两方面引起。机体因素主要与服药者的特异性遗传素质有关，变态反应、特异质反应等属于此类。如青霉素引起的过敏性休克，氟烷引起的恶性高热。

3. C 型不良反应（chronic adverse drug event）　C 型不良反应是指 A 型和 B 型反应之外的异常反应。其特点是一般在长期用药后出现，潜伏期较长，没有明确的时间关系，影响因素复杂，难以预测和重现。发病机制有些与致癌、致畸及长期用药后心血管疾病、纤溶系统变化等有关，有些发病机制尚不清楚。如长期服用避孕药可能导致乳腺癌和血管栓塞增加。

（二）根据药品不良反应的严重程度分类

1. 不良反应严重程度分级　根据患者的主观感受、是否影响治疗进程及对患者健康所造成的客观后果，不良反应可分为轻度、中度和重度三级。

（1）轻度：患者可忍受，不影响治疗进程，不需特别处理，对患者康复无影响。

（2）中度：患者难以忍受，需要撤药或特殊处理，对患者康复有直接影响。

（3）重度：危及患者生命，可致残或致死，需立即停药并紧急处理。

2. 严重药品不良反应　指因使用药品引起以下损害情形之一的反应：①导致死亡；②危及生命；③致癌、致畸、致出生缺陷；④导致显著的或者永久的人体伤残或者器官功能的损伤；⑤导致住院或者住院时间延长；⑥导致其他重要医学事件，如不进行治疗可能出现上述所列情况的。

（三）根据药品不良反应的性质分类

1. 副作用（side effect） 是指药品按正常用法用量使用时出现的与药品的药理学活性相关，但与治疗目的无关的作用。副作用一般都较轻微，多为一过性可逆的功能变化，伴随治疗作用同时出现。作用广泛的药物副作用可能会多。

同一药物常具有多种药理作用，随治疗目的不同，副作用与治疗作用可相互转化。如阿托品具有抑制腺体分泌、解除平滑肌痉挛、加快心率等多种作用，在全身麻醉时抑制腺体分泌是其治疗目的，其松弛平滑肌引起的腹胀或尿潴留是副作用；在利用其解痉作用作为治疗目的时，口干和心悸则成为副作用。

2. 毒性反应（toxic reaction） 是指由于患者的个体差异、病理状态或合用其他药品引起敏感性增加，在治疗量时造成某种功能或器质性损害。毒性反应在性质和程度上都与副作用不同，毒性反应对患者的危害性较大。药理作用较强，治疗量与中毒量较为接近的药品容易引起毒性反应。此外，肝、肾功能不全者及老年人、儿童易发生毒性反应。

3. 后遗效应（residual effect） 是指停药后血药浓度已降至最低有效浓度以下时残存的生物效应。后遗效应遗留时间可长可短，危害轻重不一。如服用长效镇静催眠药后，次日仍有困倦、头昏、乏力等后遗效应。

4. 首剂效应（first dose effect） 是指一些患者在初服某种药物时，由于机体对药物作用尚未适应而引起不可耐受的强烈反应。如哌唑嗪等按常规剂量开始治疗常可致血压骤降。

5. 继发反应（secondary reaction） 是指由于药物的治疗作用而引起的不良后果。继发反应不是药品本身的效应，而是药品主要作用的间接结果。如健康人肠道内菌群之间相互制约、平衡共生，但若长期服用广谱抗生素将使许多敏感菌被杀灭或抑制，肠道内菌群间的相对平衡状态被破坏；一些耐药菌如耐药性葡萄球菌及白念珠菌等可能大量繁殖，引起葡萄球菌假膜性肠炎或白念珠菌病等继发感染，称为二重感染（superinfection）。使用广谱抗生素时较易发生二重感染的有难辨梭状芽孢杆菌肠炎、真菌性肠炎、口腔真菌感染、白念珠菌阴道炎等。

6. 变态反应（allergic reaction） 也称过敏反应或超敏反应，是致敏患者对某种药物的特殊反应。变态反应仅发生在少数患者身上，和药物已知作用的性质无关，和用药剂量无线性关系，反应性质各不相同，不易预知。化学结构相似的药物易发生交叉或不完全交叉的变态反应，某些疾病可使药物对机体的致敏性增加。临床主要表现为皮疹、血管神经性水肿、过敏性休克、血清病综合征、哮喘等。对易致敏的药物或过敏体质者，用药前应做过敏试验。

7. 特异质反应（idiosyncratic reaction） 也称特异性反应（idiosyncrasy），是由于先天性遗传异常，少数患者用药后发生与药物本身药理作用无关的有害反应。这些反应大多是由于机体缺乏某种酶，药物在体内代谢受阻所致。如乙酰化酶缺乏的患者服用肼苯达嗪时，容易引起红斑狼疮样反应；红细胞内缺乏葡糖-6-磷酸脱氢酶的患者，由于体内还原型谷胱甘肽不足，服用如伯氨喹之类的药物时，易引起溶血反应。这种反应不是免疫遗传反应，因此没有预先致敏过程，特异质反应通常是有害的，甚至是致命的。

8. 药物依赖性（drug dependence） 是由药物与机体相互作用形成的一种精神状态，有时也包括身体状态，表现出一种强迫性使用或定期用该药的行为和其他反应，包括精神依赖性（心理依赖性）、躯体依赖性（生理依赖性）。连续使用某些作用于中枢神经系统的药物后，用药者为追求欣快感而要求定期连续地使用该药，为精神依赖性；一旦停药会产生严重的戒断症状，这种反应称生理依赖性。例如，阿片类镇痛药在反复用药过程中，先产生精神依赖性，后产生生理依赖性；可卡因、苯丙胺类中枢兴奋药主要引起精神依赖性，但大剂量使用也会产生生理依赖性。

9. 停药综合征（withdrawal syndrome） 一些药物在长期应用后，机体对药物产生适应性，若突然停药或减量过快易使机体调节功能失调而发生功能紊乱，导致病情复发或临床症状的一系列反跳、回升和疾病加重等，也称为撤药反应。如突然停用长期使用的降压药出现血压反跳、心悸、出汗等症状。

10. 特殊毒性（special toxicity） 致癌作用（carcinogenesis）、致畸作用（teratogenesis）和致突变作用（mutagenesis）为药物引起的三种特殊毒性，均为药物与遗传物质或遗传物质在细胞的表达发生相互作用的结果。

（1）致癌作用：指化学物质诱发恶性肿瘤的作用。人类恶性肿瘤80%～85%为化学物质所致，有些化学药物具有诱发恶性肿瘤的作用。例如，肾病变患者长期不合理使用解热镇痛药，肾盂癌、膀胱癌发生率会增高；长期接触含砷的制剂可能导致皮肤癌。但致癌作用总的发生率较低，要确定与用药的因果关系往往需要大量、长期的监测。

（2）致畸作用：指药物影响胚胎发育而形成畸胎的作用。由于畸胎还可能与其他因素有关，药物与致畸作用的因果关系判断困难，常通过流行病学调查来估计特定药物致畸的危险程度。药源性先天性畸形约占全部先天性畸形的1%。妊娠的第3～8周（器官形成期）为药物致畸作用的敏感期，此期应避免使用药物。

（3）致突变作用：指药物可能引起细胞的遗传物质（DNA、染色体）的异常，从而使遗传结构发生永久性改变（突变）。致突变作用为实验室结论，可能是致畸、致癌作用的原因，一般仅有参考价值。

三、药品不良反应因果关系评价

药品不良反应因果关系评价是药品不良反应监测中最关键、最困难的问题，至今仍无统一的国际性评价标准。目前世界上使用的不良反应因果关系评价方法有20多种，其中Karch和Lasagna评定方法被各种评价方法引为基本准则。

目前我国对药品不良反应因果关系的判定采用关联性评价方法，根据药品和不良事件的关系程度，运用综合分析方法，将因果关系关联程度分为肯定、很可能、可能、可能无关、待评价、无法评价等6个等级。此方法主要关注：①用药与不良反应出现时间有无合理的时间关系；②所怀疑的不良反应是否符合该药已知的不良反应类型；③停药或减量后，反应是否消失或减轻；④再次使用怀疑药品后是否再次出现同样的反应；⑤反应是否可用其他合并药的作用、患者病情的进展、其他治疗的影响来解释。

工作中，明确判断一个药品不良反应有时是很困难的，因此，在用药治疗过程中一定要认真地观察患者各种临床症状和体征的变化，对那些意外的、与用药目的无关的有害反应一定要详细记录，按照药品不良反应因果关系判定表（表3-1），依次回答所列问题，分析药品不良反应与所使用药品之间的关联性。

表3-1 药品不良反应因果关系判定表

问题	答案					
①合理的时间顺序	＋	＋	＋	－	需要补充材料才能评价	评价的必需资料无法获得
②属已知药品的反应类型	＋	＋	±	－		
③停药可以改善	＋	＋	±?	±?		
④再次给药可重复出现	＋	?	?	?		
⑤可以用其他原因解释	－	－	±?	±?		
判断结果	肯定	很可能	可能	可能无关	待评价	无法评价

注："＋"表示肯定；"－"表示否定；"±"表示难以肯定或否定；"?"表示不明

四、药品不良反应的监测和报告

（一）我国的药品不良反应报告制度

我国实行药品不良反应报告制度，上报原则为"可疑即报"。药品不良反应的监测和报告依据的现行法规是原卫生部颁布的自 2011 年 7 月 1 日起施行的《药品不良反应报告和监测管理办法》。

我国过去关于不良反应的资料主要来源于文献报道。1989 年，国家建立国家药品不良反应监测中心，承担全国药品不良反应监测技术工作，地方各级药品监督管理部门负责本行政区域内药品不良反应报告和监测的技术工作。医疗卫生机构和药品生产经营企业必须指定专（兼）职人员负责本单位生产、经营、使用药品的不良反应报告和监测工作。制药企业和药学工作者也逐渐参与不良反应监测工作，对不良反应信息进行深入分析、探讨和评估。

（二）我国药品不良反应报告的范围和流程

1. 我国药品不良反应报告范围

（1）新药监测期内的国产药品应当报告该药品的所有不良反应；其他国产药品，报告新的和严重的不良反应。

（2）进口药品自首次获准进口之日起 5 年内，报告该进口药品的所有不良反应；满 5 年的，报告新的和严重的不良反应。其中，新的药品不良反应是指药品说明书中未载明的不良反应。说明书中已有描述，但不良反应发生的性质、程度、后果或者频率与说明书描述不一致或者更严重的，按照新的药品不良反应处理。

2. 我国药品不良反应的报告和评价流程

（1）药品生产经营企业、医疗机构上报新的、严重的药品不良反应应于发现或者获知之日起 15 日内报告，其中死亡病例须立即报告，其他药品不良反应 30 日内报告。有随访信息的，应当及时报告。

（2）个人发现新的或者严重的药品不良反应，可以向经治医师报告，也可以向药品生产、经营企业或者当地的药品不良反应监测机构报告，必要时提供相关的病历资料。

（三）我国药品不良反应 / 事件报告表的填写

上报药品不良反应均须填写《药品不良反应 / 事件报告表》（表 3-2），填报内容应真实、完整、准确。报告人应认真仔细填写患者基本信息和相关情况，如姓名、性别、出生年月、原患疾病等，并完整填写怀疑药品和并用药品信息。怀疑药品是指患者使用的怀疑与不良反应发生有关的药品。并用药品指发生此药品不良反应时患者除怀疑药品外的其他所用药品情况，包括患者自行购买的药品。

不良反应过程描述填写应体现出"3 个时间、3 个项目和 2 个尽可能"。

1. 3 个时间　不良反应发生的时间；采取措施干预不良反应的时间；不良反应终结的时间。

2. 3 个项目　第一次药品不良反应出现时的相关症状、体征和相关检查；药品不良反应动态变化的相关症状、体征和相关检查；发生药品不良反应后采取的干预措施及结果。

3. 2 个尽可能

（1）填写不良反应 / 事件的表现时要尽可能明确、具体。如为过敏型皮疹，要填写皮疹的类型、性质、部位、面积大小等。

（2）与可疑不良反应 / 事件有关的辅助检查结果要尽可能明确填写。如怀疑某药引起血小板减少症，应填写患者用药前的血小板计数情况及用药后的变化情况。

表 3-2 药品不良反应 / 事件报告表

首次报告□　　　　跟踪报告□　　　　　　　　　　　编码：_____

报告类型：新的□　　严重□　　一般□

报告单位类别：医疗机构□　　经营企业□　　生产企业□　　个人□　　其他□_____

患者姓名：	性别：男□ 女□		出生日期：　年 月 日 或年龄：		民族：	体重（kg）：	联系方式：	
原患疾病：		医院名称：　病历号 / 门诊号：			既往药品不良反应 / 事件： 有□_____　无□　不详□ 家族药品不良反应 / 事件： 有□_____　无□　不详□			
相关重要信息：吸烟史□　饮酒史□　妊娠期□　肝病史□　肾病史□　过敏史□_____　其他□_____								
药品	批准文号	商品名称	通用名称（含剂型）	生产厂家	生产批号	用法用量（次剂量、途径、日次数）	用药起止时间	用药原因
怀疑药品								
并用药品								
不良反应 / 事件名称：					不良反应 / 事件发生时间：　年　月　日			
不良反应 / 事件过程描述（包括症状、体征、临床检验等）及处理情况（可附页）：								
不良反应 / 事件的结果：痊愈□　好转□　未好转□　不详□　有后遗症□　表现：_____ 死亡□　直接死因：死亡时间：　年　月　日								
停药或减量后，反应 / 事件是否消失或减轻？　　　　是□　　否□　　不明□　　未停药或未减量□ 再次使用可疑药品后是否再次出现同样反应 / 事件？是□　　否□　　不明□　　未再使用								
对原患疾病的影响：不明显□　病程延长□　病情加重□　导致后遗症□　导致死亡□								
关联性评价	报告人评价：肯定□　很可能□　可能□　可能无关□　待评价□　无法评价□　签名： 报告单位评价：肯定□　很可能□　可能□　可能无关□　待评价□　无法评价□　签名：							
报告人信息	联系电话：			职业：医生□　药师□　护士□　其他□____				
	电子邮箱：				签名：			
报告单位信息	单位名称：		联系人：		电话：		报告日期：　年　月　日	
生产企业请填写信息来源	医疗机构□　经营企业□　个人□　文献报道□　上市后研究□　其他□_____							
备注								

（四）我国药品不良反应报告的监测

所有的药品不良反应 / 事件报告将会录入药品不良反应监测数据库，国家不良反应监测中心专业人员会分析药品和不良反应 / 事件之间的关系。根据药品风险的普遍性或者严重程度，决定是否需要采取相关措施，如在药品说明书中加入警示信息、更新药品如何安全使用等。极少数情况下，当认为药品风险大于其效益时，药品也会做撤市处理。

当前，我国已经基本建立涵盖法律体系、技术体系、信息监测网络、信息评价和反馈机制、预警机制等在内的药品不良反应监测体系。由于我国药品不良反应监测体系建立时间相对较晚，部分医药企业、医疗机构对药品不良反应的认识和处理还存在一定偏差，相关从业人员业务水平不一，药品不良反应漏报率较高、报告质量也有待提高，因此我国药品不良反应监测体系还需进一步完善。

第二节　药源性口腔疾病
Drug-induced Oral Diseases

药源性疾病（drug-induced diseases，DID）又称药物诱发性疾病，是指人们在应用药物预防、治疗和诊断疾病时，因药物本身的固有作用、药物之间的相互作用及药物的不合理使用，而导致机体组织、器官发生功能性或器质性损害，并具有一系列临床症状和体征的疾病。药源性疾病既包括超时、超量、错用或误服等不正确用药所引起的疾病，也包括合格药物在正常用法用量下产生的不良反应。

药源性口腔疾病是指药物作为致病因子导致口腔内出现的各种病理改变，可累及牙、牙龈、舌、口腔黏膜、腺体、颌骨等。药源性口腔疾病的临床表现如下。

一、药源性口干

唾液是由唾液腺分泌并通过导管流入口腔的弱酸性黏稠液体，具有润滑、保护口腔中的黏膜、牙体和牙周组织的作用。唾液分泌在交感神经和副交感神经的支配下进行，一些能够影响神经递质释放、神经递质与受体结合或神经递质再摄取等的药物可能会引起其分泌异常。当唾液分泌量减少或消耗增加时，可导致唾液分泌和消耗的负平衡，即表现为口干，如口唇黏膜变红、干裂，舌体充血、上皮萎缩、表面干裂，咽喉干燥、皲裂，严重者可出现声音嘶哑，进而影响说话、吞咽，甚至可能发生噎食窒息。

（一）引起口干的药物

据报道，可能引起口干的药物包括以下几种。

1. 抗胆碱药　如阿托品、莨菪碱类、苯海索、丙胺太林、颠茄制剂等。

2. 抗焦虑、抗精神病药　如阿普唑仑、氯丙嗪、氯氮平等。

3. 三环类抗抑郁药　如阿米替林、多塞平、丙咪嗪和氯丙咪嗪等。

4. 抗高血压药　如可乐定、甲基多巴、利血平、呱乙啶、哌唑嗪等。

5. 镇咳药　如喷托维林、卡那美芬、苯丙哌林等。

6. 利尿药　如氢氯噻嗪、依他尼酸、呋塞米、氨苯蝶啶等。

7. 其他　如硝苯地平、奎尼丁、普鲁卡因胺、谷维素、左旋多巴、溴隐亭、氯苯那敏等。

（二）药源性口干的防治

口干治疗主要以对症处理、缓解口腔症状为主。若怀疑为药源性口干，可采取下列措施。

1. 停用或更换怀疑药品。

2. 改善生活饮食习惯，必须强调多饮水及进流食，可在餐前和进食时饮水，以维持足够的体液摄入。对需长期服用引发口干的药物的患者，为防止食物过干引起食团哽噎，应尽可能进易吞咽、易消化的半流食或软食，且进食速度不宜过快，进食时旁边最好有人协助。

3. 使用唾液替代物，如人工唾液或润滑剂和甘油拭子，可减轻干燥、嘶哑或疼痛。此为针对口干的应急处理，不能从根本上解决问题，也不宜长期使用。

4.药物治疗。对上述措施不能缓解且口干不能耐受者，可考虑使用促进唾液分泌的药物，如茴三硫、毛果芸香碱、环戊硫酮、溴己新、中药制剂等，近年来更多考虑采用中西医结合的方法进行治疗。

二、药物变态反应性口炎

药物变态反应性口炎（allergic medicamentous stomatitis）是指某种药物通过口服、注射、吸入、敷贴或局部涂擦、含漱等不同途径进入机体内，使超敏体质者发生变态反应而引起的黏膜及皮肤的变态反应性疾病。口腔病变多见于唇、颊，舌的前2/3及上腭等，可表现为固定性药疹、口腔黏膜广泛性糜烂或溃疡。皮肤病变好发于四肢、躯干、手、足、外生殖器等，可表现为固定性药疹、散在性斑丘疹、多形性红斑等。

（一）引起变态反应性口炎的药物

可能引起变态反应性口炎的药物包括解热镇痛类药物（如双氯芬酸）、镇静催眠类药物（如地西泮）、抗菌药物（如复方新诺明、青霉素、四环素、甲硝唑、诺氟沙星、头孢氨苄等）、抗肿瘤药物（如甲氨蝶呤、氟尿嘧啶）、某些中成药（如牛黄解毒片）及其他药物（如柳氮磺吡啶、奥美拉唑、西替利嗪、硝酸异山梨酯等）。

（二）药物变态反应性口炎的防治

治疗药物变态反应性口炎，首先应找出怀疑药品并立即停用，同时给予抗过敏药、全身支持疗法和局部对症处理。主要预防措施为避免再次接触或使用此类药物，

三、药源性牙龈增生

药源性牙龈增生（drug-induced gingival hyperplasia），又称"药物性牙龈肥大"，是指由药物引起的以牙龈结缔组织细胞外基质（尤其胶原成分）堆积为特征的药源性疾病，同时伴有不同程度的炎症。

（一）引起牙龈增生的药物

（1）心血管药物：报道最多的是钙通道阻滞剂，但各药发生率有明显差别，最高的是硝苯地平（0.5%～83%），其次为地尔硫䓬21%、维拉帕米4%、氨氯地平3.3%，而尼群地平、非洛地平等仅有个例报道。

（2）抗癫痫药物：报道最多的是苯妥英钠，单用苯妥英钠致牙龈增生的发生率为33.3%，合用苯巴比妥时则增至83.3%。苯巴比妥单用其发生率可高达44.4%。

（3）免疫抑制剂：如环孢素A可导致牙龈增生，发生率为8%～100%，合并应用钙通道阻滞剂可使发生率增加；他克莫司不与钙通道阻滞剂合用时，实体器官移植者的牙龈增生发生率为13%～14%，与钙通道阻滞剂合用时的发生率则为18%。

（二）药源性牙龈增生的防治

目前导致牙龈增生的机制尚未十分明确，可能涉及胶原合成与降解失衡机制、上皮细胞的增殖与程序性细胞死亡机制、炎症机制等。若怀疑为药源性牙龈增生，最好停止使用怀疑药品，这是最根本的治疗办法。

对于病情不允许停药的患者，建议与医师或药师协商更换其他药物。去除局部刺激因素（如洁治、刮治等）也是有效的治疗措施，一些症状较轻的患者经以上处理可到明显改善。

另外，对牙龈有明显炎症的患者，可给予药物治疗，如3%过氧化氢冲洗龈袋、抗菌药物置入牙龈袋等。对于牙龈增生严重者，可通过手术切除增生的牙龈，但有可能复发。

对于需长期服用苯妥英钠、环孢素A和钙通道阻滞剂的患者，建议在开始用药前进行口腔检查，消除可能引起牙龈炎的刺激因素，并注意保持口腔卫生，定期洁治。

四、药源性味觉障碍

药源性味觉障碍是指使用药物后出现味觉功能丧失、味觉异常和味觉减退。

（一）引起味觉障碍的药物

药物引起味觉障碍的机制较为复杂，可能发生在味觉的感受、传递、处理等各个环节，但目前尚不十分明确。据文献报道，可能影响味觉的药物包括抗菌药、抗病毒药、抗真菌药、抗高血压药、抗心律失常药、降脂药、扩张血管药、解热镇痛药、镇静催眠药、抗抑郁药、抗癫痫药、抗精神病药、抗肿瘤药、局部麻醉药、骨骼肌松弛药、泌尿系统药、消化系统药和内分泌系统药等。

（二）药源性味觉障碍的防治

治疗的首要措施是停用怀疑药品，并改善饮食习惯，进而改善味觉。

1. 宜多食用富含锌的食物（牡蛎、绿茶、动物内脏等）或口服硫酸锌。锌是味蕾形成的重要元素，适当补充可促进味蕾的再生、修复。

2. 进食时充分咀嚼，增加食物与味蕾的接触，提高其兴奋性。

3. 改变食物品种或烹调方法，提高视觉、嗅觉、味觉等多方面的刺激。

4. 避免过冷或过热的食物，避免刺激性食物，否则可能加重味蕾的破坏。

五、药源性牙病变

（一）牙齿颜色改变

四环素牙是指四环素类药物与牙本质和牙釉质中的磷酸盐结合导致牙齿黄染，并伴有釉质发育不良和龋齿等。长期用氯己定或高锰酸钾溶液漱口或用药物牙膏，如氯己定牙膏，可在牙面形成浅褐色或深褐色着色。牙齿局部应用氨硝酸银处理后，相应部位变成黑色。防龋药氟化亚锡也可引起牙齿着色。

（二）牙齿松动

西咪替丁口服可引起牙龈出血、牙齿松动甚至脱落。

六、药源性舌病变

药物引起的舌病变临床较少见，易被忽视。

（一）毛舌

毛舌（hairy tongue）是舌背丝状乳头过度伸长和延缓脱落形成的毛发状损害。舌可呈黄色、棕色或黑色，可引发此反应的药物有甲硝唑、氨苄西林、阿莫西林、氯霉素、四环素、链霉素、庆大霉素、青霉素、复方新诺明等抗菌药物，以及糖皮质激素、异卡波肼等。

（二）其他

有文献报道，硫酸钡可引起舌肿胀，甲氧氯普胺可引起舌肌痉挛，苯海索、卡托普利可引起舌运动障碍，复方新诺明可引起舌系带弥漫性溃疡，氨苄西林可引起舌黏膜剥脱性溃疡，甲硝唑可引起舌苔剥脱。

七、药源性下颌骨坏死

（一）引起下颌骨坏死的药物

1. 双膦酸盐类药物　被广泛用于治疗以骨吸收为主要特点的疾病，长期使用可能会引起下颌骨缺血性坏死。用药时间越长下颌骨坏死发生率越高。

双膦酸盐的种类也与颌骨坏死发生率相关，最常见的为唑来膦酸，其次为帕米膦酸。双膦酸盐相关性颌骨坏死的确切发病机制尚不完全清楚。目前较为公认的观点是，双膦酸盐类药物在抑制破骨细胞介导的骨吸收的同时，也阻止了骨代谢的正常进行，以致颌骨不能修复机械咬合力或创伤引起的微损伤，最终导致骨坏死。

以下因素可能增加下颌骨坏死风险：疾病状态（如恶性肿瘤、贫血、血液疾病、感染等），吸烟，同时使用糖皮质激素类药、化疗药物、血管生成抑制剂或头颈部放疗，口腔卫生不佳、牙周病、义齿佩戴不合适、侵入性的颌面外科操作（如拔牙、种植体植入、牙周手术等）。

2. 靶向药物舒尼替尼　除双膦酸盐外，靶向药物舒尼替尼也有引起下颌骨坏死的报道。

（二）药源性下颌骨坏死的防治

若患者在服用双膦酸盐类药物期间发生牙齿松动、疼痛或肿胀、溃疡不愈合或存在排出物，可能提示下颌骨坏死，应立即进行口腔专科检查，并根据疾病的严重程度进行治疗。

在进行舒尼替尼靶向治疗的肾癌患者中有相当一部分会与双膦酸盐类药物合用，两者均有导致颌骨坏死的不良反应，需要密切关注，做好预防。

Summary

The concept，types，causality evaluation，monitoring and reporting of adverse drug reaction are introduced. It is hoped that students can analyze，identify and deal with various types of adverse drug reactions in a timely manner，and report them in a true，complete and accurate manner.

Drug-induced oral diseases include drug-induced dry mouth，drug-induced allergic stomatitis，drug-induced gingival hyperplasia，drug-induced dysgeusia，drug-induced dental disease，drug-induced tongue disease and mandibular osteonecrosis.

参考文献

［1］卫生部 . 药品不良反应报告和监测管理办法：卫生部令第 81 号［EB/OL］.（2011-5-04）［2021-10-14］. http://www.nhc.gov.cn/cms-search/xxgk/getManuscriptXxgk.htm?id=51770.

［2］李俊 . 临床药理学［M］. 5 版 . 北京：人民卫生出版社，2013.

［3］王晓娟 . 口腔科药物治疗学［M］. 西安：西安交通大学出版社，2016.

［4］华红，刘宏伟 . 口腔黏膜病学［M］. 北京：北京大学医学出版社，2014.

［5］杨红艳，李文倩，冯建明，等 . 干燥综合征的中西医治疗新进展［J］. 实用医学杂志，2017，33（5）：677-679.

［6］Goriuc A，Foia L G，Minea B，et al. Drug-induced gingival hyperplasia - experimental model［J］. Rom J Morphol Embryol，2017，58（4）：1371-1376.

［7］Salvarci A，Altinay S. Mandibular osteonecrosis due to bisphosphonate use［J］. Turk J Urol，2015，41（1）：43-47.

［8］Garcia A G，Martin M S，Rey J M G，et al. Surgical neurolysis for the treatment of neuropathic pain in 2 postmenopausal women with mandibular necrosis resulting from oral bisphosphonates［J］. J Craniofac Surg，2014，25（4）：1369-71.

［9］翟蕾，王建伟. 双膦酸盐与下颌骨坏死病例分析［J］. 世界最新医学信息文摘，2015，15（42）：20-21.

［10］苗秋丽，刘敏，柯巍，等. 舒尼替尼引起下颌骨坏死 1 例［J］. 中国医院药学杂志，2017，37（13）：1324.

（赵电红）

第四章 药事管理法律法规

Pharmaceutical Management Laws and Regulations

一、药品管理

药品是指用于预防、治疗、诊断人的疾病，有目的地调节人的生理功能并规定有适应证或者功能主治、用法和用量的物质，包括中药、化学药和生物制品等。1984年全国人民代表大会常务委员会（简称全国人大常委会）审议通过的《中华人民共和国药品管理法》是新中国成立后的第一部药品管理法，使我国的药品管理走向了法制化、正规化的轨道。其后，与药事管理有关的法律法规不断出台和完善，涉及药品管理、药品不良反应上报、处方管理、国家基本药物使用、抗菌药物使用和特殊管理药品的管理等。

《中华人民共和国药品管理法》的基本精神是国家对药品实行严格的监督制度，授权国务院药品监督管理部门主管全国药品监督管理工作。2001年、2015年、2019年，全国人大常委会先后3次对该法进行了修正或修订。2019年修订的《中华人民共和国药品管理法》内容涉及药品研制和注册、药品上市许可持有人、药品生产、药品经营、医疗机构药事管理、药品上市后管理、药品价格和广告、药品储备和供应、监督管理、法律责任等，要求在中华人民共和国境内从事药品研制、生产、经营、使用和监督管理的单位或者个人都必须遵守。

1. 药品研制 从事药品研制活动，应当遵守药物非临床研究质量管理规范、药物临床试验质量管理规范，保证药品研制全过程持续符合法定要求。

2. 药品注册 在中国境内上市的药品，应当经国务院药品监督管理部门批准，取得药品注册证书；但是，未实施审批管理的中药材和中药饮片除外。实施审批管理的中药材、中药饮片品种目录由国务院药品监督管理部门会同国务院中医药主管部门制定。

3. 药品生产 从事药品生产活动，应当经所在地省、自治区、直辖市人民政府药品监督管理部门批准，取得药品生产许可证。无药品生产许可证的，不得生产药品。

4. 药品经营 从事药品批发活动，应当经所在地省、自治区、直辖市人民政府药品监督管理部门批准，取得药品经营许可证。从事药品零售活动，应当经所在地县级以上地方人民政府药品监督管理部门批准，取得药品经营许可证。无药品经营许可证的，不得经营药品。

5. 医疗机构药事管理

（1）医疗机构应当配备依法经过资格认定的药师或者其他药学技术人员，负责本单位的药品管理、处方审核和调配、合理用药指导等工作。非药学技术人员不得直接从事药剂技术工作。

（2）医疗机构购进药品，应当建立并执行进货检查验收制度，验明药品合格证明和其他标识；不符合规定要求的，不得购进和使用。

（3）医疗机构应当有与所使用药品相适应的场所、设备、仓储设施和卫生环境，制定和执行药品保管制度，采取必要的冷藏、防冻、防潮、防虫、防鼠等措施，保证药品质量。

（4）医疗机构应当坚持安全有效、经济合理的用药原则，遵循药品临床应用指导原则、临床诊疗指南和药品说明书等合理用药，对医师处方、用药医嘱的适宜性进行审核。

（5）依法经过资格认定的药师或者其他药学技术人员调配处方，应当进行核对，对处方所列药品不得擅自更改或者代用。对有配伍禁忌或者超剂量的处方，应当拒绝调配；必要时，经处方医师更正或者重新签字，方可调配。

（6）医疗机构配制制剂，应当经所在地省、自治区、直辖市人民政府药品监督管理部门批准，取得医疗机构制剂许可证。无医疗机构制剂许可证的，不得配制制剂。医疗机构配制的制剂不得在市场上销售。

二、药品不良反应上报

为加强药品上市后的监管，规范药品不良反应报告和监测，及时、有效控制药品风险，保障公众用药安全，2011年原卫生部发布了《药品不良反应报告和监测管理办法》，要求药品生产企业（包括进口药品的境外制药厂商）、药品经营企业和医疗机构要按照规定报告所发现的药品不良反应，并对药品不良反应报告途径、报告范围和报告时限等做了规定。

1.报告途径　药品生产、经营企业和医疗机构获知或者发现可能与用药有关的不良反应，通过国家药品不良反应监测系统（网址：http://www.adrs.org.cn）网络报告；不具备在线报告条件的，通过纸质报表报所在地药品不良反应监测机构，由所在地药品不良反应监测机构代为在线报告。

2.报告范围　新药监测期内的国产药品报告该药品的所有不良反应；其他国产药品，报告新的和严重的不良反应。进口药品自首次获准进口之日起5年内，报告所有不良反应；满5年的，报告新的和严重的不良反应。

3.报告时限

（1）个例药品不良反应：药品生产、经营企业和医疗机构发现或者获知新的、严重的药品不良反应应当在15日内报告，其中死亡病例须立即报告；其他药品不良反应应当在30日内报告。有随访信息的，应当及时报告。

（2）药品群体不良事件：药品生产、经营企业和医疗机构获知或者发现药品群体不良事件后，应当立即通过电话或者传真等方式报所在地的县级药品监督管理部门、卫生行政部门和药品不良反应监测机构，必要时可以越级报告；同时填写《药品群体不良事件基本信息表》，对每一病例还应当及时填写《药品不良反应/事件报告表》，通过国家药品不良反应监测系统网络报告。

2019年修订的《中华人民共和国药品管理法》规定，医疗机构未按照规定报告疑似药品不良反应的，责令限期改正，给予警告；逾期不改正的，处五万元以上五十万元以下的罚款。

三、处方管理

处方是指由注册的执业医师和执业助理医师在诊疗活动中为患者开具的、由取得药学专业技术职务任职资格的药学专业技术人员审核、调配、核对，并作为患者用药凭证的医疗文书。处方包括医疗机构病区用药医嘱单。

为规范处方管理，提高处方质量，促进合理用药，保障医疗安全，2007年原卫生部发布了《处方管理办法》，对处方书写规则、处方权获得、处方开具、处方调剂和处方颜色等都做出了详细规定。

为规范医院处方点评工作，提高处方质量，促进合理用药，保障医疗安全，2010年原卫生部发布了《医院处方点评管理规范（试行）》，要求医院建立健全系统化、标准化和持续改进的处方点评制度，开展处方点评工作，并在实践工作中不断完善；要求医院门急诊处方抽样率不少于总处方量的1‰，且每月点评处方绝对数不少于100张；要求病房（区）医嘱单的抽样率（按出院病历数计）不少于1%，且每月点评出院病历绝对数不少于30份。

为规范医疗机构处方审核工作，促进临床合理用药，保障患者用药安全，2018年国家卫生健康委员会等3部门联合制定了《医疗机构处方审核规范》。该规范共包括7章23条，对处方审核的基本要求、审核依据和流程、审核内容、审核质量管理、培训等做出规定。通过规范处方审核行为，一方面提高处方审核的质量和效率，促进临床合理用药；另一方面体现药师专业技术价值，转变药学服务模式，为患者提供更加优质、人性化的药学技术服务。

四、国家基本药物使用

基本药物是适应基本医疗卫生需求，剂型适宜，价格合理，能够保障供应，公众可公平获得的药品。为加快建立国家基本药物制度，2009年原卫生部等9部委联合下发了《关于建立国家基本药物制度的实施意见》，要求政府举办的基层医疗卫生机构全部配备和使用基本药物，其他各类医疗机构也都必须按规定使用基本药物，要求医疗机构要按照国家基本药物临床应用指南和基本药物处方集，加强合理用药管理，确保规范使用基本药物。

1982年，原卫生部、原国家医药管理局首次下发《国家基本药物目录》（西药部分），收录国家基本药物278种。之后《国家基本药物目录》经过了数次调整，现行《国家基本药物目录》为2018年版，收录药品包括化学药品和生物制品、中成药和中药饮片3部分，共685个品种。其中，化学药品和生物制品417种，中成药268种，中药饮片不列具体品种，用文字表述。2018年版《国家基本药物目录》收录的口腔科用药很少，仅在中成药部分收录了口炎清颗粒、口腔溃疡散、西帕依固龈液和冰硼散4种口腔科用药。

五、抗菌药物应用

抗菌药物应用涉及临床各科，合理应用抗菌药物是提高疗效、降低不良反应发生率及减少或延缓细菌耐药发生的关键。为加强医疗机构抗菌药物临床应用管理，2012年原卫生部发布了《抗菌药物临床应用管理办法》，对抗菌药物的分级使用、抗菌药物供应目录以外抗菌药物的临时采购、医师抗菌药物处方权、细菌耐药的监测和预警等均提出具体的管理要求。例如，预防感染、治疗轻度或者局部感染应当首选非限制使用级抗菌药物；严重感染、免疫功能低下合并感染或者病原菌只对限制使用级抗菌药物敏感时，方可选用限制使用级抗菌药物；严格控制特殊使用级抗菌药物使用，特殊使用级抗菌药物不得在门诊应用，临床应用特殊使用级抗菌药物应当严格掌握用药指征，经抗菌药物管理工作组指定的专业技术人员会诊同意后，由具有相应处方权的医师开具处方。

为进一步规范抗菌药物临床应用，2015年原国家卫生计生委、国家中医药管理局发布了《关于进一步加强抗菌药物临床应用管理工作的通知》，要求医疗机构要严格落实抗菌药物临床应用管理有关法规要求、加强抗菌药物临床应用综合管理、切实做好处方点评工作、完善抗菌药物合理应用技术支撑体系、开展抗菌药物临床应用监测和细菌耐药监测，并规定了各类医院抗菌药物临床应用管理评价指标及要求。

口腔医院的评价指标有以下五个方面。

1. 抗菌药物品种数不超过35种，同一通用名称的抗菌药物注射剂型和口服剂型各不超过2种，具有相似或者相同药理学特征的抗菌药物不得重复采购；头霉素类抗菌药物不超过2个品规；三代及四代头孢菌素（含复方制剂）类抗菌药物口服剂型不超过 5 个品规，注射剂型不超过 8 个品规；碳青霉烯类抗菌药物注射剂型不超过 3 个品规；氟喹诺酮类抗菌药物口服剂型和注射剂型各不超过 4 个品规；深部抗真菌类抗菌药物不超过 5 个品种。

2. 门诊患者抗菌药物使用率不超过 20%，急诊患者抗菌药物使用率不超过 50%，住院患者抗菌药物使用率不超过 70%，住院患者抗菌药物使用强度控制在每百人每天 40 DDDs 以下。

3. Ⅰ类切口手术患者预防使用抗菌药物比例不超过 30%，原则上不联合预防使用抗菌药物，要求Ⅰ类切口手术预防用抗菌药物时机合理率 100%。

4. 接受抗菌药物治疗的住院患者抗菌药物使用前微生物送检率不低于 30%，接受限制使用级抗菌药物治疗的住院患者抗菌药物使用前微生物送检率不低于 50%，接受特殊使用级抗菌药物治疗的住院患者抗菌药物使用前微生物送检率不低于 80%。

5. 每月接受处方点评的医师比例不低于 25%，每位接受处方点评医师被点评处方（医嘱）数量不少于 50 份处方（或 50 条医嘱）。

2015 年原国家卫生计生委发布了《抗菌药物临床应用指导原则（2015 年版）》，其内容包括四部分：一是抗菌药物临床应用的基本原则，包括抗菌药物应用指征、预防用药原则、治疗方案的确定等；二是抗菌药物临床应用管理，包括医疗机构设立抗菌药物管理工作组、建设抗菌药物临床应用管理专业技术团队、制定抗菌药物供应目录和处方集、制订感染性疾病诊治指南、开展抗菌药物临床应用监测等工作的具体要求；三是各类抗菌药物的适应证和注意事项，对抗菌药物的适应证、注意事项进行分类阐述；四是各类细菌性感染的经验性抗菌治疗原则，包括人体各器官、各部位细菌感染性疾病的病因、病理学分析、治疗原则和病原治疗的药物选择、疗程、用法用量等。

六、特殊管理药品的管理

国家对麻醉药品、精神药品、医疗用毒性药品、放射性药品、药品类易制毒化学品、血液制品、疫苗等实行特殊管理。这些药品中，麻醉药品、精神药品在多数口腔医院均有使用，少数口腔医院还使用医疗用毒性药品、放射性药品、药品类易制毒化学品和血液制品。

（一）麻醉药品和精神药品

为加强麻醉药品和精神药品的管理，保证麻醉药品和精神药品的合法、安全、合理使用，2005 年国务院常务会议通过《麻醉药品和精神药品管理条例》，规定了麻醉药品药用原植物的种植，麻醉药品和精神药品的实验研究、生产、经营、使用、储存、运输等活动及监督管理等内容。

为加强和规范医疗机构麻醉药品、第一类精神药品使用管理，2005 年原卫生部根据《麻醉药品和精神药品管理条例》，发布了《医疗机构麻醉药品、第一类精神药品管理规定》，对麻醉药品、第一类精神药品的采购、储存、调配和使用均做了规定。医疗机构对麻醉药品、第一类精神药品实行"五专"管理，即储存麻醉药品、第一类精神药品实行"专人负责""专库（柜）加锁"，对进出专库（柜）的麻醉药品、第一类精神药品建立"专用账册"，开具麻醉药品、第一类精神药品使用"专用处方"，对麻醉药品、第一类精神药品处方进行"专册登记"。

2007 年原卫生部发布的《处方管理办法》规定了麻醉药品、精神药品的处方开具要求，要求开具麻醉药品、第一类精神药品使用淡红色的麻醉药品、第一类精神药品专用处方，开具第二类精神药品使用白色的第二类精神药品专用处方；未取得麻醉药品和第一类精神药品处方资格的医师不得开具麻醉药品和第一类精神药品处方；门（急）诊癌症疼痛患者和中、重度慢性疼痛患者需长期使用麻醉药品和第一类精神药品的，首诊医师应当亲自诊查患者，建立相应的病历，要求其签署《知情同意书》；除需长期使用麻醉药品和第一类精神药品的门（急）诊癌症疼痛患者和中、重度慢性疼痛患者外，麻醉药品注射剂仅限于医疗机构内使用。

（二）医疗用毒性药品

医疗用毒性药品是指毒性剧烈、治疗剂量与中毒剂量相近、使用不当会致人中毒或死亡的药品。

为加强医疗用毒性药品的管理，防止中毒或死亡事故的发生，1988年国务院常务会议通过了《医疗用毒性药品管理办法》，规定了毒性药品的生产、收购、经营、加工和使用的管理。毒性药品分为西药、中药两大类。西药品种指原料药和国家规定的制剂品种；中药品种指原药材和饮片，不含制剂。毒性药品处方不得超过2日极量，处方保存2年备查。

2008年7月，原国家食品药品监督管理局、原卫生部联合下发《关于将A型肉毒毒素列入毒性药品管理的通知》，将A型肉毒毒素及其制剂列入毒性药品管理。

（三）放射性药品

放射性药品是指用于临床诊断或者治疗的放射性核素制剂或者其标记药物。为了加强放射性药品的管理，1989年国务院发布了《放射性药品管理办法》，规定了放射性新药的研制、临床研究和审批，放射性药品的生产、经营、进出口、包装、运输和使用，以及放射性药品的标准和检验，要求放射性药品的研究、生产、经营、运输、使用、检验、监督管理的单位和个人都必须遵守。医疗机构使用放射性药品，必须持有《放射性药品使用许可证》，无许可证的医疗机构不得临床使用放射性药品。

目前，国内一些口腔医院颌面外科开展了碘［^{125}I］密封籽源组织间植入治疗口腔颌面部肿瘤，所用到的碘［^{125}I］密封籽源即为放射性药品。

（四）药品类易制毒化学品

为加强药品类易制毒化学品管理，防止其流入非法渠道，2010年原卫生部发布了《药品类易制毒化学品管理办法》，对药品类易制毒化学品生产企业、经营企业和使用药品类易制毒化学品的药品生产企业做出如下要求。

1. 应当设置专库或者在药品仓库中设立独立的专库（柜）储存药品类易制毒化学品。专库应当设有防盗设施，专柜应当使用保险柜；专库和专柜应当实行双人双锁管理。

2. 应当建立药品类易制毒化学品专用账册。专用账册保存期限应当自药品类易制毒化学品有效期期满之日起不少于2年。药品类易制毒化学品入库应当双人验收，出库应当双人复核，做到账物相符。

3. 发生药品类易制毒化学品被盗、被抢、丢失或者其他流入非法渠道情形的，案发单位应当立即报告当地公安机关和县级以上地方食品药品监督管理部门。

临床使用的盐酸麻黄碱注射液为药品类易制毒化学品。

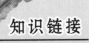 **知识链接**

宪法、法律、法规、规章的区别

宪法是国家的根本法，是全国人民代表大会（简称全国人大）通过最严格的程序制定，具有最高法律效力的规范性法律文件，是我国所有法律的重要渊源。

法律是全国人大及其常委会制定的规范性文件，由国家主席签署主席令公布。《中华人民共和国药品管理法》即为全国人大常委会制定的药事管理法律。

法规分为行政法规和地方性法规。行政法规是指作为国家最高行政机关的国务院根据宪法和法律所制定的规范性文件，由总理签署国务院令公布。现行药事管理行政法规有《中华人民共和国药品管理法实施条例》《麻醉药品和精神药品管理条例》《医疗用毒性药品管理办法》《放射性药品管理办法》等。地方性法规是省、自治区、直辖市人大及其常委会根据本行政区域的具体情况和实际需要制定的法规，效力低于宪法、法律及行政法规。

规章是由国务院各部、委和具有行政管理职能的直属机构，根据法律和国务院的行政法规、决定、命令，在本部门的权限范围内制定的。现行药事管理规章有《药品不良反应报告和监测管理办法》《处方管理办法》《抗菌药物临床应用管理办法》《药品生产质量管理规范》《药品注册管理办法》等。

Summary

Laws and regulations related to the use of drugs in medical institutions involve drug management, reporting of adverse drug reactions, prescription management, national essential drug use, antibiotic use, and special management drugs（including narcotic drugs and psychotropic drugs, toxic drugs, radioactive drugs, and pharmaceutical precursor chemicals）. Medical staff need to use and manage drugs in accordance with laws and regulations.

参考文献

［1］全国人大常委会. 中华人民共和国药品管理法（2019 年修订）：中华人民共和国主席令第 31 号［EB/OL］. （2019-8-26）［2021-10-13］. http://www.npc.gov.cn/npc/c30834/201908/26a6b28dd83546d79d17f90c62e59461.shtml.

［2］国家食品药品监督管理局. 医疗机构药品监督管理办法（试行）：国食药监安〔2011〕442 号［EB/OL］. （2011-10-11）［2021-10-13］. https://www.nmpa.gov.cn/xxgk/fgwj/gzwj/gzwjyp/20111011103101334.html.

［3］卫生部. 药品不良反应报告和监测管理办法：卫生部令第 81 号［EB/OL］. （2011-5-4）［2021-10-13］. http://www.nhc.gov.cn/fzs/s3576/201105/ac4ab24c135a43379f2af1694457f65e.shtml.

［4］卫生部. 处方管理办法：卫生部令第 53 号［EB/OL］. （2007-2-14）［2021-10-13］. http://www.nhc.gov.cn/fzs/s3576/201808/d71d4735f6c842158d2757fbaa553b80.shtml.

［5］卫生部. 医院处方点评管理规范（试行）：卫医管发〔2010〕28 号［EB/OL］. （2010-2-10）［2021-10-13］. http://www.nhc.gov.cn/yzygj/s3590/201810/6103f922f61440d1b48ba1571b6b6b72.shtml.

［6］卫生部. 抗菌药物临床应用管理办法：卫生部令第 84 号［EB/OL］. （2012-4-24）［2021-10-13］. http://www.nhc.gov.cn/fzs/s3576/201205/2f773c2ddbd84e19aab0b4b2d9741900.shtml.

［7］国家卫生健康委员会，国家中医药管理局. 国家基本药物目录（2018 年版）：国卫药政发〔2018〕31 号［EB/OL］. （2018-9-30）［2021-10-13］. http://www.nhc.gov.cn/yaozs/s7656/201810/c18533e22a3940d08d996b588d941631.shtml.

［8］国家卫生计生委办公厅，国家中医药管理局办公室. 关于进一步加强抗菌药物临床应用管理工作的通知：国卫办医发〔2015〕42 号［EB/OL］. （2015-7-24）［2021-10-13］. http://www.nhc.gov.cn/yzygj/s3593/201508/f0fdf1f52df14b87aa97be53819f1036.shtml.

［9］国家卫生计生委办公厅，国家中医药管理局办公室，解放军总后勤部卫生部药品器材局. 抗菌药物临床应用指导原则（2015 年版）：国卫办医发〔2015〕43 号［EB/OL］. （2015-7-24）［2021-10-13］. http://www.nhc.gov.cn/yzygj/s3593/201508/c18e1014de6c45ed9f6f9d592b43db42.shtml.

［10］国务院.麻醉药品和精神药品管理条例：国务院令第442号［EB/OL］.（2005-8-3）［2021-10-13］.http://www.gov.cn/zhengce/2020-12/27/content_5573558.htm.

［11］卫生部.医疗机构麻醉药品、第一类精神药品管理规定：卫医发〔2005〕438号［EB/OL］.（2005-11-14）［2021-10-13］.http://www.nhc.gov.cn/wjw/gfxwj/201304/a2d16f97ec064065b2185ebc60dc3b47.shtml.

［12］国务院.医疗用毒性药品管理办法：国务院令第23号［EB/OL］.（1988-12-27）［2021-10-13］.http://www.gov.cn/zhengce/2020-12/25/content_5574189.htm.

［13］国家食品药品监督管理局，卫生部.关于将A型肉毒毒素列入毒性药品管理的通知：国食药监办〔2008〕405号［EB/OL］.（2008-7-21）［2021-10-13］.https://www.nmpa.gov.cn/xxgk/fgwj/gzwj/gzwjyp/20080721120001452.html.

［14］国务院.放射性药品管理办法：国务院令第25号［EB/OL］.（1989-1-13）［2021-10-13］.http://www.gov.cn/zhengce/2020-12/25/content_5574034.htm.

［15］卫生部.药品类易制毒化学品管理办法：卫生部令第72号［EB/OL］.（2010-3-18）［2021-10-13］.http://www.nhc.gov.cn/wjw/bmgz/201212/12bdeb539a3a4059ab7fb63eb71c9408.shtml.

（郑利光）

第五章　药物临床试验

Drug Clinical Trial

药物临床试验（drug clinical trial）是指以人体（患者或健康受试者）为对象的试验，意在发现或验证某种试验药物的临床医学、药理学及其他药效学作用、不良反应，或者试验药物的吸收、分布、代谢和排泄，以确定药物的疗效与安全性的系统性试验。药物临床试验一般分为Ⅰ、Ⅱ、Ⅲ、Ⅳ期和生物等效性试验。

在药品的生命周期中，药物研发包括药物非临床研究（临床前研究）和药物临床研究两个阶段，其中药物的临床研究以开展药物临床试验的形式进行，以注册上市为根本目的。2019年我国修订的《中华人民共和国药品管理法》指出，开展药物临床试验，必须在完成药物研制方法、质量指标、药理及毒理试验等临床前研究基础上，由国家药品监督管理部门审批后，在具备相应条件的临床试验机构进行，药物临床试验机构必须严格执行《药物临床试验质量管理规范》（Good Clinical Practice，GCP），以确保试验结果的伦理合理性、科学性和可靠性。

《药物临床试验质量管理规范》是我国药物临床试验管理的核心文件，是国家药品监督管理部门依据《中华人民共和国药品管理法》及其实施条例、参照国际公认原则制定的规范性文件。其内容涵盖了方案设计、组织实施、监查、稽查、记录、分析总结和报告全过程，宗旨是实现在保护受试者健康、安全等权益基础上，保证药物临床试验过程规范、结果科学可靠。由于药物临床试验是基于人体的研究，必须兼顾研究的科学性和伦理的合理性，甚至受试者的健康、安全及其相关权益应凌驾于研究结果和社会收益之上，因此国际各国均制定了自己的临床试验质量管理规范，以避免再次遭受历史上曾经出现过的惨痛经历。

本章主要从临床试验的起源和发展、相关方职责、内容要点与设计原则等方面介绍我国临床试验管理相关内容，重点讲述《药物临床试验质量管理规范》核心内容，为相关人员开展临床试验或了解相关知识提供参考。

第一节　药物临床试验的起源与发展
Origin and Development of Drug Clinical Trial

人类使用药物对抗疾病已有几千年的历史，药物作为保护人类自身健康的重要武器，在人类文明进程推进中发挥了巨大作用。

药物临床试验起源于对药物探索的需要。早在我国古代，就有神农尝百草，以辨别草药药性和毒性。亦有传闻，华佗做过一个试验，让两人进行赛跑，一人口含人参，另一人不含，以认识人参的作用。在18世纪之前，坏血病一直困扰航海的船员，虽然有过很多尝试，甚至有记载新鲜水果和蔬菜有效，更有推荐喝柠檬汁治疗，但是始终未能形成明确统一的结论。1747年，英国皇家海军军舰索尔兹伯里号执行任务时，发生了船员因坏血病病倒的事情，随船的外科医师詹姆士·林德认为与饮食有关，因此进行了一项试验，他将病倒的 12 名船员随机分为 6 组，每组 2 人，分别给予苹果汁、含有硫酸的酏剂、醋、海水、柑橘类水果和肉豆蔻，6 天后吃下柑橘类水果的 2 人基本痊愈，其他人未好转，从此随机对照设计开始进入临床试验领域。1863 年，无效空白药物作为对照组出现在临床试验中，使得安慰剂的设计运用在临床试验领域。

尽管药物临床试验起源很早，经历了很长的发展阶段，但是直至 20 世纪中后期，才逐步形成规范化和法制化的管理制度。20 世纪 60 年代前后，全球发生了著名的"反应停"事件，事件归根于对沙利度胺药物缺乏科学的药物临床试验，导致对其认识不足，酿成重大药害事件。该事件可以追溯到 1954 年，当时的格兰泰制药公司在研究抗生素时，分离得到了沙利度胺，并发现其能够显著抑制孕妇的妊娠呕吐反应，之后开展了动物实验，未发现有任何明显的副作用，故于 1957 年将该药以"反应停"作为商品名推向市场，一时间风靡欧洲、非洲、拉丁美洲、澳大利亚、亚洲 46 个国家和地区。1960 年，德国和澳大利亚的医师注意到，一种罕见的新生儿畸形不断出现在临床，表现为没有臂与腿，或是手和脚连着身体，如同海豹形体，俗称"海豹胎"，并于 1961 年在公开杂志中指出这种情况怀疑与"反应停"有关。1961 年，格兰泰公司全面收回所有产品。全球各地出现了大量"海豹胎"报道，但唯独美国得到幸免，原因在于，1937 年的磺胺酏剂事件让美国人认识到药品安全性评价的重要性，并制定了《食品、药品和化妆品法》，设立了食品药品监督管理部门（Food and Drug Administration，FDA），1957 年"反应停"在美国申请上市时，FDA 根据该药缺乏孕妇的临床试验数据而退回申请，美国由此幸免。

"反应停"事件让世界各国政府认识到了上市前药物临床试验的重要性。1964 年，世界医学大会通过《赫尔基辛宣言》，对人体医学相关研究提出了指导和要求，强调保护受试者权益。20 世纪 70—80 年代，各国逐步制定药品相关立法，以确保上市药品的有效性和安全性，规范的药物临床试验管理制度也随之逐步形成和不断完善。

科学、严谨、规范地实施药物临床试验，不仅仅是论证药物有效性、保障用药安全性的手段，也是发现药物新用途的重要途径。1989 年，辉瑞制药公司在研究心血管药物时，认为西地那非具有血管舒张作用，可以作为降压药物，因此将该药作为候选药在 1991 年开展了Ⅰ期临床试验研究，结果显示西地那非安全性很好，但是对心血管的作用却不令人满意。1992 年，进行了西地那非Ⅱ期临床试验研究，再次证实其仅有微弱的血流动力学效应，故宣告研发失败。然而该药在Ⅰ、Ⅱ期临床试验中发现的不良反应——"阴茎勃起"，引起了研究人员注意，进而使得该药的研究方向转为勃起功能障碍，并于 1994—1997 年进行了一系列临床试验研究，1998 年该药成功在美国上市。

伴随着人类对药物不同属性的不断认识，各国逐步形成了特定的药物临床试验研究体系和管理制度，并在国际上不断增进沟通交流，以完善各自政策。"反应停"事件的重大影响，使得各国重视制定药品注册和临床试验相关管理制度，但是各国管理制度涉及内容差异较大，缺乏科学性、规范性、严谨性。1980 年，美国率先出台了药物临床试验质量管理规范，鉴于其在"反应停"事件中的表现，日本和欧洲部分国家先后效仿制定，但相当一部分内容仍存在差异。

1990 年，为解决临床试验管理不统一或有争议的地方，美国、欧盟、日本三方发起人用药品注册技术要求国际协调会议（ICH），1991 年召开了第一届会议，由三方成员国的药品管理当局及制药企业管理机构共同组成委员会，讨论了一系列人用药品注册技术标准和指导原则，部分国家列席了会议。

1991 年，世界卫生组织认为成员国应共同接受一些管理原则，并开始起草方案，于 1993 年颁布《WHO 药物临床试验规范指导原则》。

我国从 1986 年开始了解相关信息，1993 年着手制定临床试验管理制度，1998 年颁布了第一版《药物临床试验质量管理规范（试行）》，并在 2003 年修订为正式版，在该政策制定过程中，ICH 和 WHO 的相关指导文件提供了重要的参考。随着对临床试验管理的不断探索，我国在参与国际标准的制定中也发挥了越来越重要的作用，2017 年我国正式成为 ICH 的正式会员，并在 2018 年成为了 ICH 的管理委员会成员，我国临床试验管理相关经验成为国际标准制定的重要参考。

第二节 药物临床试验相关方的职责
Responsibilities of Relevant Parties in Drug Clinical Trial

药物临床试验是基于人体的研究，为了确保受试者的权益，在最小风险基础上实现临床试验过程规范、方法科学、结果可靠，我国出台了《药物临床试验质量管理规范》等一系列政策，对多个相关方的职责和工作内容进行了规定。临床试验的相关方主要包括申办者、研究者、受试者、临床试验机构、伦理委员会、监查员、国家和地方药品监督管理部门，只有各相关方按规定履行自身职责，发挥其作用，才能确保试验结果科学可靠、各方权益不被损害。

根据 2020 年修订的《药品注册管理办法》，药物临床试验的开展首先需要注册申请，即申请人完成支持药物临床试验的药学、药理毒理学等研究后，提出药物临床试验申请，并按照要求提交相关研究资料，药品监督管理部门组织人员审评、审批，通过审批后方可开展药物临床试验。申请人获准开展药物临床试验后称为药物临床试验申办者，申办者在开展后续分期药物临床试验前，应当制定相应的药物临床试验方案，经伦理委员会审查同意后开展，并在药品审评中心网站提交相应的药物临床试验方案和支持性资料，同时每年提交一次安全性更新报告。

一、受试者与伦理委员会

药物临床试验须遵循两大基本原则——研究的科学性和伦理性，且受试者的权益、安全和健康高于对科学和社会利益的考虑。在药物临床试验的过程中，必须对受试者的个人权益给予充分的保障，在此基础上确保临床试验的科学性和可靠性。受试者权益主要包括知情权、自愿加入和自由退出权、隐私权、对试验药物的免费使用权、医疗救治权和获得相应补偿的权益。伦理委员会审查与知情同意保证是保护上述相关受试者权益的最主要、最有效的措施。

（一）伦理委员会审查

为确保受试者权益，贯彻人体医学研究的伦理要求，1964 年各国在世界医学大会上通过了《赫尔辛基宣言》，对人体医学研究的伦理准则达成了一致意见，并进行了 9 次修订。基于该宣言，我国《药物临床试验质量管理规范》要求，临床试验机构须成立独立的伦理委员会，向国家药品监督管理部门备案，负责本机构药物临床试验的伦理审查。2010 年，我国又专门出台了《药物临床试验伦理审查工作指导原则》，以充分发挥伦理委员会在保护受试者安全和权益中的作用，进一步规范药物临床试验的研究行为。

基于伦理审查的重要性，涉及人体的生物医学研究和临床试验，全球各国均发布了伦理指南与法规性文件。例如，美国在国家层面颁布了联邦法规，详细阐述了伦理委员会相关内容，专门成立了人体受试者保护办公室；欧盟要求临床研究需要同时获得药品管理部门和伦理委员会的批准方可进行研究；新加坡 1997 年已出台人体受试者研究的伦理指南；我国政府出台的《药物临床试验质量管理规范》和《药物临床试验伦理审查工作指导原则》也是临床试验和伦理管理的指导性文件，对伦理委员会的设置和职责提出了明确要求。

伦理委员会应由多学科背景的人员组成，包括从事医药相关专业人员、非医药专业人员、法律专家，以及独立于研究（试验）单位之外的人员，至少5人，且性别均衡，同时必须确保伦理委员有资格和经验共同对试验的科学性及伦理合理性进行审阅和评估。伦理委员会的组成和工作不应受任何参与试验的相关方影响，参与该临床试验的委员应当回避，因工作需要可邀请非委员的专家出席会议，但不具有表决权。委员会委员应同意公开其姓名、职业和隶属关系，签署有关审查项目、受试者信息和相关事宜的保密协议，签署利益冲突声明。

伦理委员会的主要职责为对申请人提交的药物临床试验项目的伦理问题进行独立、公正、公平和及时的审查，包括本单位所有项目和其他机构委托的项目，并对已批准的项目跟踪审查。审议临床试验方案的关键内容包含：①研究者的资格、经验、时间保障，相关人员配备、设备条件等；②受试者及其他人员可能遭受的风险和受益，以及试验设计的科学性；③受试者入选和获取知情同意书的方法是否适当；④受试者受到损害甚至发生死亡时，给予的治疗和（或）保险措施；⑤审查试验方案的修正方案是否符合修改意见；⑥定期审查临床试验进行中受试者的风险程度。伦理委员会对临床试验方案的审查意见应在讨论后以投票方式做出决定。

伦理委员会应建立工作程序，所有会议及其决议均应有书面记录，记录保存至临床试验结束后5年，并根据伦理审查工作的需要不断完善组织管理和制度建设，充分履行保护受试者的安全和权益的职责。

（二）知情同意书保证

知情同意书是受试者表示自愿参加药物临床试验的证明性文件。药物临床试验的开展需在知情同意书中详细说明有关试验的内容，包括试验性质、目的、过程内容设计与期限、分组、可能的受益与潜在的风险、此疾病的其他治疗方案及潜在受益与风险、自愿原则与损失补偿等，以及其他《赫尔基辛宣言》中的相关受试者权益与义务相关内容。知情同意书的签订，应在使受试者充分了解上述情况后，由受试者表示正确理解并自愿接受上述内容基础上完成。

知情同意书由研究者协助申办者拟制，语言及文字应通俗易懂，经伦理委员会批准后方可使用，其中研究者及申办者均不可修改伦理委员会批准的知情同意书，如确有需要，应向伦理委员会申请，并将修改后的知情同意书再次递交伦理委员会批准。

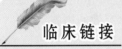

临床链接

知情同意书和提供给受试者的其他资料

知情同意书和提供给受试者的其他资料应当包括：

（一）临床试验概况。

（二）试验目的。

（三）试验治疗和随机分配至各组的可能性。

（四）受试者需要遵守的试验步骤，包括创伤性医疗操作。

（五）受试者的义务。

（六）临床试验所涉及试验性的内容。

（七）试验可能致受试者的风险或者不便，尤其是存在影响胚胎、胎儿或者哺乳婴儿的风险时。

（八）试验预期的获益，以及不能获益的可能性。

（九）其他可选的药物和治疗方法，及其重要的潜在获益和风险。

（十）受试者发生与试验相关的损害时，可获得补偿以及治疗。

（十一）受试者参加临床试验可能获得的补偿。

（十二）受试者参加临床试验预期的花费。

（十三）受试者参加试验是自愿的，可以拒绝参加或者有权在试验任何阶段随时退出试验而不会遭到歧视或者报复，其医疗待遇与权益不会受到影响。

（十四）在不违反保密原则和相关法规的情况下，监查员、稽查员、伦理委员会和药品监督管理部门检查人员可以查阅受试者的原始医学记录，以核实临床试验的过程和数据。

（十五）受试者相关身份鉴别记录的保密事宜，不公开使用。如果发布临床试验结果，受试者的身份信息仍保密。

（十六）有新的可能影响受试者继续参加试验的信息时，将及时告知受试者或者其监护人。

（十七）当存在有关试验信息和受试者权益的问题，以及发生试验相关损害时，受试者可联系的研究者和伦理委员会及其联系方式。

（十八）受试者可能被终止试验的情况以及理由。

（十九）受试者参加试验的预期持续时间。

（二十）参加该试验的预计受试者人数。

二、临床试验机构与研究者

不同于一般的科学试验，药物临床试验必须在具有药物临床试验资格的机构中进行，承担试验研究的所有研究者都应具备承担该项临床试验的专业特长、资格和能力，并经过培训。临床试验机构通常为获得特定医学专业资格认定的医疗机构，而研究者一般来源于该临床试验机构自身的医务人员，两者为临床试验的实施和执行主体。

（一）临床试验机构管理

1.临床试验机构应具备的条件 临床试验机构作为药物临床试验的实施主体，需要具备完善的条件，如组织管理、研究人员、设备设施、管理制度、标准操作规程等，以确保药物临床试验过程规范，结果科学可靠，受试者权益得到保障。为此我国出台了《药物临床试验机构资格认定办法（试行）》，规定了申请特定专业的临床试验机构应具备以下条件。

（1）必须是已取得执业许可的医疗机构；

（2）申请资格认定的专业应与医疗机构执业许可诊疗科目一致；

（3）具有与药物临床试验相适应的设备设施；

（4）具有与承担药物临床试验相适应的诊疗技术能力；

（5）具有与承担药物临床试验相适应的床位数和受试者人数；

（6）具有承担药物临床试验的组织管理机构和人员；

（7）具有能够承担药物临床试验的研究人员并经过药物临床试验技术与法规的培训；

（8）具有药物临床试验管理制度和标准操作规程；

（9）具有防范和处理药物临床试验中突发事件的管理机制和措施。

2.临床试验机构的主要职责

（1）贯彻《赫尔辛基宣言》内容及理念，严格执行以《药物临床试验质量管理规范》为核心的系列法规政策，制定完善的药物临床试验管理制度和标准操作规程；

（2）管理实施具体药物的临床试验，承担相关药品上市后再评价工作；

（3）对机构内各专业相关临床试验人员进行协调、定期指导和培训；

（4）提供临床研究咨询和信息交流相关服务；

（5）承担国家下达的相关任务。

国家药品监督管理部门会同卫生部门对已取得药物临床试验机构资格的医疗机构每3年进行一次资格认定复核检查。

（二）研究者职责

临床试验的研究者作为具体执行临床试验的主体，直接关系到与临床试验相关的医疗决定，关乎受试者在试验期间出现不良事件时是否能够得到适当的治疗。研究者一般可以分为主要研究者、合作研究者、助理研究者和协调研究者，主要研究者为该试验的负责人，合作研究者为其主要助手，其他参与的工作人员为助理研究者，如药师、护士、技师和行政管理人员等。多中心临床试验中还涉及协调研究者，负责协调多中心之间研究工作，一般为多中心临床试验组织单位的主要研究者。

主要研究者应具备以下条件：

（1）具有相应的专业技术职务任职和行医资格；

（2）具有试验中所要求的专业知识和经验；

（3）对临床试验方法具有丰富经验或者能得到本单位有经验的研究者在学术上的指导；

（4）熟悉申办者所提供的与临床试验有关的资料与文献；

（5）有权支配参与该项试验的人员和使用该项试验所需的设备。

在临床试验开展前，所有研究者必须详细阅读试验方案的内容，掌握试验药物的性质、作用、疗效及安全性等相关资料或文献，并不断了解临床试验进行期间发现的所有与该药物有关的新信息。同时应获得所在医疗机构等的同意，保证有充分的时间在方案规定的期限内负责和完成临床试验。对于拟参与试验的其他工作人员，须说明有关试验的资料、规定和职责。研究者应保证将数据真实、准确、完整、及时、合法地载入病历和病例报告表。临床试验完成后，研究者必须写出总结报告，签名并注明日期后送申办者。

在临床试验开展过程中，研究者应向受试者说明经伦理委员会同意的有关试验的详细情况，取得知情同意书。研究者有义务采取必要的措施以保障受试者的安全，以及受试者在试验期间出现不良事件时得到适当的治疗，记录在案。如发生严重不良事件，应立即对受试者采取适当的治疗措施，同时报告药品监督管理部门、卫生行政部门、申办者和伦理委员会，并在报告上签名及注明日期。研究者应接受申办者派遣的监查员或稽查员的监查和稽查及药品监督管理部门的稽查和视察，确保临床试验的质量。

三、临床试验申办者与监查员

临床试验的申办者为一项临床试验的发起人，负责临床试验的申请，并为临床试验选择合格的临床试验机构和研究者，提供经费以开展研究，同时任命监查员，在研究者接受的基础上，监查试验记录与报告的数据准确、完整无误，保证试验遵循已批准的方案和有关法规，确保受试者的权益受到保障。大多数情况下，申办者从自身团队内部选择监查员。

（一）申办者职责

临床试验申办者在临床试验中扮演着发起、申请、组织、监查和稽查等职责。在发起一项临床试验时，申办者首先需要向国家药品监督管理部门递交临床试验的申请，以获取临床试验批件。然后选择合格的临床试验的机构和研究者，提供关于试验药物的化学、药学、毒理学、药理学和临床的（包括以前的和正在进行的试验）资料和数据，共同设计临床试验方案，述明在方案实施、数据管理、统计分析、结果报告、发表论文方式等方面的职责及分工。之后将临床试验方案等资料递交伦理委员会，完成伦理学审查后，方可实施。试验实施过程中，申办者可以借助监查员对临床试验进行质量控制，以及组织稽查以保证质量。试验完成后，申办者负责向国家药品监督管理部门递交总结报告。

申办者应当向研究者提供具有易于识别、正确编码并贴有特殊标签的试验药物、标准品、对照药品或安慰剂，保证质量合格，并建立试验用药品的管理制度和记录系统。遇到严重不良事件，申办者应迅速采取措施保证受试者的安全和权益，及时向药品监督管理部门、卫生行政部门报告，向涉及同一药物的其他研究者通报。申办者应对参加临床试验的受试者提供保险，对于与试验相关的损害或死亡，应承担治疗的费用及相应的经济补偿。

（二）监查员职责

临床试验监查是申办者了解临床试验进展、控制质量的重要手段。临床试验监查员是申办者与研究者之间的主要联系人，因此应具备适当的医学、药学或相关专业学历，经过必要的训练，熟悉药品管理有关法规，熟悉有关试验药物的临床前和临床方面的信息，以及临床试验方案及其相关的文件。监查员应遵循标准操作规程，督促临床试验的进行，以保证临床试验按方案执行。

监查员是申办者履行临床试验受试者权益保护的重要保障，一般来源于申办者所在组织或单位，也可以来源于第三方单位或团体。

四、药品监督管理部门

国家及地方药品监督管理部门主管全国药品监督管理工作，包括了药品研制、生产、经营、使用等活动全过程，临床试验的管理自然也属于药品监督管理部门职责范围。《药物临床试验质量管理规范》是药物临床试验管理的核心政策和规范性文件。

开展药物临床试验前，申办者应当按照规定如实报送研制方法、质量指标、药理及毒理试验结果等有关数据、资料和样品，经国家药品监督管理部门批准。国家药品监督管理部门自受理申请之日起，六十个工作日内决定是否同意并通知临床试验申办者，其中开展生物等效性试验的，报国家药品监督管理部门备案。只有拿到临床试验批件的，申办者和临床试验机构才可以开展临床试验，未经批准开展药物临床试验，没收违法所得，责令停产停业整顿，并处五十万元以上五百万元以下的罚款，情节严重的，对法定代表人、主要负责人、直接负责的主管人员和其他责任人员处二万元以上二十万元以下的罚款，十年直至终身禁止从事药品生产经营活动。药物临床试验应当在批准后三年内实施。逾期未实施的，原批准证明文件自行废止；仍需进行临床试验的，应当重新申请。

开展药物临床试验还需要选择合格的临床试验机构，国家药品监督管理部门负责对临床试验机构进行资格认定和日常监管，以及每三年一次的复核认定，并对相关伦理委员会实施备案管理，审查申办者与临床试验机构共同确定的临床试验方案。药物临床试验机构必须严格执行《药物临床试验质量管理规范》，未遵守的，责令限期改正，给予警告，逾期不改正的，处十万元以上五十万元以下的罚款，情节严重的，处五十万元以上二百万元以下的罚款，五年内不得开展药物临床试验，对法定代表人、主要负责人、直接负责的主管人员和其他责任人员，没收违法行为发生期间自本单位所获收入，并处所获收入百分之十以上百分之五十以下的罚款，十年直至终身禁止从事药品生产经营等活动。

临床试验过程中，国家药品监督管理部门可以对临床试验用药物抽查检验，并负有稽查、视察等监管责任，确保临床试验的开展符合已批准的试验方案或有关法规。对于发生任何严重不良事件，或者发现存在安全性问题或者其他风险的，需要及时进行处理，决定是否应该调整临床试验方案、暂停或者终止临床试验。申办者或研究者主动终止临床试验的，需要及时审核理由。对于申办者或研究者瞒报上述情况的，责令限期改正，给予警告，逾期不改正的，处十万元以上五十万元以下的罚款。

临床试验完成后，国家药品监督管理部门需及时审查申办者递交的试验总结报告、统计分析报告及数据库等。对于拟申报药品生产的，地方药品监督管理部门组织对临床试验资料的现场核查。

第三节　药物临床试验要点与设计原则
Key Points and Design Principles of Drug Clinical Trial

药物临床试验是指以药品上市注册为目的，为确定药物安全性与有效性在人体开展的药物研究，包括临床药理学研究、探索性临床试验、确证性临床试验和上市后研究。除少数可以减免临床试验的情况（罕见病、特殊病种等），大部分药品在注册或研发时，均需要进行药物临床试验，并且必须经过科学、严谨的设计后，临床试验结果才能得到认可。其中对于新药研究，一般进行四个阶段的临床试验或生物等效性试验，而一些仿制药仅需要进行生物等效性试验。

一、药物临床试验分类与病例数要求

（一）药物临床试验的分类

根据药品注册相关规定，药物临床试验分为Ⅰ、Ⅱ、Ⅲ、Ⅳ期及生物等效性试验，各类临床试验内容与目的如下。

Ⅰ期临床试验为初步的临床药理学、人体安全性评价试验，旨在观察人体对于新药的耐受程度和药物代谢动力学（简称药动学），为制定给药方案提供依据。

Ⅱ期临床试验为治疗作用初步评价阶段，其目的是初步评价药物对目标适应证患者的治疗作用和安全性，也包括为Ⅲ期临床试验研究设计和给药剂量方案的确定提供依据。此阶段的研究设计可以根据具体的研究目的，采用多种形式，包括随机盲法对照临床试验。

Ⅲ期临床试验为治疗作用确证阶段，其目的是进一步验证药物对目标适应证患者的治疗作用和安全性，评价利益与风险关系，最终为药物注册申请的审查提供充分的依据。试验一般应为具有足够样本量的随机盲法对照试验。

Ⅳ期临床试验为新药上市后应用研究阶段，一般也称药品上市后研究，其目的是考察在广泛使用条件下的药物的疗效和不良反应，评价在普通或者特殊人群中使用的利益与风险关系，以及改进给药剂量等。

生物等效性试验（bioequivalence trial）是指用生物利用度研究的方法，以药动学参数为指标，比较同一种药物的相同或者不同剂型的制剂，在相同的试验条件下，其活性成分吸收程度和速度有无统计学差异的人体试验。

（二）临床试验最低病例数要求

各期临床试验的最低病例数要求，随着药品注册分类或安全风险不同而有所差异。

对于国内外均未上市销售的药品（新药），各期临床试验的病例数要求为：①最低病例数要求（试验组或干预组），Ⅰ期为 20～30 例，Ⅱ期为 100 例，Ⅲ期为 300 例，Ⅳ期为 2000 例；②还应当符合统计学要求，如对照组的设置需要满足最小的统计学要求。

对于已在国外上市销售但尚未在国内上市销售的药品，以及改变已上市销售盐类药物的酸根、碱基（或者金属元素），但不改变其药理作用的药品，临床试验的要求为：①应当进行人体药动学研究和至少 100 对随机对照临床试验，其中药品含有多个适应证的，每个主要适应证的病例数不少于 60 对；②符合统计学要求。如果药品属于局部用药且仅发挥局部治疗作用的制剂，或者不吸收的口服制剂，可以免除人体药动学研究。

对于改变国内已上市销售药品的剂型，但不改变给药途径的药品，临床试验的要求为：①口服固体制剂应当进行生物等效性试验，病例数一般为 18～24 例；②难以进行生物等效性试验的口服固体制剂及其他非口服固体制剂，应当进行临床试验，临床试验的病例数至少为 100 对；③缓释、控释制剂应当进行单次和多次给药的人体药动学的对比研究和必要的治疗学相关的临床试验，临床试验的病例数至少为 100 对；④注射剂应当进行必要的临床试验，需要进行临床试验的，单一活性成分注射剂，临床试验的病例数至少为 100 对，多组分注射剂，临床试验的病例数至少为 300 例（试验组或干预组），脂质体、微球、微乳等注射剂，应按照国内外均未上市销售的药品的要求开展临床试验；⑤符合统计学要求。

对于仿制药中的口服固体制剂，临床试验的要求为：进行生物等效性试验即可，一般病例数为 18～24 例；而需要用工艺和标准控制药品质量的，应当进行临床试验，临床试验的病例数至少为 100 对。

二、药物临床试验设计方法与原则

药物临床试验不同于实验室试验研究，面临来自多方面的因素干扰，设计不合理等于无效的研究，因此必须经过充分、科学、严谨的考量，降低因素干扰和结果偏倚，同时还需要兼顾受试者遭受的潜在风险，以及资源消耗承担能力。

（一）试验设计常用方法

1. 对照与随机化设计 对照设计的作用在于消除或降低非药物因素的影响，如患者精神心理因素、疾病进展和变化等，从而研究药物的作用或效果。对照的选择需要考虑对照药物的选择和对照人群的选择两个方面，一般结合研究需要和客观限制，基于最小风险和最低成本来确定。

（1）对照药物的选择

1）安慰剂设计：对照药物的选择最常见的为安慰剂设计。安慰剂是一种外观、气味等与试验药物相同，但是不含试验药物的有效成分、不具备药理作用的虚拟药物，如淀粉片。

安慰剂的设计是为了防止一些无效的药物或治疗被误认为是有效的，因为即使是无效的药物和治疗，也会对受试者产生疾病改善的效果，即所谓的"安慰剂效应"，这与受试者精神心理等受到给予药物这一行为影响有关，这种效应在口服药物试验中更为常见，因此很多药物临床试验都会设置安慰剂组。

2）阳性对照设计：安慰剂的设计必须符合伦理学要求，若是试验药物已确定有效，或者试验药物是用于急性疾病、恶性肿瘤等会威胁生命的疾病，则不宜采用该设计，应使用阳性药物作为对照药物。阳性药物是指已上市的对试验药物治疗的同类疾病有效的药物，原则上阳性对照设计应选择疗效最好的药物。

3）空白对照设计：对于无法实施安慰剂对照设计的，还可以采用空白对照设计，如放射治疗。

（2）对照人群的选择

1）随机化分组设计：对照人群的选择最常见的为随机化分组设计。

随机化分组的目的是减少选择性偏倚，此方法通过将受试者随机分配至试验组和对照组中，使得每个受试者获得试验药物或对照药物的机会是相同的，实现除药物因素外的已知和未知因素对试验组和对照组的影响也是相同的。

随机对照设计往往作为药物临床效果研究的金标准，可以利用随机数字表或者计算机软件实现。

但是，随机对照设计经常受到受试者招募较少、资源配备需求较大等影响而难以实现，因此对照人群还有其他选择。

2）自身对照设计：此方法通过比较受试者用药前后情况确定药物疗效，如受患者自身精神心理等因素影响较小且短效的治疗哮喘类药物，或者利用受试者对称部位进行皮肤类疾病药物的试验。

3）历史对照设计：此方法将过去采用标准疗法的患者作为对照组，将现阶段所有受试者纳入试验组，可以达到节省、自愿、降低入组数量要求的目的，如治疗罕见病类药物的研究，但是此方法受限较大、使用有限。

4）文献对照设计：此方法将文献中相关人群作为对照组，也可以算作历史对照的一种，往往应用于荟萃分析中比较不同药物或疗法的效果，一般不作为新药注册资料。

2. 盲法设计　受试者和医师对试验药物或疾病本身的看法，会导致其汇报和评价药物疗效时加入主观感受，形成测量偏倚。为此，药物临床试验需要对各组受试者接受的干预信息等进行保密，即盲法。如果只对受试者保密，称为单盲法；如果对研究者和受试者均保密，称为双盲法。

盲法试验中，申办者需提供外观、色、香、味一致的试验药物与对照药物，消除两药外在差异确有困难时，可采用双盲双模拟法，即同时制备与试验药物 A 一致的安慰剂 C，以及与对照药物 B 一致的安慰剂 D，一组使用 A ＋ D，另一组使用 B ＋ C。

在盲法试验中，一旦发生不良事件时，应立即打开标记该受试者入组顺序号的应急信件紧急揭盲，及时处理，并作为退出试验处理。

3. 平行对照设计与交叉对照设计

（1）平行对照设计：平行对照设计是指受试者以随机化的方式，直至研究结束仅接受一种药物或治疗的设计，是一种完全随机化的设计，一般分为分组对照设计和配对平行设计，可以设置多组受试者。

药物临床试验中一般要求同期对照，即试验组和对照组研究同时开始，同时结束，即同期平行对照设计。对于牙齿或牙周病可以用同口腔的左右侧对照，即自身侧别平行对照设计。

（2）交叉对照设计：对于部分疾病，如牙龈炎、牙周炎、高血压、糖尿病等反复发作且相对稳定的疾病，可以采用交叉对照设计。

交叉对照设计是一种改良的随机化区组设计，即每组受试者在不同的阶段接受不同的药物或治疗，整个研究阶段接受了多种药物和治疗。例如，研究第一阶段，A 组被随机分配接受试验药物，而 B 组接受对照药物，第一阶段结束后经过洗脱期进入第二阶段时，A 组接受对照药物，而 B 组改为试验药物。

交叉对照设计可以同时研究药物治疗效果、后遗效应及干预措施顺序的效应，但仅适用于反复发作且相对稳定的疾病，且药效持续时间相对较短的情况。

4. 多中心试验设计　多中心试验设计是指由多位研究者按照同一药物临床试验方案，在不同研究地点或机构同时或先后进行的一种试验设计。

由于部分疾病（如罕见病）受试者招募相对困难，或者地区间存在无法观测（如人种或习俗等）的干扰因素，导致单中心研究难度加大，研究结果存在偏倚。开展多中心试验时，各基地需要按照同一方案进行临床试验，建立标准化的评价方法，强化质量控制。

（二）药物临床试验设计原则

由于Ⅰ、Ⅱ、Ⅲ、Ⅳ期临床试验的设置目的各不相同，因此每个阶段的设计也存在差异。

1. Ⅰ期临床试验方案设计　一般包括单次给药耐受性试验设计、单次给药的药动学试验设计和连续给药的药动学与耐受性试验设计。

（1）单次给药耐受性试验设计：单次给药耐受性试验一般采用无对照开放试验，必要时设安慰剂对照组进行随机双盲对照试验，常设5个单次给药剂量组，最小剂量为同类治疗药物有效剂量的1/10，最大剂量为略高于同类常用药物的临床给药量，中间设置剂量逐级递增的3个组，给药剂量接近临床常用剂量的分组纳入8～10人，其余组5～6人，总计20～30人。试验开展时，从最小剂量组开始，逐渐加大剂量，直至不良反应发生或最大剂量组试验完成。

（2）单次给药的药动学试验设计：单次给药的药动学试验设计时，选择单次给药耐受性试验中全组受试者均能耐受的高、中、低三个剂量，其中中剂量接近于Ⅱ期临床拟定剂量，三组存在等差或等比关系，选择20～30名受试者随机分配至三组，采用三向交叉拉丁方设计进行研究。

（3）连续给药的药动学与耐受性试验设计：连续给药的药动学与耐受性试验设计中，根据之前研究确定的剂量和相关参数，选择20～30名受试者，连续给药7天，最终确定Ⅱ期临床试验给药量、给药途径和相关药动学、药效学参数等。

2. Ⅱ期临床试验方案设计　必须设对照组进行盲法随机对照试验，一般采用双盲随机平行对照试验设计。

3. Ⅲ期临床试验方案设计　优先采用盲法设计，也可以进行开放性的随机对照试验设计。

4. Ⅳ期临床试验设计　设计方案为药品上市后研究，一般不要求设置对照组，可以开展开放性试验研究，有时为了某方面的研究也会开展随机对照试验设计。

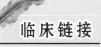

临床链接

临床试验设计应包括的内容

临床试验的科学性和试验数据的可靠性，主要取决于试验设计，试验设计通常包括：

（一）明确临床试验的主要终点和次要终点。

（二）对照组选择的理由和试验设计的描述（如双盲、安慰剂对照、平行组设计），并对研究设计、流程和不同阶段以流程图形式表示。

（三）减少或者控制偏倚所采取的措施，包括随机化和盲法的方法和过程。采用单盲或者开放性试验需要说明理由和控制偏倚的措施。

（四）治疗方法、试验用药品的剂量、给药方案；试验用药品的剂型、包装、标签。

（五）受试者参与临床试验的预期时长和具体安排，包括随访等。

（六）受试者、部分临床试验及全部临床试验的"暂停试验标准""终止试验标准"。

（七）试验用药品管理流程。

（八）盲底保存和揭盲的程序。

（九）明确何种试验数据可作为源数据直接记录在病例报告表中。

Summary

Because of researching on the human body, the drug clinical trial must follow two basic principles—scientificity and ethicality. The participants' health, safety and related interests should prevail over research results and benefits. In order to ensure the participants' rights and interests, with the minimum risk to achieve the trial's process standardized, method scientificity and result reliability, the state have established the good clinical practice for medicines. Thus, before conducting the drug clinical trials, we need to be very familiar with the relevant duties and obligations, master the trial design key points and principles, to realize the maximum benefit and avoid again suffered bitter experience in history.

参考文献

［1］国家药品监督管理局，国家卫生健康委员会. 药物临床试验质量管理规范［EB/OL］.（2020-4-23）［2021-10-15］. http://www.gov.cn/zhengce/zhengceku/2020-04/28/content_5507145.htm.

［2］国家市场监督管理总局. 药品注册管理办法［EB/OL］.（2020-1-22）［2021-10-15］. https://www.nmpa.gov.cn/zhuanti/ypzhcglbf/ypzhcglbfzhcwj/20200330180501220.html.

［3］李俊. 临床药理学［M］. 5版. 北京：人民卫生出版社，2013.

［4］周贤忠，刘仁沛. 临床试验的设计与分析——概念与方法学［M］. 2版. 北京：北京大学医学出版社，2010.

［5］陈新谦，金有豫，汤光. 新编药物学［M］. 18版. 北京：人民卫生出版社，2018.

（郭志刚）

第六章　药物代谢动力学

Pharmacokinetics

药物代谢动力学（pharmacokinetics，PK）简称药动学，是定量研究药物在生物体内吸收、分布、代谢和排泄的规律，并运用数学原理和方法阐述血药浓度随时间变化规律的一门学科。药物代谢动力学对新药的研发、临床给药方案的制订与优化及临床药学有着重要意义。依据药物代谢动力学理论，可以计算和测定血液（体液）中药物浓度，获得有关药动学参数，制订最佳给药方案，为患者选择适宜的治疗剂量并及时调整，实现给药个体化，达到合理用药和减少不良反应的目的。

第一节　基本概念
Basic Concept

一、吸收

（一）概念

吸收（absorption）是指药物自给药部位进入血液循环的过程。药物吸收是药物发挥作用的先决条件，其吸收速度和程度会直接影响药物作用的起始时间和强弱。

（二）影响药物吸收的因素

药物吸收的主要影响因素有药物的理化性质、剂型及给药途径等。其中最重要的影响因素是给药途径。给药途径不同，药物的临床效果大不相同。血管内给药可直接进入血液，不存在吸收过程；血管外给药都存在吸收过程。给药途径不同，药物吸收的快慢不同，依次为：静脉注射＞吸入给药＞肌内注射＞皮下注射＞口服＞直肠给药＞皮肤给药。

1.口服给药　口服给药的吸收部位是胃肠道，其影响因素主要有药物因素和生理因素，包括药物本身的脂溶性、解离度、分子量等理化性质，药物的剂型、崩解速度及溶出度，胃肠液的成分与性质，胃排空与胃肠道蠕动，循环系统状况，胃肠血流动力学状况等。口服药物吸收后通过门静脉进入肝，有些药物首次通过肝就发生转化，进入体循环的药量减少，这一现象称为"首过消除"（first pass elimination）。一般认为，口服剂型中药物吸收快慢依次为：水溶液＞混悬液＞散剂＞胶囊剂＞片剂＞包衣片剂。

2.注射剂　经肌内及皮下注射药效慢于静脉注射，但比口服给药起效快、吸收量多。

3.气雾剂　可通过肺部吸收，被吸收的药物不经肝直接进入体循环，可避免首过消除，吸收速度和吸收量一般高于口服制剂。

4. 其他剂型

（1）栓剂、舌下片、鼻腔给药剂型等经黏膜给药制剂可经吸收部位血液循环直接进入体循环，也可避免首过消除。

（2）大多数皮肤给药制剂由于皮肤角质层的屏障作用，全身吸收很少，药效发挥较慢，常用作局部治疗。

二、分布

（一）概念

分布（distribution）是指药物从给药部位吸收进入血液后，由循环系统运送至体内各脏器组织（包括靶组织）中的过程。

由于药物的理化性质及患者生理因素的差异，药物在体内的分布是不均匀的，且处于动态平衡状态中，即随药物的吸收与排泄不断变化。分布过程对作用的开始及强度都起着重要作用，只有分布到靶器官、组织或细胞的药物，才能产生药理作用。

（二）影响药物分布的因素

影响药物体内分布的因素主要有药物的理化性质、体内循环与血管透过性、药物与血浆蛋白结合、药物与组织亲和力和特殊的膜屏障等。

1. 药物的理化性质　如分子大小、酸解离常数、脂溶性等。

2. 体内循环与血管透过性　药物穿过毛细血管壁的速度快慢，主要取决于血液循环的速度，其次为毛细血管壁的通透性。各脏器组织的血流量明显不同，按血液循环的速度，可大致分为：分布速度较快，如脑、肝、肾等；分布速度中等，如肌肉、皮肤等；发布速度较慢，如脂肪组织、结缔组织等。

3. 药物与血浆蛋白结合　人血浆中白蛋白、α_1-酸性糖蛋白（AAG）和脂蛋白与大多数药物结合有关。进入血液中的药物，一部分以非结合的游离型状态存在，一部分与血浆蛋白结合成为药物-血浆蛋白结合物。药物只有游离型分子才能从血液向组织转运，并在作用部位发挥药理作用。结合后的药物活性消失，也不会被代谢或消除，这是药物在体内的一种重要的暂时贮存形式及调节方式。

药物与血浆蛋白结合是一种可逆过程，有饱和现象。毒性或副作用较大的药物与血浆蛋白结合可起到减毒和保护机体的作用。当药物与血浆蛋白结合达到饱和，若再加大剂量将会使游离药物浓度升高，导致中毒。当药物与血浆蛋白结合率很高时，任何血浆蛋白结合率的改变都会对治疗效果产生显著影响。此外，血浆蛋白过少（如慢性肾炎、肝硬化）或变质（如尿毒症）时，药物血浆蛋白结合率下降，也更易发生毒性反应。

4. 药物与组织亲和力　除血浆蛋白外，其他组织细胞内存在的蛋白、脂肪、DNA、酶及多糖类等高分子物质，也能与药物发生非特异性结合。当药物对某些组织具有特殊亲和力时，该组织可起到贮库的作用。此时，药物进入组织的速度大于从组织中解脱进入血液的速度。当药物连续使用时，该组织中药物浓度有逐渐上升的趋势，这种现象称为蓄积。

若蓄积部位是药效作用部位，就可能延长作用时间。但许多药物大量蓄积的组织，往往不是药物发挥疗效的部位，需注意重复用药在体内蓄积过多而产生中毒。如吩噻嗪、氯喹及砷沉积在头发中，四环素沉积在骨骼和牙齿中，其半衰期可达数月之久。

5. 特殊的膜屏障　机体内存在多种膜屏障，如血脑屏障、胎盘屏障及血眼屏障等均可影响药物的体内分布，其机制也各不相同。脂溶性或小分子药物比水溶性或大分子药物更容易通过血脑屏障及血眼屏障。胎盘屏障的通透性与一般毛细血管无显著差别，几乎所有药物都能穿透胎盘屏障进入胚胎循环，因此，妊娠期应禁用对胎儿发育有影响的药物。

三、代谢

（一）概念

代谢（metabolism）是指在体内酶系统或肠道菌群作用下，药物发生结构变化的过程，也称为生物转化（biotransformation）。

药物经过代谢后，药理活性发生改变，可出现以下结果：①代谢成无活性的物质；②使原来无药理活性的药物代谢为有活性的代谢产物；③将活性药物代谢为其他活性物质；④生成有毒的物质。

肝微粒体细胞色素 P-450 酶系统（简称肝药酶）是促进药物生物转化的主要酶系统。

（二）影响药物代谢的因素

药物代谢受以下多种因素的影响。

1. 年龄　胎儿和新生儿肝微粒体中的药物代谢酶活性很低，对药物的敏感性比成人高；老年人因生理功能的减退，肝功能低下，药物代谢功能减慢，对药物的耐受性较差，敏感性增加。因此，老年人群用药时，常规剂量可能会出现很强毒性，用药时要注意剂量的调整。

2. 遗传差异　由于遗传因素的差异，不同种族或个体间的药物代谢存在极显著差异。

3. 病理状态　很多疾病也会对药物代谢产生影响。肝是药物生物转化的场所，影响肝功能的疾病是其中最主要的影响因素。

4. 药物诱导和抑制　肝药酶在某些药物的诱导或抑制下，其活性可增强或减弱。当将肝药酶诱导剂或抑制剂与被此酶代谢的药物合用时，它们会影响药物的代谢，进而改变其消除速度和效应。

四、排泄

（一）概念

排泄（excretion）是药物的原型及其代谢物通过排泄器官排出体外的过程。挥发性药物及气体由肺随呼吸排出，非挥发性药物主要由肾经尿液排出，也有少部分药物可随胆汁经肠道排出，以及经乳液、汗液、唾液、泪液等排出。

（二）影响药物排泄的因素

1. 肾功能　肾是药物排泄的主要器官。肾功能不良时，药物排泄速度较慢。

2. 联合用药　两种或两种以上通过相同机制排泄的药物联合应用，可在排泄部位上发生竞争，容易排泄的药物占据了孔道，使相对不易排泄的药物排出量减少而导致潴留。如丙磺舒可减少青霉素、头孢菌素类的排泄而使之增效，减少甲氨蝶呤的排泄而加剧其毒性反应。

3. 尿液 pH　肾小管重吸收作用与尿液 pH 有密切关系。碳酸氢钠能促进弱酸性药物的排泄，维生素 C、氯化铵能促进弱碱性药物的排泄。

药物的代谢与排泄统称为药物的消除，这两个过程决定着药物的作用强度和维持时间。肝功能不全者需慎用在肝内灭活的药物，肾功能不全者需慎用经肾排泄的药物，以免造成药物蓄积中毒。

第二节　常用参数
Common Parameter

一、消除半衰期

（一）概念

体内药物分布平衡后，血浆药物浓度下降一半所需要的时间称为消除半衰期（half life，$t_{1/2}$）。

$t_{1/2}$ 是反映药物消除速度的重要参数，与给药间隔时间有密切联系。$t_{1/2}$ 短，给药间隔时间短，反之则给药间隔时间长。通常给药间隔时间约为 1 个 $t_{1/2}$。$t_{1/2}$ 过短的药物，若毒性小，可加大剂量并使给药间隔时间长于 $t_{1/2}$，既可避免给药过频，又可在两次给药间隔内仍保持较高血药浓度。

按一级动力学消除的药物经过 1 个 $t_{1/2}$ 后，体内剩余 50%，经过 2 个 $t_{1/2}$ 后，体内剩余 25%，经过 5 个 $t_{1/2}$ 后，药物可基本从体内消除，大约消除 97%。按零级动力学消除的药物，$t_{1/2}$ 和血浆药物初始浓度成正比，即给药剂量越大，$t_{1/2}$ 越长。

（二）测定 $t_{1/2}$ 的意义

1. 可确切了解药物在体内停留时间、蓄积程度。$t_{1/2}$ 长表示药物在体内消除慢，滞留时间长。

2. 参考 $t_{1/2}$ 可制订用药间隔时间。

3. 当肝、肾功能不良时，药物消除减慢，大多数药物 $t_{1/2}$ 明显延长。为防止药物在体内蓄积中毒，可通过测定患者的肝、肾功能及药物 $t_{1/2}$，调整用药剂量或用药间隔时间。

二、表观分布容积

（一）概念

表观分布容积（apparent volume of distribution，V_d）是指当血浆和组织内的药物分布达到平衡时，体内药物按血浆药物浓度在体内分布所需体液的容积。V_d 的单位以"L"或"L/kg"表示，计算式为：$V_d = D/C$，其中 D 为体内药物总量（mg），C 为血浆和组织中药物达到平衡时的血浆药物浓度（mg/L）。由于药物在体内的分布并不是均匀的，因此 V_d 并非指药物在体内占有的真实体液容积，故称为"表观"分布容积。

（二）表观分布容积的意义

表观分布容积表示药物在体内分布的广泛程度及药物与组织结合的程度。一个体重 70 kg 的正常成人人，细胞内外液总量约为 42 L（占体重的 60%）。假设某种药物的 $V_d = 5$ L，表示药物大部分分布在血浆中；$V_d = 10 \sim 20$ L，表示药物大部分分布于细胞外液中；$V_d = 40$ L，表示药物分布于全身体液中；$V_d > 40$ L，表示药物分布到组织器官中；$V_d > 100$ L，则表示药物集中分布至某个器官或大范围组织内。

一般来说，分布容积小的药物排泄较快，在体内存留时间较短；分布容积大的药物排泄较慢，在体内存留时间较长。每个药物都有固定的 V_d 值。利用 V_d 值，可计算如要达到某一有效浓度所需要的给药量，也可从测得的血药浓度来推算体内的药量。

三、清除率

清除率（clearance，CL）是机体消除器官（肝、肾和其他所有消除器官）在单位时间内清除药物的血浆容积。血浆清除率是肝清除率、肾清除率和其他所有消除器官清除率的总和。每个药物有固定的 CL 值，不随剂量大小而改变。

CL 是表示机体对药物消除能力的一个重要参数，它不是药物的实际排泄量，可反映肝和（或）肾功能。在肝和（或）肾功能受损时 CL 值会降低。

在一级动力学消除时，单位时间内消除恒定百分率的药物，此时清除率是一个恒定值。当体内药物消除能力达到饱和而按零级动力学方式消除时，每单位时间内消除的药物量恒定不变，此时清除率是可变的。

四、血药浓度-时间曲线下面积

血药浓度-时间曲线下面积（area under the concentration-time，AUC）是指血药浓度数据（纵坐标）对时间（横坐标）作图，所得曲线下的面积。从给药开始到给药 t 时的面积用 $AUC_{0 \to t}$ 表示；从给药开始到给药 $t = \infty$ 时的面积用 $AUC_{0 \to \infty}$ 表示。

AUC 是计算生物利用度的基础数值，与吸收后进入体循环的药量成正比，反映进入体循环药物的相对量。

五、峰浓度与达峰时间

药物吸收后，血药浓度的最大值称峰浓度（C_{max}），到达峰浓度所需的时间称为达峰时间（T_{max}）。C_{max} 和 T_{max} 反映了药物在体内吸收的程度和速度，不同的给药途径、不同的剂型均可影响药物吸收的程度和速度。

临床上应用的控释、缓释等制剂可通过控制药物的释放达到控制药物的 C_{max} 和 T_{max}，从而达到理想的药物治疗效果。

六、稳态血药浓度

临床上除少数药物在单剂量获得疗效后，不需再次用药维持，可采用单剂量给药方式，大多数需要多次给药。若以一定间隔时间，以相同剂量多次给药，直至血药浓度维持一定水平或在一定水平内上下波动，该范围即称为稳态血药浓度（C_{ss}），此范围的最大值称为稳态时最大血药浓度（C_{ss}）$_{max}$，最小值称为稳态时最小血药浓度（C_{ss}）$_{min}$。

对于以一级动力学方式消除的药物，剂量和给药间隔时间不变时，经过 $5 \sim 7$ 个 $t_{1/2}$ 血药浓度可达到稳态，若能将稳态血药浓度的波动控制在有效治疗血药浓度范围内是最理想的状态。

七、生物利用度

生物利用度（bioavailability，F）是指药物活性成分从制剂释放至吸收进体循环的程度和速度。通常，它的吸收程度用 $AUC_{0 \to \infty}$ 表示，吸收速度是以用药后最高血药浓度（C_{max}）的时间（T_{max}）来表示。

生物利用度分为绝对生物利用度和相对生物利用度。一般认为，静脉注射药物的生物利用度是 100%。如果把血管外途径给药（ev）时的 AUC 值与静脉注射途径给药（iv）时的 AUC 值进行比较，计算前者的生物利用度，即为绝对生物利用度；在同一给药途径下对不同制剂进行比较，即为相对生物利用度。计算公式如下。

$$F_{绝对}（\%）=\frac{AUC_{ev}}{AUC_{iv}}\times100\%$$

$$F_{相对}（\%）=\frac{AUC_{受试制剂}}{AUC_{参比制剂}}\times100\%$$

绝对生物利用度可评价同一种药物不同给药途径的吸收情况；相对生物利用度可评价药物制剂之间、厂家之间、批号之间的吸收情况是否相近或等同。通过比较试验药品和标准药品的 $AUC_{0\rightarrow\infty}$、C_{max}、T_{max} 这三个参数，可评价新制剂生物利用度的差异，此三个参数可作为制剂生物等效性评价的重要指标。

第三节　药物剂量的设计和优化
Design and Optimization of Drug Dosage

一、靶浓度

合理的给药方案是使稳态血药浓度（C_{ss}）达到一个有效而不产生毒性反应的治疗浓度范围，称为靶浓度（target concentration）。根据治疗目标确立要达到的靶浓度（即理想的 C_{ss} 范围），再根据靶浓度可计算给药剂量，制订给药方案。给药后还应及时监测血药浓度，以进一步调整剂量，使药物浓度始终准确地维持在靶浓度水平。

二、维持量

在大多数情况下，临床多采用多次间隔给药或是持续静脉滴注，以使稳态血药浓度维持在靶浓度，因此，要计算药物维持量（maintenance dose）。为维持选定的稳态浓度或靶浓度，需调整给药速度，以使药物进入体内的速度等于体内消除的速度。可用公式计算：给药速度＝ $CL\times C_{ss}/F$，或给药速度＝ $CL\times$ 靶浓度 $/F$。

三、负荷量

因维持量给药通常需要 $4\sim5$ 个 $t_{1/2}$ 才能达到稳态血药浓度，增加剂量或缩短给药间隔时间均不能提前达到稳态，只能提高药物浓度，因此如果患者急需达到稳态血药浓度以迅速控制病情时，可用负荷量给药法。

1. 概念　负荷量（loading dose）是指首次剂量加大，然后再给予维持剂量，使稳态血药浓度（即事先为该患者设定的靶浓度）提前产生。如心肌梗死后的心律失常需利多卡因立即控制，但利多卡因的 $t_{1/2}$ 是 1 小时以上，如以静脉滴注的途径给药，患者需等待 $4\sim6$ 小时才能达到治疗浓度，此时必须使用负荷量。

2. 负荷量的计算公式　负荷量＝靶浓度（C_p）× 稳态血药浓度时的表观分布容积（V_{ss}）/F。如果口服间隔给药采用每隔 1 个 $t_{1/2}$ 给药 1 次，负荷量可采用首剂加倍；持续静脉滴注时，负荷量可采用 1.44 倍第一个 $t_{1/2}$ 的静脉滴注量静脉注射。

3. 使用负荷量的缺点

（1）若患者特别敏感，可能会突然达到中毒浓度；

（2）若所用药物的 $t_{1/2}$ 很长，在药物浓度过高时需较长时间才能降低到合适浓度；

（3）负荷量通常很大，且常为血管外给药，或是快速给药，容易在血浆浓度迅速达到平衡的部位产生毒性作用。

四、个体化治疗

在制订一个药物的合理治疗方案时，必须知道所用药物的 F、CL、V_{ss} 和 $t_{1/2}$，了解药物的吸收速度和分布特点，并要根据患者情况对剂量进行调整。对于治疗范围很窄的药物，如强心苷、抗心律失常药、抗惊厥药、茶碱等，应测出 $(C_{ss})_{max}$ 值，直接估算 F、CL、V_{ss}，使给药方案较为精确。

以药物代谢动力学为依据，设计一个合理的治疗方案的步骤如下。

1. 选择和确定靶浓度。

2. 根据已知的药动学参数和具体患者的病理、生理特点（如体重、肾功能等），估计患者的清除率和分布容积。

3. 计算负荷量和维持量给药速度以求产生靶浓度。

4. 根据计算结果给药，估计达到稳态血药浓度后测定血药浓度。

5. 根据测得的血药浓度值，计算患者的清除率和分布容积。

6. 若需要，可根据临床反应，修正靶浓度，再从第三步开始操作。

Summary

The concepts of pharmacokinetics and related absorption, distribution, metabolism, excretion and common pharmacokinetic parameters are introduced in the chapter. Commonly used pharmacokinetic parameters include half life ($t_{1/2}$), apparent volume of distribution (V_d), clearance (CL), area under the concentration-time (AUC), peak concentration (C_{max}), peak time (T_{max}), steady-state plasma concentration (C_{ss}) and bioavailability (F). Pharmacokinetics is of great significance to the development of new drugs, the formulation and optimization of clinical dosing regimens. By calculating and measuring the concentration of the drug in blood or other body fluids, relevant pharmacokinetic parameters are obtained, the best dosing plan is formulated, the appropriate therapeutic dose for the patient is chosen and adjusted in time, so that the administration can be individualized, rational drug use can be achieved and adverse reactions can be reduced.

参考文献

[1] 杨宝峰，陈建国. 药理学［M］. 9 版. 北京：人民卫生出版社，2019.
[2] 李俊. 临床药理学［M］. 5 版. 北京：人民卫生出版社，2013.
[3] 魏敏杰. 药物代谢动力学［M］. 上海：上海科学技术出版社，2011.
[4] 俞月萍，杨素荣. 药理学［M］. 3 版. 上海：复旦大学出版社，2016.

（赵电红）

第七章 特殊人群用药

Special Population Medication

口腔疾病患者中相当部分属于特殊人群（special population），包括儿童、老年人、妊娠期妇女、哺乳期妇女，以及肝、肾功能不全患者。这些患者的生理、病理特点与普通人群有较大差异，有着不同的药动学、药效学特征，用药存在一定的特殊性及风险性。

第一节 儿童和老年人用药
Medications for Children and the Elderly

一、儿童用药

（一）儿童用药原则

儿童正处于生长发育中，其解剖生理特点和疾病的临床表现与成人有很大差别。儿童的许多脏器（如心、肝、肾）及神经系统的功能发育尚不完善，免疫机制亦不健全，因而对药物也具有特殊的反应。在儿童的年龄范围内，自出生到发育成熟，其全身器官和组织逐步成长，体格、心理和精神状态均在不断发育的过程中，年龄越小，与成人的差别越大（尤其是新生儿和婴幼儿）。

由于儿童具有许多解剖生理特点，对药物的耐受性、反应性与成人不尽相同，而且儿童的病情多较急、变化快，用药更需确切及时，因此，儿童用药除遵循成人用药的基本原则外，还必须特别注意儿童用药的药物选择、给药方法、剂量计算、药品不良反应及儿童禁用的药物等方面的特点，以便取得良好的治疗效果，尽量避免或减少不良反应和药源性疾病。

（二）儿童用药剂量

儿童用药剂量应按药品说明书推荐的儿童剂量。如果药品说明书中儿童剂量没有确定，根据儿童体重或体表面积计算，或参考国内外相关诊疗指南或从儿科权威书籍中寻求建议。儿童用药剂量具体计算方法如下。

1. 按体重计算

（1）根据药品说明书推荐的儿童剂量按儿童体重计算：此法方便、实用，为临床常见的最基本的计算方法。其计算公式为：儿童每次（日）剂量＝儿童体重（kg）× 每次（日）剂量（/kg）。

（2）根据成人剂量按儿童体重计算：此方法简单易记（仅用于药品说明书中未提供儿童剂量时），但对年幼儿剂量偏小，而对年长儿，特别是体重过重儿，剂量偏大。因此，计算剂量时应同时考虑年龄因素，年龄越小所需剂量应相对大些，故常以高限数值计算。其计算公式为：儿童剂量＝成人剂量 × 儿童体重 /70（kg）。

2. 按年龄计算 有时只知道成人剂量参数，而不知每千克体重用量时，可采用如下方法计算儿童给药剂量。

（1）Fried 公式：婴儿剂量＝月龄 × 成人剂量 /150。

（2）Young 公式：儿童剂量＝年龄 × 成人剂量 /（年龄＋ 12）。

（3）其他公式：1 岁以内剂量＝ 0.01×（月龄＋ 3）× 成人剂量；1 岁以上剂量＝ 0.05×（年龄＋ 2）× 成人剂量。

根据年龄计算剂量的方法不太实用，很少被儿科医师采用，可用于某些剂量不需十分精确的药物。

3. 按体表面积计算　由于很多生理过程与体表面积的关系比与体重、年龄更为密切，因此按体表面积计算剂量最为合理，适用于各个年龄段，包括新生儿至成年人，即不论任何年龄，其每平方米体表面积的用药剂量是相同的。因以体表面积计算剂量比较繁琐，临床使用不便，主要适用于安全范围窄、毒性较大的药物。

（1）药品说明书按体表面积已推荐儿童药量时：儿童剂量＝儿童体表面积（m^2）× 每次（日）剂量（/m^2）。

（2）药品说明书未按体表面积推荐儿童药量时：儿童剂量＝成人剂量 × 儿童体表面积（m^2）/1.73（m^2）。

成人（按体重 70 kg 计算）的体表面积为 1.73 m^2。儿童体表面积可根据体重计算。体重＜30 kg 儿童的体表面积（m^2）＝（年龄＋ 5）×0.07，或体表面积（m^2）＝ 0.035× 体重（kg）＋0.1。体重＞ 30 kg 的儿童，在 30 kg 体重的体表面积＝ 1.15 m^2 的基础上，体重每增加 5 kg，体表面积增加 0.1 m^2，如 35 kg 的儿童为 1.25 m^2。体重超过 50 kg 时，则体重每增加 10 kg，体表面积增加 0.1 m^2。

对于新生儿的用药剂量和给药间隔时间，近年多主张通过监测药物的血药浓度指导药物的剂量，根据药物的半衰期决定给药间隔时间，尤其是对那些治疗量与中毒量接近的药物及不良反应较大的药物。

临床链接

儿童年龄-体重-体表面积折算

年龄	体重（kg）	体表面积（m^2）	年龄	体重（kg）	体表面积（m^2）
出生	3	0.21	4 岁	16	0.66
1 月龄	4	0.24	5 岁	18	0.73
2 月龄	4.5	0.26	6 岁	20	0.80
3 月龄	5	0.27	7 岁	22	0.89
4 月龄	5.5	0.28	8 岁	24	0.94
5 月龄	6	0.31	9 岁	26	1.00
6 月龄	6.5	0.33	10 岁	28	1.08
7 月龄	7	0.35	11 岁	30	1.15
8 月龄	7.5	0.36	12 岁	33	1.19
9 月龄	8	0.38	13 岁	36	1.26
10 月龄	8.5	0.40	14 岁	40	1.33
11 月龄	9	0.42	15 岁	45	1.43
12 月龄	10	0.44	16 岁	50	1.50
2 岁	12	0.52	17 岁	55	1.55
3 岁	14	0.59	18 岁	60	1.60

二、老年人用药

老年人的特点是生理和心理等方面均处于衰退状态。许多老年人经常患有多种疾病，通常为慢性病，需要长期治疗，因此用药种类较多，药物因素引起的药源性损害也明显增加。不少药物在老年人比在青年人更易引起不良反应，不良反应的发生大多属于药动学方面的原因，少数属于药效学方面的原因。因此，给老年人用药时，需了解老年人的药动学特点，合理用药，以避免发生不良反应。老年人用药时应注意以下事项。

（一）明确用药指征，合理选药

由于老年人生理衰老，往往患有多种疾病，伴随不同的病理变化，用药品种亦较多，因此，在给老年患者用药前，应了解其疾病史、用药史及目前用药情况，在此基础上首先做出正确诊断，明确用药指征，选择疗效确切、不良反应小、无相互作用、能纠正病理过程或消除病因的药物。若无必要用药，则坚决不用。对于老年人，除急症或器质性病变外，应尽量少使用药物。当老年患者必须进行药物治疗时，则应用最少的药物和最小的有效剂量，一般不超过 3 ～ 4 种药物配用，以免药物相互作用而产生严重不良反应或拮抗疗效，也减少老年人漏用或误用的可能。

（二）用药剂量个体化

老年人用药应从小剂量开始，逐渐增加至个体最合适的获得满意疗效的治疗剂量。一般来说，应根据年龄、体重、体质情况，以成人用量的 1/2、2/3、3/4 顺序用药。

（三）选择合适的药物剂型，简化用药方法

老年人因体质方面变化，给药方法较年轻人更为重要，只有采取适当的给药方法，才能取得较好的疗效。静脉注射或滴注给药途径不方便，只有吞咽困难或重症患者采用。老年人一般多采用口服给药，许多老年人吞咽片剂或胶囊困难，尤其量较大时，故宜选用颗粒剂、口服液或喷雾剂。选用简便的服用方法能减少老年人漏服的可能，有明确适应证的药物，尽量选用一天用药 1 ～ 2 次的药物。

（四）密切观察临床可能出现的药品不良反应

注意观察患者的临床表现，并定期测定其肝和肾功能、血常规、电解质和酸碱平衡情况，在用药过程中一旦出现不良反应，应及时停药，并采取相应措施，对原有疾病更换作用相同或相似的、不良反应小的药物进行治疗。

由于老年人药物的体内过程和药理作用明显不同于年轻人，充分认识其特殊性，对老年患者合理用药、提高疗效、减少或避免药品不良反应等有重要意义。例如，老年患者多数对于疼痛比较敏感，口腔局部麻醉药注射过程中的疼痛易诱发心、脑血管意外，注射时需注意；老年患者大多数心、脑功能不够健全，口腔局部麻醉时还易发生晕厥，患者体位宜采取半卧位，可使脑供血改善、心脏负荷减轻，减少晕厥发生。然而，半卧位进行局部麻醉时，又要特别提防针头、血块、拔除的牙齿或碎片、填补物等异物的误吸、误吞。

第二节   妊娠期和哺乳期妇女用药
Medications for Pregnant and Lactating Women

一、妊娠期妇女用药

妇女的妊娠期分为四个时期：第一期为着床前期，从受精到着床约 12 日；第二期为器官

形成期（妊娠早期），为受精后的 13 ～ 56 日；第三期占其余 70% 的妊娠期（妊娠中期），是生长发育期；第四期是分娩期（妊娠晚期），为 7 ～ 14 日。

妊娠期妇女的用药、剂量和作用时间、胎儿的遗传构成和易感性、母亲的年龄及营养状况等诸多因素均决定药物对胎儿的影响，尤其是第二、第三期最危险。为防止诱发畸胎、器官损伤，在妊娠初始的第二、第三期内应尽量避免用药，尤其是已确定或怀疑有致畸作用的药物。如必须用药，应在医师、药师的指导下，选用一些无致畸作用的药物。对致畸性尚未充分了解的新药，一般避免使用。

口腔治疗中一些常用药物禁用或慎用于妊娠期妇女，例如，抗厌氧菌药物甲硝唑的动物实验发现其具有致癌、致突变作用，妊娠期的前 3 个月禁用；口腔常用局部麻醉药盐酸利多卡因注射液可透过胎盘，且与胎儿蛋白结合高于成人，妊娠期妇女用药后可导致胎儿心动过缓或过速，亦可导致新生儿高铁血红蛋白血症，应慎用；另一口腔常用局部麻醉药阿替卡因肾上腺素注射液的动物研究虽未发现有任何致畸作用，但不能预示人类的致畸作用，仅在必需时方可用于妊娠期妇女；用于治疗牙周炎的盐酸米诺环素软膏牙周袋给药对妊娠期妇女用药的安全性尚未肯定，必须断定治疗上有益性超过危险性时方可用药；用于骨关节炎治疗的双氯芬酸钠妊娠期的前 3 个月禁用。

二、哺乳期妇女用药

药物由母体血浆通过血浆-乳汁屏障进入乳汁中，而后通过婴儿吞吸后在消化道吸收。乳母用药后药物进入乳汁，其中的含量很少超过母亲摄入量的 1% ～ 2%，故一般不至于给哺乳儿带来危害，然而少数药物在乳汁中的排泄量较大，哺乳期妇女用药时应考虑其对哺乳儿的危害。一般药物的分子量< 200 和在脂肪与水中都能有一定的溶解度的物质较易通过细胞膜。在药物与母体血浆蛋白结合能力方面，只有在母体血浆中处于游离状态的药物才能进入乳汁，而与母体血浆蛋白结合牢固的药物，如抗凝血药华法林，不会在乳汁中出现。另外，要考虑药物的解离度，解离度越低，乳汁中药物浓度也越低。弱碱性药物（如红霉素）易于在乳汁中排泄，而弱酸性药物（如青霉素）较难在乳汁中排泄。

哺乳期妇女用药原则：尽量减少用药对子代的影响，同时，由于人乳是持续地分泌并在体内不潴留，母亲如必须服药，要在服药后第 6 个小时（一般药物的 1 个血浆半衰期）再哺乳，如药物对孩子的影响太大则停止哺乳，暂时由人工喂养替代。

口腔临床可能用到的药物，如林可霉素、四环素、万古霉素、喹诺酮类、替硝唑、卡马西平、洛索洛芬、美罗昔康、塞来昔布等，均禁用于哺乳期妇女。

第三节 肝、肾功能不全患者用药
Medications for Patients with Liver and Kidney Insufficiency

一、肝功能不全患者用药

肝是人体内最大的实质性腺体，具有十分重要的生理功能，是人体各种物质代谢和加工的中枢，并把多余的物质（如糖、蛋白质、脂肪）加以储存。肝还有生物转化和解毒功能，绝大部分进入人体的药物和毒物，都会在肝内发生氧化、还原、水解、结合等化学反应，不同程度地被代谢，最后以代谢物的形式排出体外。

当肝功能不全时，药物代谢受到影响，药物生物转化减慢，血浆中游离型药物增多，从而影响药物的效应并增加毒性。

（一）肝功能不全患者用药原则

1. 明确诊断，合理选药。

2. 避免或减少使用对肝毒性较大的药物。

3. 注意药物相互作用，特别应避免与有肝毒性的药物合用。

4. 对肝功能不全而肾功能正常的患者可选用对肝功能毒性小并且从肾排泄的药物。

5. 开始用药时宜小剂量，必要时进行血药浓度监测，做到给药方案个体化。

6. 定期检查肝功能，及时调整治疗方案。

（二）肝功能不全患者抗菌药物选择

1. 可按常量应用的药物　青霉素、头孢唑啉、头孢他啶、氨基糖苷类、万古霉素类、多黏菌素类和氟喹诺酮类等。

2. 对严重肝病者需减量使用的药物　哌拉西林、美洛西林、阿洛西林、羧苄西林、头孢噻肟、头孢曲松、头孢哌酮、红霉素、克林霉素、甲硝唑、氟罗沙星、氟胞嘧啶、伊曲康唑等（对一般肝病者可按常量应用）。

3. 肝病者减量使用的药物　林可霉素、培氟沙星、异烟肼（异烟肼在肝炎活动期避免使用）等。

4. 肝病者避免使用的药物　红霉素酯化物、四环素类、氯霉素、利福平类、两性霉素 B、酮康唑、咪康唑、特比萘芬、磺胺类等。

二、肾功能不全患者用药

肾是药物排泄的主要器官，也是药物代谢的器官之一，极易受到某些药物的作用而出现毒性反应。肾毒性的表现有轻度的肾小球、肾小管损伤和肾衰竭等，临床可见蛋白尿、管型尿、血肌酐和尿素氮值升高，严重时可引起少尿、无尿或肾衰竭。肾功能受损时，药物吸收、分布、代谢、排泄及机体对药物的敏感性等均可能发生改变。

（一）肾功能不全患者用药原则

1. 明确诊断，合理选药。

2. 避免或减少使用对肾毒性较大的药物。

3. 注意药物相互作用，特别应避免与有肾毒性的药物合用。

4. 肾功能不全而肝功能正常的患者可选用具有双通道排泄的药物。

5. 必要时进行血药浓度监测，设计个体化给药方案。

6. 定期检查肾功能，依据肾小球滤过率、肌酐清除率及时调整治疗方案和药物剂量。

（二）肾功能不全患者抗菌药物选择

1. 可按正常剂量略减剂量使用的抗菌药物　阿莫西林、氨苄西林、美洛西林、哌拉西林、头孢噻肟、头孢哌酮、头孢曲松、红霉素、螺旋霉素、吉他霉素、氯霉素、磷霉素、多西环素、林可霉素类、利福霉素类、环丙沙星、甲硝唑、酮康唑、异烟肼、乙胺丁醇等。

2. 可按正常剂量减半使用的抗菌药物　青霉素、阿洛西林、羧苄西林、头孢噻吩、头孢氨苄、头孢唑啉、头孢拉定、头孢孟多、头孢呋辛、头孢西丁、头孢他啶、头孢唑肟、头孢吡肟、拉氧头孢、氨曲南、亚胺培南、氧氟沙星、磺胺甲噁唑、甲氧苄啶等。

3. 避免应用的抗菌药物　确有指征应用时在血药浓度监测下并显著减量使用：庆大霉素、卡那霉素、妥布霉素、阿米卡星、奈替米星、链霉素、万古霉素、两性霉素 B、替考拉宁等。

4. 禁用的抗菌药物　四环素类（多西环素除外）、呋喃妥因、萘啶酸、特比萘芬等。

Summary

Many patients with oral diseases belong to special groups，including children，the elderly，pregnant women，breastfeeding women，and patients with liver and kidney dysfunction. The physiological and pathological characteristics of these patients are quite different from normal patients. They have different pharmacokinetic and pharmacodynamic characteristics，and there are certain particularities and risks in their medication.

参考文献

［1］《中国国家处方集》编委会. 中国国家处方集：化学药品与生物制品卷儿童版［M］. 北京：人民军医出版社，2013.
［2］《中国国家处方集》编委会. 中国国家处方集：化学药品与生物制品卷［M］. 北京：人民军医出版社，2010.
［3］陈新谦，金有豫，汤光. 新编药物学［M］.18 版. 北京：人民卫生出版社，2018.

（郑利光）

第二篇　基础用药
Basic Medication

第八章 抗菌药物

Antibacterial Agents

口腔颌面部位于消化道与呼吸道的起点，与外界相通，容易滋生、繁殖细菌，发生感染，加之很多人不重视口腔卫生，牙菌斑等又容易导致牙周炎，从而加大了口腔感染的风险。另外，口腔颌面外科手术对围手术期预防感染也有诸多要求。因此，抗菌药物的合理使用对口腔医师极其重要。近年来，随着抗菌药物的过度使用，带来了大量细菌耐药性问题，成为医学领域的关注重点，故而在正确、适当地选择抗菌药物时，必须融入合理使用原则。为实现上述目的，正确地掌握每种抗菌药物的抗菌谱、抗菌特点、药理作用、用法用量、不良反应等是基础。

第一节　抗菌药物概述
Overview of Antibacterial Agents

抗菌药物（antibacterial agents）是指具有杀菌或抑菌活性的一类药物，包括直接来源于微生物的次级代谢产物及其化学修饰衍生物（各种抗生素）和各种全合成抗菌药物。其中，抗生素类有 β-内酰胺类、大环内酯类、氨基糖苷类、四环素类、糖肽类、利福霉素类等，合成抗菌药物有磺胺类、喹诺酮类、硝基咪唑类、噁唑烷酮类、异烟肼等。近年来部分本身没有或者仅有微弱抗菌活性但能够显著增强其他抗菌药物活性的化合物，如 β-内酰胺酶抑制剂，也被纳入抗菌药物分类中。

抗菌药物的概念需要注意与抗生素、抗感染药物进行区分。抗生素最初仅指对某些病原微生物（细菌、真菌、立克次体、支原体、衣原体等）具有杀灭或抑制作用的微生物次级代谢产物，之后通过化学修饰、在抗生素结构母环中加入不同侧链而成的"仿制品"（半合成品）也被纳入抗生素中，如今还扩大到具有抗肿瘤、免疫抑制作用的微生物产物（非抗感染类药物），但并不包括全合成的抗菌药物（如喹诺酮类）。抗感染药物在三者中范围最广，是指具有杀灭或抑制各种病原微生物的药物，包括抗病毒药、抗菌药、抗真菌药、抗寄生虫药等。

进展与趋势

抗肿瘤抗生素

抗肿瘤抗生素是一类由微生物产生的具有抗肿瘤活性的化学物质，根据结构不同可分为蒽环类、烯二炔类、大环内酯类、糖肽类、苯并二吡咯类，相关代表药物有丝裂霉素、表柔比星、多柔比星、阿霉素、柔红霉素、博来霉素、放线菌素 D 等。近年来，一些抗真菌药物也开始被发现可以用于肿瘤治疗，如伊曲康唑，可以通过 Hedgehog 传导通路抑制血管生成从而发挥抗肿瘤作用。

一、基本指标

抗菌药物的合理使用需要关注三项指标：抗菌活性、抗菌谱和化疗指数。

1. 抗菌活性　是指抗菌药物抑制或杀灭某种病原菌的能力。

根据抗菌活性不同，临床将抗菌药物分为杀菌药物和抑菌药物，如青霉素类、头孢菌素类、氨基糖苷类、多黏菌素类等通常为杀菌药物，大环内酯类、四环素类、氯霉素类等为抑菌药物。杀菌和抑菌是相对的。

抗菌药物的疗效与体内感染灶中药物的浓度有关，其中杀菌药物能够发挥药效的最小浓度称为最低杀菌浓度，抑菌药物能够抑制细菌的最小浓度称为最低抑菌浓度，但是抗菌药物杀菌或抑菌持续时间与此无关。

抗菌药物根据抗菌活性的特点可以分为浓度依赖性抗菌药物和时间依赖性抗菌药物，前者是指抗菌药物的活性在一定范围内随着药物浓度增加而增加，后者是指抗菌药物的活性主要取决于血药浓度高于细菌最低抑菌浓度或最低杀菌浓度的时间。浓度依赖性抗菌药物主要包括氨基糖苷类、喹诺酮类、甲硝唑等，时间依赖性抗菌药物主要包括所有 β - 内酰胺类、大环内酯类（阿奇霉素除外）、甲氧苄啶 / 磺胺甲噁唑、克林霉素、万古霉素与氟胞嘧啶类等。

2. 抗菌谱　抗菌药物抑制或杀灭病原菌的范围或种类多少称为抗菌药物的抗菌谱。对多种病原微生物有抑制、杀灭作用的称为广谱抗菌药物，如氟喹诺酮类、四环素类、氯霉素等对多种革兰氏阳性菌和阴性菌都有抑制作用。对一种或有限的病原微生物有抑制、杀灭作用的称为窄谱抗菌药物，如青霉素仅对革兰氏阳性菌及少数的革兰氏阴性菌有作用。

3. 化疗指数　抗菌药物使用不当，会引起不必要的不良反应，甚至导致死亡，因此需要掌握各抗菌药物的安全性特点，结合抗菌药物的疗效选择不同药物。对抗菌药物安全性的评价，通常用化疗指数来衡量。化疗指数是指药物半数致死量与半数有效量的比值。

一般化疗指数越大，药物的毒性越小，但不能作为安全性评价的唯一指标，如青霉素的化疗指数很高，但也可引起过敏性休克甚至死亡。对于化疗指数比较小的抗菌药物，在使用时往往需要治疗药物监测。

二、药物分类

抗菌药物根据生物活性不同可分为抗革兰氏阳性球菌药物、抗革兰氏阴性球菌药物、广谱抗菌药物、抗厌氧菌药物、抗结核分枝杆菌药物等。而根据抗菌药物化学结构不同则分为：① β - 内酰胺类，包括青霉素类、头孢菌素类和其他 β - 内酰胺类；②氨基糖苷类；③四环素类；④大环内酯类；⑤林可霉素类；⑥磺胺类；⑦喹诺酮类；⑧硝基呋喃类；⑨硝基咪唑类等。

三、作用机制

抗菌药物作用机制主要通过干扰病原微生物的生理、生化、代谢过程，影响其结构和功能，使其失去生长繁殖能力，从而产生抑菌或杀菌作用。主要包括以下几种方式。

1. 抑制细胞壁合成　细菌细胞壁是维持细菌细胞完整的重要结构，能使细菌适应环境变化，与机体产生作用，但人体细胞无细胞壁，因此抑制细菌细胞壁对人几乎无毒性。青霉素类、头孢菌素类、磷霉素类、环丝氨酸、万古霉素类、杆菌肽等正是通过抑制细菌细胞壁合成而发挥作用。

2. 抑制细胞膜功能　多肽类抗生素可以通过与细菌细胞膜中的磷脂结合，使细胞膜功能受损，而抗真菌药物两性霉素 B 则可以与真菌细胞膜中的麦角固醇结合，改变细胞膜通透性，造成真菌死亡。

3. 抑制蛋白质合成 细菌核糖体为 70S，可解离为 50S 和 30S，而人体细胞核糖体为 80S，可解离为 60S 和 40S，因此通过该机制发挥作用的抗菌药物，可以选择性作用于细菌蛋白质，抑制蛋白质合成。抑制蛋白质合成的药物主要有氨基糖苷类、四环素类、大环内酯类、氯霉素类等。

4. 抑制核酸和叶酸代谢 抑制核酸合成的药物主要有喹诺酮类、磺胺类及其增效剂、乙胺嘧啶和利福平等。喹诺酮类抑制 DNA 回旋酶，利福平能抑制以 DNA 为模板的 RNA 多聚酶，磺胺类与甲氧苄啶可分别抑制二氢叶酸合成酶与二氢叶酸还原酶，妨碍叶酸代谢。

四、耐药性

抗菌药物使用过程中，会出现病原微生物对抗菌药物敏感性降低的现象，称为耐药性。耐药性分为天然耐药性和获得耐药性，前者是指部分微生物对特定的抗生素天然具有耐药性，是由病原微生物染色体基因决定的，具有遗传特征，一般不会改变，如链球菌对氨基糖苷类抗生素天然耐药，后者是指与抗生素接触后产生的耐药性，如金黄色葡萄球菌产生 β - 内酰胺酶从而对 β - 内酰胺类抗生素耐药。获得耐药性可以因质粒将耐药基因转移给染色体而遗传给后代，从而转变为天然耐药性。

耐药性主要通过四种机制产生。

1. 产生钝化酶或灭活酶 如 β - 内酰胺酶的产生。抗生素多为微生物的次级代谢产物，这本身是微生物产生用以抵御其他微生物的办法，因此这类抗生素遇到部分微生物时，微生物会产生相应的灭活酶，形成耐药性，这是很多抗生素治疗失败的原因。

2. 改变细胞壁通透性 病原微生物细胞壁通透性改变使得抗生素无法进入细胞内，也就无法作用于靶点位置。

3. 外排系统的排除作用 病原微生物细胞膜上存在抗菌药物的外排系统，不断排除进入的抗菌药物，降低药物浓度，导致药物失效。

4. 发生突变 病原微生物发生突变，改变了靶点位置的结构组成，如链霉素结合部位是 30S 亚基上的 S12 蛋白，若 S12 蛋白的构型改变，使链霉素不能与其结合，就会产生耐药性。

第二节 抗生素
Antibiotics

常见的抗生素（antibiotics）包括青霉素类、头孢菌素类、其他 β - 内酰胺类、氨基糖苷类、四环素类、大环内酯类、林可霉素类。

一、青霉素类

青霉素类抗生素基本结构均含有 6- 氨基青霉烷酸，通过影响细胞壁合成发挥作用，对人体毒性小，但需注意过敏反应，品种之间还有交叉过敏反应，使用前需做皮肤过敏试验。根据抗菌谱和抗菌作用的特点不同可分为五类。

1. 天然青霉素 如青霉素 G，为窄谱抗生素，主要作用于革兰氏阳性菌及某些革兰氏阴性球菌和螺旋体。

2. 耐青霉素酶青霉素 如甲氧西林、氯唑西林、萘夫西林，特点是耐青霉素酶，主要用于耐青霉素葡萄球菌感染。

3. 广谱青霉素　如氨苄西林、阿莫西林，主要作用于革兰氏阳性菌及革兰氏阴性菌，可耐酸，但不耐酶。

4. 抗铜绿假单胞菌广谱青霉素　如羧苄西林、阿洛西林、哌拉西林，特点是对铜绿假单胞菌有良好抗菌活性。

5. 抗革兰氏阴性杆菌青霉素　如美西林、匹美西林，为窄谱抗生素，主要用于抗肠杆菌科细菌感染。

青霉素 G　penicillin G

【药理作用】　青霉素 G 不耐酸，易被胃酸及消化酶破坏，故不能口服。通常肌内注射，吸收好且迅速，0.5～1 小时后血药浓度达到峰值，2～4 小时胆汁浓度达峰值，可广泛分布于组织、体液中，从而进入炎症组织。但由于其脂溶性低，不易进入眼、骨组织，或无血供区，以及脓腔及脑脊液中，几乎全部以原型排出，半衰期为 0.5～1 小时。

在细菌生长繁殖期，青霉素 G 低浓度抑菌，高浓度杀菌。①对多数革兰氏阳性球菌（链球菌、肺炎链球菌、敏感金黄色葡萄球菌）、革兰氏阴性球菌（脑膜炎球菌、淋病奈瑟菌）有强大抗菌活性；②对某些革兰氏阳性杆菌（白喉棒状杆菌）、革兰氏阴性杆菌（流感嗜血杆菌）、螺旋体、放线菌、梭状芽孢杆菌属等亦有较好的抗菌效果。

【临床应用】

（1）多种感染治疗的首选：如肺炎链球菌引起的肺炎、脓胸、脑膜炎等，溶血性链球菌所致的咽炎、猩红热、蜂窝织炎、化脓性关节炎、肺炎、心内膜炎、败血症，敏感葡萄球菌所致的化脓性脑膜炎，淋病奈瑟菌及梅毒螺旋体感染所致的淋病、梅毒，革兰氏阴性杆菌感染所致的破伤风、白喉、炭疽等。

（2）对于风湿性心脏病或先天性心脏病患者，口腔手术或操作前可使用青霉素 G 预防感染性心内膜炎。

【用法用量】

（1）肌内注射：成人每日 80 万～200 万 U，分 3～4 次给药；儿童每日 3 万～5 万 U/kg，分 2～4 次给药。

（2）静脉滴注：成人每日 200 万～2000 万 U，分 2～4 次给药；儿童每日 20 万～40 万 U/kg，分 4～6 次，加入葡萄糖液 50～100 ml 中进行间歇快速滴注，0.5～1 小时滴注完毕。

【不良反应】

（1）过敏反应：为青霉素 G 常见不良反应，多不严重，可引起过敏性休克。

（2）毒性反应：肌内注射部位可发生周围神经炎，鞘内注射和全身大剂量应用时，可引起肌肉痉挛、抽搐、昏迷等。

（3）赫氏反应。

【注意事项】

（1）用药前必须做皮肤过敏试验。

（2）与其他 β- 内酰胺类抗生素联用时，可能发生交叉过敏反应。

（3）可经乳汁使婴儿过敏，故哺乳期妇女慎用。

阿莫西林　amoxicillin

【药理作用】　阿莫西林耐酸，可以口服，但吸收不完全，不耐酶，因此对产酶菌无效。口服及肌内注射后达峰时间分别为 2 小时和 1 小时，半衰期为 1～1.5 小时，给药后 6 小时尿中排出量可达给药量的 45%～68%。

阿莫西林为广谱抗生素，对革兰氏阳性菌及阴性菌几乎均有作用，对肠球菌及革兰氏阴性菌抗菌活性较强，对肺炎链球菌与变形杆菌抗菌活性大于氨苄西林。

【临床应用】 敏感菌所致的呼吸道、尿路、胆道感染及伤寒。

【用法用量】 口服或静脉滴注。

（1）成人每日 1～4 g，分 3～4 次给药。

（2）儿童每日 50～100 mg/kg，分 3～4 次给药。

【不良反应】 常见为胃肠道反应、皮疹、贫血等。

【注意事项】 青霉素过敏者禁用，传染性单核细胞增多症患者慎用或禁用。不宜与口服避孕药同服。

二、头孢菌素类

头孢菌素类均含有 7- 氨基头孢烷酸母核，在 3 位及 7 位碳原子上加入不同的基团，形成不同的头孢菌素。头孢菌素类具有抗菌谱广、抗菌作用强、耐青霉素酶、毒性低、过敏反应少等特点。

头孢菌素类按上市年代的先后和抗菌强度的不同分为四代。

第一代头孢菌素：主要作用于需氧革兰氏阳性菌，其抗菌活性强于第二、第三代，对革兰氏阴性菌抗菌活性差，对 β- 内酰胺酶不稳定，对肾有毒性。临床常用品种有头孢唑林、头孢氨苄、头孢拉定等。

第二代头孢菌素：抗菌谱较第一代广，对多数革兰氏阴性菌作用明显增强，对 β- 内酰胺酶较稳定，肾毒性小，对革兰氏阳性菌作用与第一代差不多。临床常用品种有头孢呋辛、头孢克洛等。

第三代头孢菌素：抗菌谱更广，对革兰氏阴性菌有强大抗菌活性，对 β- 内酰胺酶稳定，对肾几乎无毒性，但对革兰氏阳性菌抗菌活性差。临床常用品种有头孢曲松、头孢他啶、头孢哌酮、头孢噻肟等。

第四代头孢菌素：抗菌谱较第三代更广，对革兰氏阳性球菌抗菌活性增强，对 β- 内酰胺酶特别是超广谱质粒酶和染色体酶稳定。临床常用品种有头孢吡肟、头孢匹罗等。

应用头孢菌素类药物前，需询问患者是否对青霉素类和其他 β- 内酰胺类药物过敏，有过敏史者应尽量避免使用本类药物。

头孢唑林 cefazolin

【药理作用】 头孢唑林肌内注射后 1～2 小时血药浓度达峰值，血浆蛋白结合率为 74%～86%，半衰期约 1.8 小时。全身分布良好（脑组织除外），80%～90% 给药量于 24 小时内自尿中以原型排出。

头孢唑林为半合成的第一代头孢菌素，对金黄色葡萄球菌、肺炎链球菌、化脓性链球菌、大肠埃希菌、奇异变形杆菌、克雷伯菌、流感嗜血杆菌等均有较强抗菌活性。由于本品对革兰氏阴性菌所产生的 β- 内酰胺酶不稳定，因此易产生细菌耐药性。

【临床应用】

（1）治疗敏感菌所致的呼吸道感染、败血症、感染性心内膜炎、肝胆系统感染、尿路感染、皮肤和软组织感染等。

（2）可用于口腔颌面部手术前预防用药。

【用法用量】 肌内注射或静脉注射。

（1）用于治疗时，成人一次 0.5～1.0 g，每日 3～4 次，可根据病情增加用量，但不超过每日 10 g。

（2）用于预防手术感染时，可在术前半小时肌内或静脉给药 1 g，术中给 0.5 ～ 1.0 g，术后每 6 ～ 8 小时给 0.5 ～ 1.0 g。

（3）儿童每日 40 ～ 100 mg/kg，分 3 ～ 4 次给药。

【不良反应】

（1）偶见皮疹、荨麻疹、发热、血清病样反应等过敏症状。

（2）肌内注射可出现局部疼痛。

（3）静脉注射可出现静脉炎。

【注意事项】　青霉素过敏者及肾功能不全者慎用。

头孢呋辛　cefuroxime

【药理作用】　头孢呋辛肌内注射后 0.5 ～ 1.0 小时血药浓度达峰值，血浆蛋白结合率为 30% ～ 50%，半衰期为 1.1 ～ 1.4 小时，24 小时内药物主要以原型从肾排出。

头孢呋辛为半合成的第二代头孢菌素类，对多数革兰氏阳性菌有良好抗菌活性，对大肠埃希菌、普鲁威登菌、流感嗜血杆菌、奇异变形杆菌、肺炎克雷伯菌、奈瑟菌属等革兰氏阴性杆菌等有较强作用，对葡萄球菌和某些革兰氏阴性杆菌的 β - 内酰胺酶稳定。

【临床应用】

（1）敏感菌所致的呼吸道感染、尿路感染、细菌性脑膜炎、败血症。

（2）常用于口腔颌面部手术前预防用药。

【用法用量】　肌内注射或静脉注射。

（1）成人每 8 小时给 0.75 ～ 1.5 g，病情严重可增加至每日 6 g。

（2）儿童每日 30 ～ 100 mg/kg，分 3 ～ 4 次给药。

【不良反应】

（1）常见肌内注射部位疼痛、皮疹、血清氨基转移酶升高等。

（2）偶见静脉炎、嗜酸性粒细胞增多、血红蛋白降低或库姆斯试验（Coombs test）阳性。

【注意事项】

（1）对青霉素过敏者慎用。

（2）不可与氨基糖苷类抗生素置同一容器中注射。

（3）与高效利尿药联合应用可致肾损害。

头孢曲松　ceftriaxone

【药理作用】　头孢曲松体内分布广，在组织、体腔、体液中均可达到有效抗菌浓度，胆汁中浓度较高。可透过血脑屏障及胎盘屏障。半衰期为 7 ～ 8 小时，主要以原型经肾与肝排出，其中 50% ～ 60% 经肾随尿液排泄，40% ～ 50% 经肠道排出。

头孢曲松为半合成的第三代头孢菌素，对革兰氏阴性杆菌产生的广谱 β - 内酰胺酶高度稳定，对肠杆菌科细菌等革兰氏阴性杆菌有强大的抗菌活性，但是对革兰氏阳性球菌抗菌作用不如第一代头孢菌素。

【临床应用】

（1）敏感菌所致的呼吸道感染、腹腔感染、泌尿生殖系统感染、皮肤和软组织感染、骨和关节感染、耳鼻喉感染等。

（2）也可用于手术前预防用药。

【用法用量】　口服不吸收，需肌内注射或静脉给药。

（1）用于一般感染时，成人每次 1 ～ 2 g，每日 1 次。危重患者或由中度敏感菌引起的感染每次 4 g，每日 1 次，严重复杂感染可适当延长用药天数。

（2）治疗淋病时，推荐剂量为单剂肌内注射 0.25 g。

（3）用于手术预防感染时，在术前 30 ～ 90 分钟单次注射 1 ～ 2 g。

（4）小儿按体重 20 ～ 80 mg/kg 给药，每日 1 次。12 岁以上儿童用法用量同成人。

【不良反应】 不良反应严重程度及发生率与治疗的剂量、疗程有关。

（1）一般表现：皮疹、药物热等过敏反应，恶心、呕吐等胃肠道反应，以及实验室检查异常，如白细胞减少、血小板减少、嗜酸性粒细胞增多。

（2）偶见肝、肾功能异常：表现为一过性血清氨基转移酶、碱性磷酸酶或胆红素升高，血尿素氮、肌酐升高等。

【注意事项】

（1）需要在 25℃以下保存。

（2）禁止与含钙药物混合或联合使用，即使是不同部位、不同给药方式。在使用该药 48 小时内也不宜使用含钙药物。

（3）对一种头孢菌素类过敏者对其他头孢菌素也可能过敏，对青霉素类、青霉素衍生物或青霉胺过敏者也可能对头孢菌素类过敏。

头孢吡肟　cefepime

【药理作用】 头孢吡肟组织分布广，可在组织中维持有效浓度 8 ～ 12 小时，血浆蛋白结合率为 15% ～ 19%，半衰期约为 2 小时，老年人半衰期可延长至 3 小时，80% ～ 90% 给药量以原型由尿排泄出。

头孢吡肟为半合成的第四代注射用头孢菌素，对甲氧西林敏感的金黄色葡萄球菌、凝固酶阴性葡萄球菌、肺炎链球菌、溶血性链球菌、铜绿假单胞菌等均有良好抗菌作用，对革兰氏阴性球菌和肠杆菌科细菌的抗菌活性明显强于头孢他啶。

【临床应用】 敏感菌所致的呼吸道感染、皮肤和软组织感染、尿路感染、骨感染、败血症、妇科感染及其他全身严重感染。

【用法用量】 静脉注射。

每日 2 ～ 4 g，分 2 次，治疗严重感染时可增加至每日 6 g。

【不良反应】

（1）常见恶心、腹泻、呕吐、便秘等胃肠道反应及皮疹、头痛。

（2）偶见口腔及阴道念珠菌感染、假膜性肠炎、局部疼痛和静脉炎。

头孢匹罗　cefpirome

【药理作用】 头孢匹罗能较好地穿透组织和体液，半衰期为 1.8 ～ 2.2 小时，血浆蛋白结合率低于 10% 且为剂量依赖性，主要经肾清除。

头孢匹罗为半合成的第四代头孢菌素，对假单胞菌属、克雷伯菌属、奇异变形杆菌、大肠埃希菌、肠杆菌属、卡他莫拉菌、流感嗜血杆菌等革兰氏阴性菌有效。对金黄色葡萄球菌、凝固酶阴性葡萄球菌属、肺炎链球菌等革兰氏阳性菌有效。

【临床应用】 敏感菌所致的下呼吸道感染、下泌尿道感染、皮肤及软组织感染、中性粒细胞减少患者的感染、菌血症等。

【用法用量】 静脉注射。

成人每 12 小时 1 g，病情严重者可增加剂量至每 12 小时 2 g，肾功能不全患者需调整用量。

【不良反应】 偶见发热、腹泻，常为一过性肝酶升高，血清肌酐和尿素氮轻度升高，以及皮疹、荨麻疹等症状。

【注意事项】 出现持续性或严重腹泻时应立即停药，与氨基糖苷类药物联合使用应注意监测患者肾功能。

三、其他 β-内酰胺类

β-内酰胺类抗菌药物除青霉素和头孢菌素类外，还有如头霉素类、碳青霉烯类、单酰胺菌素类、氧头孢烯类和 β-内酰胺酶抑制剂复合制剂。头霉素有时候也会被归入第二代头孢菌素，但是其对多种 β-内酰胺酶更为稳定，并增强了对厌氧菌的抗菌作用。本类药物与青霉素类、头孢菌素类药物可能存在交叉过敏反应，应用前需详细询问过敏史，有过敏史者尽量避免使用，发生休克可参照青霉素过敏性休克进行抢救。

（一）头霉素类

头霉素类抗菌谱广，对革兰氏阳性菌和阴性菌作用均较强，对多种 β-内酰胺酶稳定，对厌氧菌具有良好抗菌活性。临床常用于口腔外科、腹部外科和妇产科等需氧菌和厌氧菌的混合感染，主要代表性品种有头孢西丁和头孢美唑。

头孢西丁　cefoxitin

【药理作用】　头孢西丁体内分布广泛，可迅速进入各种体液，但脑脊液穿透率较低。给药后 30 分钟可达血药浓度峰值，静脉注射半衰期为 41 ～ 59 分钟，肌内注射半衰期约 64.8 分钟，血浆蛋白结合率为 80.7%，以原型从肾排泄。

头孢西丁为头霉素类抗生素，抗菌谱与第二代头孢菌素相近，对克雷伯菌属、奇异变形杆菌、大肠埃希菌、肠杆菌属、摩根变形杆菌、流感嗜血杆菌等革兰氏阴性菌有效，对葡萄球菌属、多种链球菌等革兰氏阳性菌有效，对厌氧菌有良好的抗菌活性，对 β-内酰胺酶稳定。

【临床应用】　敏感菌所致的上下呼吸道感染、泌尿道感染、腹膜炎及其他腹腔内感染、盆腔内感染、败血症、妇科感染、骨关节软组织感染、心内膜炎等。

【用法用量】　肌内注射、静脉注射或静脉滴注。

成人每次 1 ～ 2 g，每 6 ～ 8 小时一次，病情严重者可增加至每 4 小时 1 g 或 6 ～ 8 小时 2 g，肾功能不全患者需调整用量。

【不良反应】

（1）不良反应轻微，最常见为静脉注射后出现血栓性静脉炎。

（2）肌内注射后可有局部硬结、压痛。

（3）偶见发热、腹泻、一过性肝酶升高、血清肌酐和尿素氮轻度升高、皮疹、荨麻疹等症状。

【注意事项】

（1）青霉素过敏者慎用。

（2）肾功能损害及有胃肠疾病史的患者慎用。

（3）与氨基糖苷类抗生素合用时会增加肾毒性。

（二）碳青霉烯类

碳青霉烯类抗菌谱广，抗菌活性强，毒性低，对 β-内酰胺酶（包括超广谱 β-内酰胺酶和 Amp C 酶）高度稳定。主要品种有亚胺培南、美罗培南、帕尼培南、厄他培南等。其中，亚胺培南由于稳定性差，故与西司他丁等配比制成复方制剂。

亚胺培南（imipenem）/西司他丁（cilastatin）

【药理作用】　本品为亚胺培南与西司他丁的配伍制剂，口服不吸收。一次给予治疗剂量后，可在痰液、肺、扁桃体、上颌窦、肾、前列腺、胆汁、女性生殖器官、腹腔渗出液、伤口引流液中达到有效治疗浓度。亚胺培南血清蛋白结合率为 20%，西司他丁为 40%，半衰期为 1 小时。

亚胺培南 / 西司他丁抗菌谱广，对革兰氏阳性和阴性需氧菌及厌氧菌皆有极强抗菌作用。对多重耐药菌或产 β- 内酰胺酶细菌有良好抗菌活性。其中，西司他丁无抗菌作用，对 β- 内酰胺酶无抑制作用，主要通过减少亚胺培南降解发挥作用。

【临床应用】　腹膜炎、肝胆系统感染、腹腔内脓肿、阑尾炎、妇科感染、下呼吸道感染、皮肤和软组织感染、尿路感染、骨和关节感染及败血症等。

【用法用量】

（1）静脉滴注：每日 1 ～ 3 g，分 2 ～ 4 次，每 1 g 滴注时间应在 1 小时以上。

（2）肌内注射：每 12 小时 500 mg 或 750 mg。最大不超过每日 4 g。

【不良反应】

（1）常见恶心、腹泻、呕吐、药疹、静脉炎、血清氨基转移酶升高、血小板增多和嗜酸性粒细胞增多等。

（2）伴随中枢神经系统疾病、肾功能不全，给药剂量较大时，可引起惊厥、意识障碍等严重反应。

【注意事项】

（1）不宜与其他 β- 内酰胺类抗生素合用。

（2）肌内注射剂因含有利多卡因，不得用于严重休克和心脏传导阻滞患者。

（3）中枢神经系统感染和 3 个月以下婴儿感染禁用。

（4）中枢神经系统疾病、肾功能不全者慎用。

美罗培南　meropenem

【药理作用】　美罗培南通过与细菌的青霉素结合蛋白相结合，抑制细菌细胞壁合成而发挥杀菌作用。本品对大多数 β- 内酰胺酶包括超广谱 β- 内酰胺酶、Amp C 酶高度稳定。

【临床应用】　用于成人和儿童由单一或多种对美罗培南敏感的细菌引起的感染，如肺炎、尿路感染、妇科感染、皮肤和软组织感染、脑膜炎、败血症。本品应主要用于多重耐药革兰氏阴性杆菌感染、严重需氧菌与厌氧菌混合性感染，以及病原未查明的严重感染患者的经验性治疗。

【用法用量】　静脉注射或静脉滴注。

（1）肾功能正常成人患者根据感染严重程度、细菌对本品的敏感性及患者体重等而定，常用量为一次 0.5 ～ 1 g，每 8 ～ 12 小时给药 1 次。

（2）细菌性脑膜炎患者可增至一次 2 g，每 8 小时给药 1 次。

（3）一日最大剂量不得超过 6 g。

【不良反应】　较常见的不良反应主要有：注射部位疼痛和静脉炎等局部反应；恶心、呕吐、腹泻、便秘等胃肠道反应；皮疹、瘙痒等过敏反应；头痛、眩晕、失眠等神经系统症状。

【注意事项】

（1）慎用于对其他 β- 内酰胺类药物过敏的患者。

（2）老年患者及肾功能损害患者，内生肌酐清除率＜ 50 ml/min 时，应调整给药剂量。

（3）有中枢神经系统基础疾病、精神异常、癫痫史或合并应用其他可能导致癫痫药物的患者慎用。

（三）单酰胺菌素类

单酰胺菌素类抗菌谱较窄，对革兰氏阴性菌有强大杀菌作用，具有耐酶、低毒、与青霉素无交叉过敏反应等优点，但是对革兰氏阳性菌、厌氧菌活性低。代表药品为氨曲南。

（四）氧头孢烯类

氧头孢烯类抗菌谱广，对革兰氏阴性菌抗菌活性较强，对厌氧菌包括脆弱拟杆菌有良好效果，对 β - 内酰胺酶稳定。代表药品为拉氧头孢和氟氧头孢，但其影响凝血功能，大剂量用药时可导致出血倾向，目前临床趋于少用。

（五）β - 内酰胺酶抑制剂

β - 内酰胺酶抑制剂本身无抗菌活性，通过与 β - 内酰胺类抗生素合用，显著增强后者作用。临床代表药品有克拉维酸与阿莫西林、舒巴坦与氨苄西林的复方制剂。

阿莫西林克拉维酸钾   amoxicillin and clavulanate potassium

【药理作用】 本品为阿莫西林与克拉维酸的复方制剂，对多种产酶菌，如葡萄球菌、肠球菌属、肠杆菌科细菌、脆弱拟杆菌等有效。克拉维酸可与 β - 内酰胺酶形成稳定的复合物，抑制酶活性。

【临床应用】 敏感菌引起的尿路、呼吸道、盆腔、皮肤和软组织感染。

【用法用量】

（1）一般感染时，用 375 mg（2∶1）片剂，每次 1 片，每 8 小时 1 次。

（2）治疗重症或呼吸道感染时，可使用 625 mg（4∶1）片剂，每次 1 片，每 6 ～ 8 小时1 次。

四、氨基糖苷类

氨基糖苷类抗生素因其化学结构含有一个氨基环醇环和一个或多个氨基糖分子得名，包括：①由链丝菌属培养滤液中获得的链霉素、新霉素、卡那霉素；②小单孢菌属培养滤液中获得的庆大霉素、西索米星；③半合成品种，如阿米卡星、奈替米星等。

氨基糖苷类抗生素具有以下共同特点：①水溶性、稳定性好；②需肌内注射或静脉滴注；③抑制细菌蛋白质合成，获得广谱杀菌作用，对各种革兰氏阴性需氧菌如大肠埃希菌、克雷伯菌属、肠杆菌属、变形杆菌属抗菌活性高；④与血浆蛋白结合率低；⑤具有不同程度的耳毒性、肾毒性、神经肌肉阻滞作用，常见过敏反应，不宜使用超过 7 ～ 14 日。细菌对本品的不同品种具有部分或完全交叉耐药。

庆大霉素   gentamycin

【药理作用】 庆大霉素肌内注射后 0.5 ～ 1.0 小时血药浓度达峰值，主要分布于细胞外基质，血浆蛋白结合率小于 25%，半衰期为 2 ～ 3 小时，大部分经肾排泄，部分经胆汁入肠腔排出。

庆大霉素抗菌谱广，对大肠埃希菌、克雷伯菌、奇异变形杆菌、铜绿假单胞菌、产气荚膜梭菌、枸橼酸杆菌、沙雷菌属及葡萄球菌等有较强抗菌活性。

【临床应用】

（1）敏感菌所致的严重感染：如尿路感染、呼吸道感染、烧伤感染、皮肤和软组织感染等。

（2）可与 β - 内酰胺类药物联合使用治疗肠球菌感染。

【用法用量】

（1）肌内注射：1 次 80 mg，每日 2 ～ 3 次，间隔 8 小时。重症感染时，1 日用量可增加至 5 mg/kg。

（2）静脉滴注：1 次 80 mg，溶于 100 ml 输液中，半小时内滴完，每日 3 次。

（3）新生儿每日 2～4 mg/kg，分 2 次给药。

【不良反应】

（1）肾、耳毒性，如蛋白尿、血尿、尿量减少及耳鸣、听力模糊等。

（2）神经肌肉阻滞，如呼吸困难、极度软弱无力等。

【注意事项】

（1）用药期间须监测血药浓度，特别是新生儿、老年人及肾功能不全者。

（2）停药后若发现听力减退、耳鸣等应引起警惕。

五、四环素类

四环素类具有共同基本母核氢化并四苯，分为天然四环素和半合成四环素两类。天然四环素类有四环素、土霉素、金霉素，由链霉素菌产生，半合成四环素类有多西环素、米诺环素、地美环素等。

四环素类具有以下共同特点：①抗菌谱广，对多数革兰氏阳性菌及阴性杆菌有较好的抗菌活性，对立克次体、支原体、衣原体、螺旋体及某些原虫有抑制作用；②细菌耐药性日趋严重，但半合成四环素类相对较轻；③口服吸收良好；④胆汁中药物浓度较高，但不易通过血脑屏障，半合成四环素在前列腺中可达有效浓度；⑤主要经肾排泄，肾功能不全时，四环素易在体内积聚；⑥不良反应主要有胃肠道反应、肝肾毒性、过敏反应、二重感染及儿童牙齿黄染等。由于耐药问题和不良反应较多，四环素类药物已不再作为临床首选药物。

多西环素　doxycycline

【药理作用】　多西环素为土霉素的脱氧产物，属于半合成品种，口服吸收良好，不受食物影响，全身分布广泛，脑脊液中浓度较高，蛋白结合率为 80%～95%。多西环素有明显的肝肠循环，半衰期长达 20 小时，大部分经肠随粪便排泄，仅少部分经肾排出，故肾功能减退者仍可应用。

多西环素抗菌谱和四环素相似，但抗菌作用强于四环素，且对耐四环素的金黄色葡萄球菌有效。

【临床应用】　敏感菌所致的呼吸道感染，如老年慢性气管炎、肺炎、麻疹肺炎及泌尿道、胆道和口腔、牙周感染的治疗。

【用法用量】　口服。

（1）成人首次 0.2 g，以后每次 0.1 g，每日 1～2 次。

（2）8 岁以上儿童，首次 4 mg/kg，以后每次 2～4 mg/kg，每日 1～2 次。

【不良反应】　常见为胃肠道反应，皮疹、二重感染少见。

【注意事项】　8 岁以下小儿及孕妇、哺乳期妇女禁用。

米诺环素　minocycline

【药理作用】　米诺环素为半合成抗生素，口服吸收迅速、完全，较少受进食影响，脂溶性比多西环素强，肝、胆、肺、扁桃体、泪液、唾液、痰中均可达有效药物浓度。血浆蛋白结合率为 75%～83%，给药后 2～3 小时血药浓度达峰值，存在肝肠循环，有效血药浓度可维持 12 小时以上，半衰期为 16～18 小时，34% 给药量由粪便排出，少量由尿液排出。

米诺环素的抗菌作用是四环素类抗生素中最强的。

【临床应用】　适用于对本品敏感的病原体引起的感染，可用于牙龈炎、牙周炎、冠周炎、下颌下腺炎等。

【用法用量】 口服。

成人首次 200 mg，以后每 12 小时 100 mg，或首次量后每 6 小时 50 mg。

【不良反应】 可引起前庭功能紊乱，服药物后可出现头昏、眩晕、耳鸣、共济失调等。

【注意事项】 米诺环素与含钙、铁、镁、铝、铋的药物同服吸收减少，与诱导肝药酶活性的药物合用可使米诺环素半衰期缩短，血药浓度下降。

六、大环内酯类

大环内酯类是一类分子中含有一个 14、15 或 16 元大环内酯环结构的抗生素，按照化学结构可以分为三类。① 14 元环大环内酯类：红霉素、克拉霉素、罗红霉素、地红霉素等；② 15 元环大环内酯类：阿奇霉素；③ 16 元环大环内酯类：麦迪霉素、乙酰麦迪霉素、螺旋霉素、乙酰螺旋霉素、交沙霉素等。

大环内酯类抗生素具有以下特点：①对多数革兰氏阳性菌、军团菌属、衣原体属、支原体属、厌氧菌等具有良好抗菌作用；②组织浓度高于血药浓度，不易透过血脑屏障，主要经胆道排泄，毒性低。

大环内酯类抗生素为速效抑菌剂，一般用于轻、中度感染，代表品种为最早发现的红霉素。罗红霉素、阿奇霉素、克拉霉素是近几十年上市的新型大环内酯类抗生素，比红霉素有更广的抗菌谱和更强的抗菌活性，半衰期长、趋组织性好。

红霉素 erythromycin

【药理作用】 红霉素是由链丝菌培养产物分离而得。空腹口服红霉素肠溶片后，药物在十二指肠内溶解吸收，蛋白结合率为 44%～78%，体内广泛分布，胆汁中浓度可为血浓度的 30 倍，但难通过正常的血脑屏障。药物半衰期为 1.2～4 小时，主要经胆汁排泄，部分在肠道中重吸收，10%～15% 以原型经尿排泄。

红霉素对金黄色葡萄球菌、表皮葡萄球菌、肺炎链球菌、各组链球菌和革兰氏阳性杆菌具有强大的抗菌活性。脑膜炎球菌、流感嗜血杆菌、百日咳鲍特菌、布鲁氏菌属等革兰氏阴性杆菌对本品敏感。本品对各种厌氧菌（脆弱拟杆菌和梭形杆菌除外）有一定的抗菌活性。

【临床应用】 敏感菌所引起各种感染，常作为对青霉素过敏者的替代抗菌药物。

【用法用量】 成人每日 1.2～2.0 g，儿童每日 30～50 mg/kg，分 3～4 次服用，空腹口服较佳，肝功能和肾功能障碍者应减量。

【不良反应】

（1）不良反应少且轻微，多为胃肠道反应，如恶心、呕吐、腹胀、腹泻。

（2）少数可出现药物热、荨麻疹等过敏反应。

（3）可致碱性磷酸酶、胆红素、谷丙转氨酶和谷草转氨酶升高。

【注意事项】

（1）红霉素可渗入乳汁及透过胎盘屏障，孕妇、哺乳期妇女慎用。

（2）红霉素可使茶碱、卡马西平、华法林等药物的作用加强。

阿奇霉素 azithromycin

【药理作用】 阿奇霉素为半合成 15 元大环内酯类抗生素，口服生物利用度高，半衰期长，为 40～50 小时，组织浓度明显高于血液浓度。

阿奇霉素抗菌谱比红霉素广，抗菌活性较强，对衣原体、淋病奈瑟菌、支原体感染均有效。与红霉素比，阿奇霉素对流感嗜血杆菌、淋病奈瑟菌的作用强 4 倍，对军团菌的作用强

2 倍。

【临床应用】 主要用于呼吸道、皮肤、软组织及泌尿生殖器的感染。

【用法用量】 口服或静脉滴注。

（1）成人首日剂量 500 mg，以后每日 250 mg，每日 1 次。

（2）儿童 10 mg/kg，连服 3 日。

【不良反应】 主要为恶心、呕吐、腹痛、腹泻等胃肠道反应，偶见皮肤过敏反应。

【注意事项】 肝功能不全者应慎用，孕妇、哺乳期妇女慎用。

罗红霉素　roxithromycin

【药理作用】 罗红霉素为半合成 14 元环大环内酯类。抗菌谱及抗菌作用基本与红霉素相仿，对革兰氏阳性菌作用较红霉素略差，对嗜肺军团菌的作用较红霉素强，对肺炎衣原体、肺炎支原体、溶脲脲原体的作用与红霉素相仿或略强。

【临床应用】

（1）化脓性链球菌引起的咽炎及扁桃体炎。

（2）敏感菌所致鼻窦炎、中耳炎、急性支气管炎、慢性支气管炎急性细菌感染性加重。

（3）肺炎支原体或衣原体所致肺炎。

（4）沙眼衣原体引起的尿道炎和宫颈炎。

（5）敏感菌引起的皮肤及软组织感染。

【用法用量】 口服。

成人一次 150 mg，每日 2 次，空腹口服；也可一次给药 300 mg，每日 1 次。

【不良反应】

（1）主要为腹痛、腹泻、恶心、呕吐等胃肠道反应，发生率低于红霉素。

（2）偶见皮疹、瘙痒、头晕、头痛、急性间质性肾炎、急性嗜酸性粒细胞肺炎、胰腺炎、嗜酸性粒细胞增多、血小板增多等。

【注意事项】

（1）妊娠期妇女应充分权衡利弊后方能使用。

（2）本品低于 0.05% 的给药量被排入母乳，哺乳期妇女必须应用本品时须停止授乳。

（3）肝功能不全者慎用或减量应用。

七、林可霉素类

林可霉素类也称为林可酰胺类，有林可霉素和其半合成衍生物克林霉素 2 个品种，后者的体外抗菌活性较前者强 4 ～ 8 倍。林可霉素类主要用于厌氧菌和革兰氏阳性球菌所致各种感染，包括血流感染、肺炎、皮肤及软组织感染、骨关节感染、盆腔感染及腹腔感染，不良反应主要为胃肠道反应，腹泻较多，一般轻微。

克林霉素　clindamycin

【药理作用】 克林霉素抗菌谱和作用机制与林可霉素相同，但体外活性是林可霉素的 4 ～ 8 倍，对肺炎链球菌、其他链球菌属及葡萄球菌属等需氧菌和脆弱拟杆菌等多数厌氧菌具有良好的抗菌活性。

克林霉素口服后吸收完全，除脑脊液外，可以广泛分布于体液及组织中，尤其是骨组织、胆汁及尿液中。经肝代谢，部分代谢产物依然具有抗菌活性。肌内注射 2.5 小时浓度达峰值，静脉滴注 0.5 小时浓度可达峰值，可以维持有效抗菌浓度 8 小时。

【临床应用】 用于链球菌属、葡萄球菌属及厌氧菌（包括脆弱拟杆菌、产气荚膜梭菌、放线菌等）所致的中、重度感染，如吸入性肺炎、脓胸、肺脓肿、骨髓炎、腹腔感染、盆腔感染及败血症等。

【用法用量】 肌内注射或静脉滴注。

（1）成人：一日 0.6～1.2 g，分 2～4 次应用；严重感染时一日 1.2～2.4 g，分 2～4 次静脉滴注。

（2）4 周及 4 周以上小儿：一日 15～25 mg/kg，分 3～4 次应用；严重感染时一日 25～40 mg/kg，分 3～4 次应用。

本品肌内注射的用量 1 次不能超过 600 mg，超过此剂量应改为静脉给药。静脉给药速度不宜过快，600 mg 的本品应加入不少于 100 ml 的输液中，至少滴注 20 分钟。1 小时输入的药量不能超过 1200 mg。

【不良反应】

（1）胃肠道反应：常见恶心、呕吐、腹痛、腹泻等。

（2）血液系统：偶可发生白细胞减少、中性粒细胞减少、嗜酸性粒细胞增多和血小板减少等。

（3）过敏反应：可见皮疹、瘙痒等，偶见荨麻疹、血管神经性水肿和血清病反应等。

（4）肝、肾功能异常：如血清氨基转移酶升高、黄疸等。

【注意事项】 孕妇及哺乳期妇女慎用；对林可霉素过敏者禁用。

八、糖肽类

糖肽类（glycopeptides）抗生素的分子中含有糖及肽链结构，包括万古霉素、去甲万古霉素及替考拉宁。糖肽类具有如下特点：抗菌谱窄、抗菌作用强，属杀菌药，具有不同程度的肾毒性，主要用于对其敏感的多重耐药菌所致的重症感染。

万古霉素　vancomycin

【药理作用】 万古霉素抗菌谱较窄，对耐甲氧西林金黄色葡萄球菌（MRSA）、金黄色葡萄球菌、表皮葡萄球菌、化脓性链球菌、肺炎链球菌、难辨梭状芽孢杆菌等均有较强的抗菌活性，但是对革兰氏阴性菌无效。

万古霉素不可口服，也不可肌内注射。静脉给药后可广泛分布于大多数组织、体液中，但在胆汁中不能达有效抗菌浓度，不能迅速透过正常血脑屏障进入脑脊液中，但在脑膜发炎时可渗入脑脊液并达有效抗菌浓度。本药蛋白结合率约为 55%。成人消除半衰期平均为 6 小时。给药量中 80%～90% 在 24 小时内由肾小球滤过，经尿以原型排泄。

【临床应用】 主要用于耐甲氧西林金黄色葡萄球菌及其他革兰氏阳性菌所致的感染，如败血症、感染性心内膜炎、骨髓炎、肺炎、腹膜炎等。

【用法用量】 静脉滴注。

（1）成人每 6 小时 500 mg 或每 12 小时 1 g。

（2）老年人每 12 小时 500 mg 或每 24 小时 1 g。

（3）儿童每日 40 mg/kg，分 2～4 次静脉滴注。

（4）新生儿每日 10～15 mg/kg，分 2～3 次。

（5）肾功能不全患者应调整用药剂量，并密切监测肾功能。每次静脉滴注完成时间应在 60 分钟以上。

【不良反应】

（1）常见恶心、呕吐、腹泻、输液部位反应、皮疹等症状。

（2）偶见肝酶升高、肾功能损伤、耳毒性、休克等。

（3）输注过快时，可导致红人综合征。

【注意事项】

（1）肝肾功能损伤患者慎用，老年患者使用期间应监测肾功能。

（2）需监测血药浓度。

（3）注意输液浓度和静脉滴注速度，再次静脉滴注时应更换静脉滴注部位，防止血栓性静脉炎产生。

第三节　合成抗菌药物
Synthetic Antibacterial Agents

一、喹诺酮类

喹诺酮类分子中均含有吡啶酮的基本结构，又称吡啶酮酸类。根据药物的上市时间、抗菌活性等将喹诺酮类分为四代。

第一代喹诺酮类药物抗菌谱窄，仅对少数革兰氏阴性杆菌有效，易产生耐药性，如萘啶酸。

第二代抗菌谱有所扩大，抗菌活性有所提高，不良反应减少，主要用于尿路和肠道感染的治疗，如吡哌酸。

第三代为近年来合成的氟喹诺酮类衍生物，抗菌谱较广，抗菌活性高，对多数革兰氏阴性杆菌有较强抗菌作用，耐药性极少，口服吸收好，组织和体液中药物浓度高，不良反应轻微，目前在临床治疗中占有主导地位，如诺氟沙星、培氟沙星、氧氟沙星、环丙沙星等。

第四代为新氟喹喏酮类药物，吸收快，体内分布广，半衰期长，保留了第三代抗革兰氏阴性杆菌活性，又增强了抗革兰氏阳性杆菌活性，对厌氧菌、军团菌、支原体、衣原体亦有较强作用，现已上市应用的品种有莫西沙星、格帕沙星、克林沙星、加替沙星、曲伐沙星等。

左氧氟沙星　levofloxacin

【药理作用】　左氧氟沙星为第三代喹诺酮类抗菌药，是氧氟沙星的左旋体。口服后迅速且几乎完全被吸收，生物利用度达99%，口服后1～2小时血浆药物浓度达峰值，组织的分布浓度较好。半衰期为6～8小时，血清白蛋白结合率为24%～38%，大部分药物48小时内由尿中排出。

左氧氟沙星对大肠埃希菌、铜绿假单胞菌、肺炎克雷伯菌、阴沟肠杆菌、卡他莫拉菌、奇异变形杆菌、流感嗜血杆菌等革兰氏阴性菌有效，对金黄色葡萄球菌、表皮葡萄球菌、肺炎链球菌、化脓链球菌等革兰氏阳性菌有效，对肺炎支原体、肺炎衣原体、嗜肺军团菌等非典型病原体也有效。

【临床应用】　敏感菌所致的医院获得性肺炎、社区获得性肺炎、急性细菌性鼻窦炎、慢性支气管炎急性发作、慢性细菌性前列腺炎、复杂性尿路感染、急性肾盂肾炎、皮肤及软组织感染等。

【用法用量】　口服、静脉注射。

（1）成人每日1次，每次0.5 g，严重时可增加至每次0.75 g。

（2）应根据患者的肌酐清除率调整用药剂量。

【不良反应】

（1）偶见变态反应、肝毒性、血糖紊乱。

（2）常见头痛、头晕、恶心、呕吐、腹泻、皮疹等症状。

（3）偶见肌腱炎和肌腱破裂。输注过快可导致低血压。

【注意事项】

（1）不用于 18 岁以下患者。

（2）静脉给药 0.5 g 的输注时间不少于 60 分钟。

（3）患者用药期间应多补充水分，以阻止尿中药物浓度过高。

（4）口服制剂应与含镁抗酸剂、硫糖铝、铁离子、含锌制剂间隔至少 2 小时服用。

（5）既往有癫痫发作的患者应慎用。

（6）使用本品患者如出现严重腹泻应立即停药。

（7）妊娠及哺乳期妇女禁用。

（8）老年患者需监测肾功能。

环丙沙星　ciprofloxacin

【药理作用】　环丙沙星为第三代喹诺酮类药物，口服可吸收，生物利用度约为 52%，体内广泛分布，服药后 1.5 小时血药浓度达峰值，半衰期为 3 ～ 5 小时，大部分经肾排泄，少部分随粪便排出。

环丙沙星抗菌谱较广，抗菌活性一般比其他喹诺酮类强，对革兰氏阴性肠杆菌科细菌有极强抗菌活性。对淋病奈瑟菌、链球菌、军团菌、金黄色葡萄球菌、脆弱拟杆菌有良好抗菌作用。

【临床应用】　适用于敏感菌所引起的呼吸道、泌尿道、消化道、胆道、皮肤与软组织感染、败血症、腹腔及耳鼻喉科感染等。

【用法用量】

（1）口服：成人每次 250 ～ 500 mg，每日 2 次。

（2）静脉滴注：每次 100 ～ 200 mg，每日 2 次，滴注时间不少于 30 分钟，预先用等渗氯化钠或葡萄糖注射液稀释。

【不良反应】　偶见恶心、呕吐、腹泻、腹痛、眩晕、头痛、皮疹等，症状轻微。

【注意事项】

（1）孕妇、哺乳期妇女及未成年者不宜使用。

（2）不宜与抗酸药物、氨茶碱类药物同时使用。

莫西沙星　moxifloxacin

【药理作用】　莫西沙星为第四代氟喹诺酮类抗菌药，口服后迅速且几乎完全被吸收，生物利用度约 91%，在组织的分布浓度较好。口服药物不受饮食影响，口服后 0.5 ～ 4 小时达峰值，静脉滴注 1 小时后达血药浓度峰值。血清半衰期为 12 小时，血浆蛋白结合率为 45%，经过肾和胆汁代谢。

莫西沙星对铜绿假单胞菌及其他假单胞菌属，以及金黄色葡萄球菌、表皮葡萄球菌、化脓链球菌、肺炎链球菌、溶血葡萄球菌等革兰氏阳性菌有效，也对肺炎克雷伯菌、大肠埃希菌、卡他莫拉菌、流感嗜血杆菌、奇异变形杆菌等革兰氏阴性菌有效，同时还对大多数厌氧菌、肺炎支原体、肺炎衣原体、嗜肺军团菌等非典型病原体有效。

【临床应用】　成人敏感菌所致的上下呼吸道感染、复杂腹腔感染、皮肤和软组织感染等。

【用法用量】　口服和静脉注射均可。

成人每日 1 次，每次 0.4 g。

【不良反应】　常见不良反应有头痛、头晕、恶心、呕吐、腹泻、一过性肝酶升高，可有注射和输液部位反应，以及皮疹等症状。偶见肌腱炎和肌腱破裂。

【注意事项】

（1）18 岁以下儿童不宜使用。

（2）静脉给药 0.4 g 的输注时间为 90 分钟。

（3）妊娠期及哺乳期妇女禁用。

（4）发生过敏反应立即停药，予以相应治疗。

（5）既往有癫痫发作的患者应慎用。

（6）出现严重腹泻反应立即停药，采取相应治疗。

二、硝基咪唑类

硝基咪唑类药物具有抗多种厌氧的革兰氏阳性菌、革兰氏阴性菌和原虫的活性，特别是溶组织阿米巴、蓝氏贾第鞭毛虫和阴道毛滴虫。常见品种有甲硝唑、替硝唑、奥硝唑等。

甲硝唑 metronidazole

【药理作用】 甲硝唑口服吸收良好，体内分布广泛，给药后 1～2 小时血药浓度达峰值，可进入唾液、乳汁、肝脓肿的脓液中，也可透过血脑屏障进入脑脊液。半衰期为 6～12 小时，20% 以原型药排出，大部分经肾排泄，少量由皮肤及粪便排出。

甲硝唑有较好的抗滴虫和抗阿米巴作用，对革兰氏阳性、阴性厌氧菌和脆弱拟杆菌抗菌作用也较强，但对需氧菌无效。

【临床应用】

（1）抗阴道滴虫感染及治疗肠道、肠外阿米巴病。

（2）治疗各种厌氧菌引起的局部或系统感染，如腹腔、消化道、女性生殖系统、下呼吸道、皮肤和软组织、骨和关节感染及牙周感染（牙龈炎、牙周炎、冠周炎等）等。

【用法用量】

（1）口服：0.2～0.4 g，每日 2～4 次。

（2）静脉滴注：首剂 15 mg/kg，维持量 7.5 mg/kg，每 8～12 小时滴注 1 次，每次 1 小时内滴完。

【不良反应】

（1）常见消化道反应：如恶心、呕吐、厌食、腹痛等。

（2）过敏反应：如荨麻疹、皮肤瘙痒等。

（3）神经系统症状：如眩晕、共济失调、多发性神经炎等。

（4）可引起二重感染。

【注意事项】

（1）本品偶尔可致严重不良反应，如严重过敏反应。

（2）服药期间禁酒。

替硝唑 tinidazole

【药理作用】 替硝唑为新一代 5- 硝基咪唑衍生物，具有较强的抗原虫和抗厌氧菌作用。口服后比甲硝唑血药浓度更高，有效浓度持续时间更长，半衰期为 12～14 小时。

【临床应用】

（1）用于厌氧菌所致的各种感染，如牙周炎，腹部外科、皮肤和软组织、肺、胸感染等。

（2）阿米巴病、阴道毛滴虫病、蓝氏贾第鞭毛虫病。

（3）可用于口腔颌面部手术的预防用药。

【用法用量】 口服、静脉滴注或含漱。

（1）每日 2 g，分 1 ～ 2 次使用。

（2）用于手术预防用药时，术前 12 小时口服 2 g，手术中或手术后静脉滴注 1.5 g。

（3）口腔疾病辅助治疗时，将 2 ml 0.2% 替硝唑溶液溶于 50 ml 温水中，口腔含漱 1 分钟，一日 3 次。儿童剂量减半。

【不良反应】 同甲硝唑。

【注意事项】

（1）孕妇及哺乳期妇女禁用。

（2）有血液病史、器质性神经系统疾病史者禁用。

（3）服药期间禁酒。

奥硝唑　ornidazole

【药理作用】 类似于甲硝唑，对厌氧菌、阴道滴虫、阿米巴原虫和贾第鞭毛虫等有抑制、杀灭作用。

【临床应用】

（1）可用于厌氧菌所致的各种感染，如眼眶周围蜂窝织炎等。

（2）用于蓝氏贾第鞭毛虫病治疗。

（3）也适用于预防腹部手术后感染或破伤风等。

【用法用量】 口服或静脉滴注。

（1）治疗蓝氏贾第鞭毛虫病，按 40 mg/kg 口服，1 次顿服。每日 1 次，服药 1 ～ 2 日。

（2）预防腹部手术后感染，在手术前 1 小时静脉注射 500 mg，随后再用 3 日，每日 1 g。

【不良反应】 可引起头晕、头痛、胃肠道不良反应及变态反应。

【注意事项】 孕妇及哺乳期妇女禁用。

第四节　抗真菌药
Antifungal Drugs

抗真菌药是指具有抑制真菌生长、繁殖或杀死真菌作用的药物。根据化学结构的不同抗真菌药一般分为以下几类：①抗生素类，代表药物有两性霉素 B、制霉菌素、灰黄霉素等。灰黄霉素对浅部真菌有效，其他用于深部真菌感染。②嘧啶类，如氟胞嘧啶，毒性低，但抗真菌谱窄，易产生耐药性，常与两性霉素 B 联合应用治疗严重深部真菌感染。③唑类，如酮康唑、氟康唑、伊曲康唑等，此类药物发展较快，是临床抗真菌治疗的重要药物，具有抗真菌谱广，毒性低，可口服等特点。④丙烯胺类，如特比奈芬、萘替芬，是近年来开发的一类高效治疗浅部真菌感染的药物，不良反应少。

制霉菌素　nystatin

【药理作用】 制霉菌素属于多烯类抗生素类抗真菌药，口服不吸收，几乎全部随粪便排出。皮肤黏膜局部应用不吸收。

制霉菌素有广谱抗真菌作用，对念珠菌的抗菌活性最高，对曲霉菌、隐球菌、粗球孢子菌、皮炎芽生菌、组织胞浆菌有效，但是对全身真菌感染无效。

【临床应用】 用于念珠菌引起的消化道、口腔、阴道、皮肤等念珠菌感染。

【用法用量】

（1）用于消化道念珠菌病时，口服，一次 50 万 ～ 100 万 U，每日 3 次。

（2）用于口腔念珠菌病感染时，含服片剂至完全溶解，一次 50 万～ 100 万 U，每日 3 次。

（3）用于皮肤念珠菌病时，外用，取适量混悬液涂于患处，一日 2 ～ 3 次。

【不良反应】　可发生恶心、呕吐、腹泻等消化道反应。

【注意事项】　不宜用于深部真菌感染的治疗。

氟康唑　fluconazole

【药理作用】　氟康唑为氟代三唑类抗真菌药，口服吸收好，体内分布广泛，在组织液及体液中的浓度是血药浓度的 1 ～ 2 倍，可透过血脑屏障，血浆蛋白结合率为 11% ～ 12%，消除半衰期约 30 小时，大部分以原型从肾排出。

氟康唑具有广谱抗真菌作用，对浅、深部真菌均有较好的抗菌活性，特别是念珠菌、隐球菌，但对曲菌的作用较差，体外抗菌活性不及酮康唑。

【临床应用】　口服或静脉滴注。

（1）慢性皮肤黏膜念珠菌感染、获得性免疫缺陷综合征（又称艾滋病，AIDS）患者口咽部念珠菌感染。

（2）酮康唑疗效不佳的真菌感染。

（3）深部真菌所致的各种感染。

【用法用量】　口服或静脉滴注。

（1）皮肤黏膜念珠菌感染：每日 50 ～ 100 mg，疗程 7 ～ 14 日。

（2）严重深部真菌感染：首剂 400 mg，之后每日 200 ～ 400 mg。

【不良反应】

（1）轻度胃肠道反应。

（2）皮疹等过敏反应。

（3）头痛、头晕、失眠等神经系统反应。

（4）一过性血清氨基转移酶及血肌酐值升高。

【注意事项】

（1）对本品及同类药物过敏者禁用。

（2）用药期间需检查肝、肾功能。

伊曲康唑　itraconazole

【药理作用】　伊曲康唑为三唑类抗真菌药，口服吸收好，脂溶性强，99% 与血浆蛋白结合，分布广泛，在肺、肾、上皮等组织中浓度较高。多次给药，半衰期可长达 30 小时，经肝代谢，代谢产物 50% 从粪便排出，35% 从尿中排出。

伊曲康唑抗真菌谱广，对浅部、深部真菌均有抗菌活性。

【临床应用】

（1）深部真菌感染：如芽生菌病、组织胞浆菌病、类球孢子菌病、孢子丝菌病、副球孢子菌病等。

（2）浅部真菌感染：如体癣、股癣、手足癣、甲真菌病、头癣、花斑癣等。

【用法用量】　口服。

（1）体癣、股癣：每日 200 mg，连用 1 周。

（2）花斑癣、皮肤念珠菌病：每日 200 mg，连用 1 周。

（3）手足癣：每日 200 mg，连用 2 ～ 4 周。

（4）深部真菌感染：视病情而定，不少于每日 200 mg。

【不良反应】

（1）胃肠道反应：如恶心、呕吐、腹痛、腹泻等。

（2）可见头痛、头晕、嗜睡、瘙痒、皮疹等。

【注意事项】 妊娠期妇女禁用。

特比萘芬 terbinafine

【药理作用】 特比萘芬为丙烯胺类抗真菌药，对皮肤癣菌，如镰孢菌、曲霉菌、其他丝状真菌均有较好抑菌活性，对许多丝状真菌包括毛霉属在内有杀菌效应，其中菌丝型较酵母型敏感，对念珠菌属抗菌效果不如对皮肤癣菌强。

【临床应用】

（1）用于浅部真菌感染。

（2）对甲癣治愈率达 90%。

【用法用量】

（1）口服：足（甲）癣连用 4 ～ 6 周，每日 250 mg；孢子丝菌病连用 8 ～ 10 周，每次 250 mg，每日 2 次。

（2）外用：1% 霜剂，每日 2 次，体、股癣连用 1 ～ 2 周，手足癣连用 2 ～ 4 周。

【不良反应】 不良反应轻微，主要为胃肠道反应、头痛，少见肝炎和皮疹。

第五节　抗菌药物的合理使用
Rational Use of Antibacterial Agents

抗菌药物是临床上应用最广、同时又较容易滥用的一类药物。抗菌药物在治愈患者并挽救了许多患者生命的同时，也出现了由于抗菌药物不合理应用导致的不良后果，如不良反应增多、细菌耐药性增长、治疗失败等，给患者健康乃至生命造成重大影响。

一、抗菌药物治疗性应用的基本原则

（一）诊断为细菌性感染者方有指征应用抗菌药物

根据患者的症状、体征、实验室检查或放射、超声等影像学结果，诊断为细菌、真菌感染者方有指征应用抗菌药物；由结核分枝杆菌、非结核分枝杆菌、支原体、衣原体、螺旋体、立克次体及部分原虫等病原微生物所致的感染亦有指征应用抗菌药物。缺乏细菌及上述病原微生物感染的临床或实验室证据，诊断不能成立者，以及病毒性感染者，均无应用抗菌药物指征。

（二）尽早查明感染病原，根据病原种类及药物敏感试验结果选用抗菌药物

抗菌药物品种的选用，原则上应根据病原菌种类及病原菌对抗菌药物敏感性，即细菌药物敏感试验（以下简称药敏试验）的结果而定。因此有条件的医疗机构，对临床诊断为细菌性感染的患者应在开始抗菌治疗前，及时留取相应合格标本（尤其血液等无菌部位标本）送病原学检测，以尽早明确病原菌和药敏试验结果，并据此调整抗菌药物治疗方案。

（三）抗菌药物的经验治疗

对于临床诊断为细菌性感染的患者，在未获知细菌培养及药敏试验结果前，或无法获取培养标本时，可根据患者的感染部位、基础疾病、发病情况、发病场所、既往抗菌药物用药史及其治疗反应等推测可能的病原体，并结合当地细菌耐药性监测数据，先给予抗菌药物经验治疗。待获知病原学检测及药敏试验结果后，结合先前的治疗反应调整用药方案；对培养结果阴性的患者，应根据经验治疗的效果和患者情况采取进一步诊疗措施。

（四）按照药物的抗菌作用及其体内过程特点选择用药

各种抗菌药物的药效学和人体药动学特点不同，因此各有不同的临床适应证。临床医师应根据各种抗菌药物的药学特点，按临床适应证正确选用抗菌药物。

（五）综合患者病情、病原菌种类及抗菌药物特点制订抗菌治疗方案

根据病原菌、感染部位、感染严重程度和患者的生理、病理情况及抗菌药物药效学和药动学证据制订抗菌治疗方案，包括抗菌药物的选用品种、剂量、给药次数、给药途径、疗程及联合用药等。在制订治疗方案时应遵循下列原则。

1. 品种选择 根据病原菌种类及药敏试验结果尽可能选择针对性强、窄谱、安全、价格适当的抗菌药物。进行经验治疗者可根据可能的病原菌及当地耐药状况选用抗菌药物。

2. 给药剂量 一般按各种抗菌药物的治疗剂量范围给药。治疗重症感染（如血流感染、感染性心内膜炎等）和抗菌药物不易达到的部位的感染（如中枢神经系统感染等），抗菌药物剂量宜较大（治疗剂量范围高限）；而治疗单纯性下尿路感染时，由于多数药物尿药浓度远高于血药浓度，则可应用较小剂量（治疗剂量范围低限）。

3. 给药途径

（1）对于轻、中度感染的大多数患者，应予口服治疗，选取口服吸收良好的抗菌药物品种，不必采用静脉或肌内注射给药。

（2）仅在下列情况下可先予以注射给药：①不能口服或不能耐受口服给药的患者（如吞咽困难者）；②患者存在明显可能影响口服药物吸收的情况（如呕吐、严重腹泻、胃肠道病变或肠道吸收功能障碍等）；③所选药物有合适抗菌谱，但无口服剂型；④需在感染组织或体液中迅速达到高药物浓度以达杀菌作用者（如感染性心内膜炎、化脓性脑膜炎等）；⑤感染严重、病情进展迅速，需给予紧急治疗的情况（如血流感染、重症肺炎患者等）；⑥患者对口服治疗的依从性差。肌内注射给药时难以使用较大剂量，其吸收也受药动学等众多因素影响，因此只适用于不能口服给药的轻、中度感染者，不宜用于重症感染者。

接受注射用药的感染患者经初始注射治疗病情好转并能口服时，应及早转为口服给药。

（3）抗菌药物的局部应用宜尽量避免：皮肤黏膜局部应用抗菌药物后，很少被吸收，在感染部位不能达到有效浓度，反而易导致耐药菌产生，因此治疗全身性感染或脏器感染时应避免局部应用抗菌药物。

（4）抗菌药物的局部应用只限于少数情况：①全身给药后在感染部位难以达到有效治疗浓度时加用局部给药作为辅助治疗（如治疗中枢神经系统感染时某些药物可同时鞘内给药，包裹性厚壁脓肿脓腔内注入抗菌药物等）；②眼部及耳部感染的局部用药等；③某些皮肤表层及口腔、阴道等黏膜表面的感染可采用抗菌药物局部应用或外用，但应避免将主要供全身应用的品种作局部用药。局部用药宜采用刺激性小、不易吸收、不易导致耐药性和过敏反应的抗菌药物。青霉素类、头孢菌素类等较易产生过敏反应的药物不可局部应用。氨基糖苷类等耳毒性药不可局部滴耳。

4. 给药次数 为保证药物在体内能发挥最大药效，杀灭感染灶病原菌，应根据药动学和药效学相结合的原则给药。青霉素类、头孢菌素类和其他 β-内酰胺类、红霉素、克林霉素等时间依赖性抗菌药，应一日多次给药。氟喹诺酮类和氨基糖苷类等浓度依赖性抗菌药可一日给药1次。

5. 疗程 抗菌药物疗程因感染不同而异，一般宜用至体温正常、症状消退后72～96小时，有局部病灶者需用药至感染灶控制或完全消散。

6. 抗菌药物的联合应用 单一药物可有效治疗的感染不需联合用药，仅在下列情况时有指征联合用药。

（1）病原菌尚未查明的严重感染，包括免疫缺陷者的严重感染。

（2）单一抗菌药物不能控制的严重感染，需氧菌及厌氧菌混合感染，2种及2种以上复数菌感染，以及多重耐药菌或泛耐药菌感染。

（3）需长疗程治疗，但病原菌易对某些抗菌药物产生耐药性的感染，如某些侵袭性真菌病；或病原菌含有不同生长特点的菌群，需要应用不同抗菌机制的药物联合使用，如结核和非结核分枝杆菌。

（4）毒性较大的抗菌药物，联合用药时剂量可适当减少，但需有临床资料证明其同样有效。如两性霉素B与氟胞嘧啶联合治疗隐球菌脑膜炎时，前者的剂量可适当减少，以减少其毒性反应。

联合用药时宜选用具有协同或相加作用的药物联合，如青霉素类、头孢菌素类或其他β-内酰胺类与氨基糖苷类联合。联合用药通常采用2种药物联合，3种及3种以上药物联合仅适用于个别情况，如结核病的治疗。此外必须注意联合用药后药物不良反应亦可能增多。

二、围手术期抗菌药物的预防性应用

（一）预防用药目的

围手术期抗菌药物预防用药，主要是预防手术部位感染，包括浅表切口感染、深部切口感染和手术所涉及的器官或腔隙感染，但不包括与手术无直接关系的、术后可能发生的其他部位感染。

（二）预防用药原则

围手术期抗菌药物预防用药，应根据手术切口类别、手术创伤程度、可能的污染细菌种类、手术持续时间、感染发生机会和后果严重程度、抗菌药物预防效果的循证医学证据、对细菌耐药性的影响和经济学评估等因素，综合考虑决定是否预防用抗菌药物。但抗菌药物的预防性应用并不能代替严格的消毒、灭菌技术和精细的无菌操作，也不能代替术中保温和血糖控制等其他预防措施。

1.清洁手术（Ⅰ类切口）　手术脏器为人体无菌部位，局部无炎症、无损伤，也不涉及呼吸道、消化道、泌尿生殖道等人体与外界相通的器官。手术部位无污染，通常不需预防用抗菌药物。但在下列情况时可考虑预防用药。

（1）手术范围大、手术时间长、污染机会增加；

（2）手术涉及重要脏器，一旦发生感染将造成严重后果者，如头颅手术、心脏手术等；

（3）异物植入手术，如人工心瓣膜植入、永久性心脏起搏器放置、人工关节置换等；

（4）有感染高危因素，如高龄、糖尿病、免疫功能低下（尤其是接受器官移植者）、营养不良等。

2.清洁-污染手术（Ⅱ类切口）　手术部位存在大量人体寄殖菌群，手术时可能污染手术部位引致感染，故此类手术通常需预防用抗菌药物。

3.污染手术（Ⅲ类切口）　已造成手术部位严重污染的手术。此类手术需预防用抗菌药物。

4.污秽-感染手术（Ⅳ类切口）　在手术前即已开始治疗性应用抗菌药物，术中、术后继续，此类用药不属预防应用范畴。

（三）抗菌药物品种选择

1.根据手术切口类别、可能的污染菌种类及其对抗菌药物敏感性、药物能否在手术部位达到有效浓度等综合考虑。

2.选用对可能的污染菌针对性强、有充分的预防有效的循证医学证据、安全、使用方便及价格适当的品种。

3.应尽量选择单一抗菌药物预防用药，避免不必要的联合使用。预防用药应针对手术路径中可能存在的污染菌。如头颈、四肢软组织手术和骨科手术等经皮肤的手术，通常选择针对金黄色葡萄球菌的抗菌药物。

4.头孢菌素过敏者，针对革兰氏阳性菌可用万古霉素、去甲万古霉素、克林霉素；针对革兰氏阴性杆菌可用氨曲南、磷霉素或氨基糖苷类。

5.不应随意选用广谱抗菌药物作为围手术期预防用药。鉴于国内大肠埃希菌对氟喹诺酮类药物耐药率高，应严格控制氟喹诺酮类药物作为外科围手术期预防用药。

（四）给药方案

1.给药方法　给药途径大部分为静脉输注，仅有少数为口服给药。静脉输注应在皮肤、黏膜切开前 0.5 ～ 1 小时内或麻醉开始时给药，在输注完毕后开始手术，保证手术部位暴露时局部组织中抗菌药物已达到足以杀灭手术过程中沾染细菌的药物浓度。万古霉素或氟喹诺酮类等由于需输注较长时间，应在手术前 1 ～ 2 小时开始给药。

2.预防用药维持时间　抗菌药物的有效覆盖时间应包括整个手术过程。手术时间较短（＜ 2 小时）的清洁手术术前给药一次即可。如手术时间超过 3 小时或超过所用药物半衰期的 2 倍以上，或成人出血量超过 1500 ml，术中应追加一次。清洁手术的预防用药时间不超过 24 小时。清洁-污染手术和污染手术的预防用药时间亦为 24 小时，污染手术必要时延长至 48 小时。过度延长用药时间并不能进一步提高预防效果，且预防用药时间超过 48 小时，耐药菌感染机会增加。

三、口腔、颌面部感染时抗菌药物的应用

（一）口腔感染

口腔感染主要为口腔正常菌群和某些致病菌（如厌氧菌、甲型溶血性链球菌和白念珠菌等）的混合感染。包括牙周围组织感染，如牙周炎、冠周炎、急性根尖周炎、干槽症、急性牙周脓肿等，以及口腔黏膜真菌感染。

1.治疗原则

（1）以局部治疗为主，如清除牙石、菌斑，冲洗局部，炎症产物引流（开髓、牙周袋引流、切开等）等，并注意口腔卫生，抗菌治疗为辅助治疗。

（2）局部严重红、肿、热、痛，伴有发热等全身症状者或患有糖尿病等基础疾病者可短期口服抗菌药物 3 ～ 7 天。

（3）必要时可局部使用抗菌药物。

2.经验治疗　口腔感染的经验治疗见表 8-1。

表 8-1　口腔感染的经验治疗

口腔感染	宜选药物	可选药物	备注
牙周炎、冠周炎	阿莫西林或阿莫西林 / 克拉维酸 甲硝唑	青霉素，大环内酯类	有青霉素过敏史者慎用 β - 内酰胺类
急性根尖周炎	阿莫西林或阿莫西林 / 克拉维酸 甲硝唑	大环内酯类，克林霉素	
干槽症			局部处理
急性牙周脓肿	阿莫西林或阿莫西林 / 克拉维酸 甲硝唑	头霉素类，克林霉素	

（二）颌面部感染

颌面部感染大多是需氧菌和厌氧菌的混合感染，主要的病原菌有葡萄球菌属、链球菌属、肠杆菌科细菌，或消化链球菌、普雷沃菌、梭形杆菌等厌氧菌；偶有铜绿假单胞菌等。颜面部疖、痈的病原菌主要是金黄色葡萄球菌。应注意鉴别颌面部分枝杆菌、放线菌、螺旋体等特异性感染。

1. 治疗原则

（1）尽早进行血液和脓液的病原微生物检查和药敏试验。

（2）根据感染的来源和临床表现等推断可能的病原菌，尽早开始抗菌药物的经验治疗。

（3）获知病原菌检查结果后，结合治疗反应调整用药。

（4）及时进行脓液引流，感染控制后给予局部处理。

2. 病原治疗　颌面部感染的病原治疗见表 8-2。

表 8-2　颌面部感染的病原治疗

病原	宜选药物	可选药物	备注
甲氧西林敏感金黄色葡萄球菌	耐酶青霉素	第一代头孢菌素	面部疖、痈严禁局部挤压和热敷
甲氧西林耐药金黄色葡萄球菌	糖肽类 ± 磷霉素或利福平	利奈唑胺，替加环素	
A 组溶血性链球菌	青霉素，氨苄西林，阿莫西林	第一代头孢菌素	
肠杆菌科细菌	第二代或第三代头孢菌素	氟喹诺酮类，碳青霉烯类	注意耐药情况
厌氧菌	克林霉素，甲硝唑	氨苄西林 / 舒巴坦，阿莫西林 / 克拉维酸	
铜绿假单胞菌	具有抗铜绿假单胞菌作用的 β - 内酰胺类	环丙沙星 ± 氨基糖苷类，碳青霉烯类	

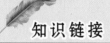

知识链接

住院患者抗菌药物使用强度

住院患者抗菌药物使用强度是反映医疗机构住院患者抗菌药物使用情况的重要指标，表示住院患者平均每日每百张床位所消耗抗菌药物的 DDD 数。住院患者抗菌药物使用强度 = 住院患者抗菌药物使用量（累计 DDD 数）×100/ 同期住院患者床日数。

说明：

（1）DDD 即限定日剂量（defined daily dose，DDD），是指一个药品以主要适应证用于成年人的维持日剂量。DDD 值来源于 WHO 药物统计方法学合作中心提供的药品的解剖学治疗学化学（anatomical therapeutic chemical，ATC）分类索引。对于未给出明确 DDD 值的抗菌药物，参照国家卫生健康委员会抗菌药物临床应用监测网提供的数据。

（2）住院患者床日数＝平均住院天数 × 同期出院患者总数。

Summary

Because of locating at the starting point of digestive tract and respiratory tract and being communicated with the outside world, oral and maxillofacial region is easy to breed and reproduce bacteria, thus causing infection. Meanwhile, oral and maxillofacial surgery perioperative surgery has a lot of relevant requirements for preventing infection. Both cause the need and necessary to use various antibacterial medicines. To meet the different clinical needs and reduce the drug resistance in clinical practice, we must master the characteristics of these medicines, especially the commonly used antibiotics. Only this, we can choose the appropriate antibacterial medicine and the reasonable medicine regimen.

参考文献

［1］陈新谦，金有豫，汤光 . 新编药物学［M］. 18 版 . 北京：人民卫生出版社，2018.

［2］中国国家处方集编委会 . 中国国家处方集［M］. 北京：人民军医出版社，2011.

［3］国家药典委员会 . 中华人民共和国药典临床用药须知（2015 年版）［M］. 北京：中国医药科技出版社，2017.

［4］国家卫生计生委办公厅，国家中医药管理局办公室，解放军总后勤部卫生部药品器材局 . 抗菌药物临床应用指导原则（2015 年版）［EB/OL］.（2015-7-24）［2021-10-15］. http://www.gov.cn/xinwen/2015-08/27/content_2920799.htm.

［5］国家卫生计生委医政医管局，国家卫生计生委合理用药专家委员会 . 国家抗微生物治疗指南［M］. 2 版 . 北京：人民卫生出版社，2017.

［6］Oomens M A E M, Verlinden C R A, Goey Y, et al. Prescribing antibiotic prophylaxis in orthognathic surgery: A systematic review［J］. International journal of oral and maxillofacial surgery, 2014, 43（6）：725-731.

［7］Ghantous Y, Araidy S, Yaffe V, et al. The efficiency of extended postoperative antibiotic prophylaxis in orthognathic surgery: a prospective, randomized, double-blind, placebo-controlled clinical trial［J］. Journal of cranio-maxillo-facial surgery, 2019, 47（2）：228-232.

（郭志刚　郑利光）

第九章　局部麻醉药

Local Anesthetics

局部麻醉药的发现及临床应用是现代医学最重要的进展之一。局部麻醉药在口腔临床应用广泛，此类药物为镇痛和临床无痛操作提供了便利。但由于患者的病理生理状况及遗传特质千差万别，在局部麻醉药品种选择、剂量或使用方法中存在不当之处，就可能造成中毒及多种不良反应，严重者不仅可能迅速演变为严重的临床急症，甚至危及生命。口腔医学生应熟悉常用局部麻醉药的药理学特点、剂量、常见不良反应，关注其与其他常用药物的相互作用和研究进展。

第一节　局部麻醉药概述
Overview of Local Anesthetics

局部麻醉药（local anesthetics）是一种能暂时、完全和可逆地阻滞神经传导功能的药物。它首先抑制触觉、压觉和痛觉，在浓度增加时也能抑制运动神经的功能。人们最早发现的具有局部麻醉效果的药物是 1860 年从南美洲古柯树叶提取的生物碱可卡因，在研究其分子结构最终确定活性基团的基础上，1904 年首先合成了普鲁卡因。在迄今百年的时间内已合成了数十种具有不同特点的局部麻醉药。

一、分类

局部麻醉药的化学结构一般分为三部分：亲脂性的芳香环、中间链接部分和亲水性的胺基。根据其中间链为酯链或酰胺键则可将局部麻醉药分为酯类（esters）和酰胺类（amides）。但也有少数局部麻醉药例外。属于酯类局部麻醉药的有普鲁卡因、丁卡因、可卡因等，目前临床上常用的是普鲁卡因和丁卡因；属于酰胺类的局部麻醉药有利多卡因、阿替卡因、丁哌卡因、甲哌卡因、罗哌卡因等，目前临床上常用的有利多卡因、阿替卡因、甲哌卡因。酯类局部麻醉药在体内大部分被血浆中的酯酶水解，部分在肝内代谢，有可能形成半抗原从而引起过敏反应；酰胺类均在肝内降解，其代谢产物没有明显药理作用。代谢产物一般由肾排出。

二、药理作用

局部麻醉药的作用机制与可逆性地封闭细胞膜上 Na^+ 通道从而抑制神经细胞膜去极化有关。在神经细胞接受刺激时，其神经细胞膜上的微孔变大，对 Na^+ 通透性增强，Na^+ 大量流入细胞内，出现去极化，当去极化达到一定的程度时，产生动作电位。局部麻醉药脂溶性芳香环部分可透入神经细胞膜，与膜的 Na^+ 通道内口某些位点形成可逆性结合，使 Na^+ 通道糖基蛋白质跨膜结构内侧的构象发生变化，影响 Na^+ 流入细胞内，阻断去极化，影响冲动的产生与传导。但是对这些位点的精确定位及是否所有局部麻醉药作用于共同位点尚待深入研究。

局部麻醉药分子的化学结构是决定其脂溶性（lipid solubility）、蛋白结合率（degree of protein binding）和解离度等重要理化性质的化学基础。改变局部麻醉药的理化性质可使其作用强度、显效时间、作用持续时间发生变化。一般而言，麻醉强度与药物脂溶性成正比。蛋白结合率高的局部麻醉药，麻醉时效也长。

三、临床应用

局部麻醉是使用局部麻醉药在身体的一定区域，通过可逆性地阻滞神经传导，产生感觉丧失和阻止肌肉活动。口腔常用的局部麻醉方法有表面麻醉、浸润麻醉、神经传导阻滞等。通过麻醉药物的离子渗透作用，抑制或阻断周围神经或分支神经的冲动和传导，起到镇痛的作用。

1. 表面麻醉　用于黏膜破溃引起的疼痛、黏膜脱落细胞学检查、黏膜下脓肿切开、松动牙拔除、上颌窦手术前的下鼻道黏膜麻醉、咽部及舌根软腭治疗时防止患者恶心呕吐等。可将麻醉药物溶于液体中，令患者含漱数分钟后吐出；也可加入赋形剂，如甘油、矿物油、纤维素等，混合制成凝胶或糊剂，以延长药物在局部的停留时间。在用表面麻醉药反复涂抹和喷雾时，要注意药量，尤其用丁卡因时不要过量。

2. 浸润麻醉　表浅的浸润麻醉用于脓肿切开、外伤清创缝合、黏膜小肿物切除或取活检等手术。骨膜上浸润麻醉用于上颌前牙、上颌前磨牙、下颌前牙和乳牙的牙髓治疗，牙槽骨手术和某些牙周手术。浸润麻醉也可用于颞下颌关节的封闭治疗。

3. 阻滞麻醉　用于口腔颌面部手术、牙周手术、牙髓治疗等。局部麻醉药中加入 1：10 万或 1：20 万肾上腺素可延长麻醉时间、减少手术区出血和麻醉药的吸收。当单纯用黏膜下浸润或阻滞麻醉对牙髓的镇痛效果不全时，可加用牙周膜内注射法。

4. 冷冻麻醉　适用于浅表而局限的脓肿切开。

四、麻醉效果影响因素

1. 剂量和浓度　局部麻醉药的剂量和浓度对神经阻滞的显效快慢、麻醉强度和作用持续时间均有正性增强作用。但在临床应用中，还必须重视各种局部麻醉药的最大剂量，以避免过量引起的毒性反应。

2. 缩血管药　大多数注射用局部麻醉药都可使注射区域局部血管舒张，而区域局部血管舒张可导致血液灌注增加，使注射部位的麻醉药迅速扩散，麻醉时间缩短，增加了麻醉需要浓度，容易造成药物过量，从而引起毒性反应。局部麻醉药液中加入适量缩血管药，通过减少血液对局部麻醉药的吸收，使神经细胞膜处药量增加，从而达到增强麻醉强度、延长时效和减少毒性反应的目的。局部浸润麻醉时缩血管药还可减少出血，使术野清晰。肾上腺素、去甲肾上腺素、苯赖加压素都是局部麻醉药中常用的缩血管药，国内最常用的缩血管药为肾上腺素。肾上腺素与局部麻醉药液的比例为 1：（10 万～ 20 万）（1 mg 肾上腺素中加入 100 ～ 200 ml 局部麻醉药液），局部浸润麻醉时以 1：20 万为宜，肾上腺素最大剂量不得超过 200 μg。肾上腺素可能会引起部分患者出现如头晕、心动过速、焦虑、烦躁、肌肉震颤等不良反应，应注意与局部麻醉药引起的毒性反应相区别。目前口腔临床最常用的含缩血管药的局部麻醉药包括阿替卡因肾上腺素注射液（含肾上腺素 1/10 万）及盐酸甲哌卡因肾上腺素注射液（含肾上腺素 1/10 万）。

3. 注药部位　由于神经、血管的组织结构及解剖特点不同，因此应用局部麻醉药时，其使用剂量、起效时间、麻醉效果也可不同。

4. pH 常用局部麻醉药制剂均为能溶于水的复合盐，在水溶液中存在已解离的阳离子和未解离的碱基两种形式。碱基具有脂溶性，进入细胞膜的局部麻醉药分子多少取决于其碱基的浓度。pH 的变化可改变局部麻醉药在溶液中碱基和阳离子浓度比例。pH 升高，碱基浓度增加，局部麻醉作用增强。

5. 局部麻醉药联合应用和剂型 临床也可用两种局部麻醉药混合液，利用不同局部麻醉药的优缺点相互补偿，以达到更好的临床效果。一般都以起效快的短效药与起效慢的长效药联合。在术后控制疼痛或处理神经性疼痛疾患时，需要局部镇痛效果保持尽量长的时间，这就需要加大给药频次来保持有效的血药浓度，但伴随剂量过大又可能导致严重不良反应的出现。目前在设计缓释给药系统延缓局部麻醉药的体内释放方面已经取得重大进展，如将局部麻醉药分子包封在某些介质内，这样既适当延长局部麻醉药的镇痛效果，减少了循环吸收，同时又降低了不良反应的概率。已有实验表明如采用微球技术缓释利多卡因、丁哌卡因等，以卵磷脂为载体制备丁卡因微晶注射剂等，可长时间维持局部麻醉效果。

五、不良反应

局部麻醉药的作用并不只限于局部，局部麻醉药被吸收进入血液循环或直接注入血液循环时，可影响中枢神经系统、心血管系统及其他器官的功能，其影响的程度和性质取决于单位时间内进入血液循环的局部麻醉药的剂量。

1. 中枢神经系统不良反应 中枢神经系统局部麻醉药中毒，轻度兴奋表现为面色潮红、多语、心率加快，加重后表现为呼吸加深加快，缺氧症状明显，可导致眩晕、肌张力剧增、烦躁不安、精神错乱、肌肉震颤甚至痉挛性惊厥。如持续蓄积后药物浓度升高，兴奋通道可被抑制，从而产生中枢神经系统抑制，导致嗜睡、昏迷及呼吸系统抑制。

2. 心血管系统不良反应 局部麻醉药对心血管系统可引起心肌收缩力减弱、收缩时相改变、心搏微弱、心排血量降低、传导速度下降、室性期前收缩增多、心室颤动、节前纤维麻痹、外周血管舒张造成血压降低，严重时可导致循环衰竭。

3. 其他不良反应 本类药物可致过敏反应、高铁血红蛋白血症等。过敏反应可表现为皮疹、血管神经性水肿、关节疼痛、支气管痉挛、血压下降，甚至引起心搏骤停。高铁血红蛋白达 30% 以上时，因可能会危及患者生命，应按急诊处理。

六、注意事项

1. 患者知情同意 局部麻醉前应详细询问患者既往用药史、疾病史及药物过敏史，向患者解释使用局部麻醉药的风险，在患者知情同意的情况下使用。

2. 实施局部麻醉时的体位 因大多数老年人心、脑功能不够健全，易发生晕厥，而半卧位可改善脑供血，减轻心脏负荷，减少晕厥发生，因此老年人进行局部麻醉时宜采取半卧位。但半卧位局部麻醉或手术时，要特别提防误吸或误吞。

3. 局部麻醉药的使用 老年人局部麻醉最好不选用缩血管药。进行拔牙等口腔小手术时通常采用 2% 利多卡因制剂进行传导麻醉，较大范围浸润麻醉可应用浓度为 0.25%、0.5%、1% 的利多卡因溶液。对老年人使用含肾上腺素的局部麻醉药时需十分谨慎。因肾上腺素可影响心、脑血管功能，应选用较低浓度的肾上腺素。使用时应该掌握局部麻醉药的剂量，注射前一定要回抽，避免误入血管，注射时缓慢推注。在实施局部麻醉过程中，应密切观察患者心血管功能的变化。

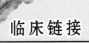

局部麻醉分类

1. 表面麻醉 利用渗透作用强的局部麻醉药与局部黏膜接触，使其透过黏膜而阻滞浅表神经末梢的一种麻醉方法。

2. 浸润麻醉 将局部麻醉药注射于手术区组织内麻醉神经末梢，使该组织无痛的麻醉方法。

3. 阻滞麻醉 也称为"传导麻醉"，是将局部麻醉药注射至神经干周围，暂时地阻断神经末梢传入的刺激，使该神经分布的区域产生麻醉效果。

4. 冷冻麻醉 应用沸点低而极易挥发的药物喷洒于局部组织，借局部温度迅速蒸发，使局部组织温度骤然下降，削弱神经的传导功能，从而达到局部镇痛的目的。

第二节 常用局部麻醉药
Commonly Used Local Anesthetics

利多卡因 lidocaine

【药理作用】 利多卡因为中效酰胺类局部麻醉药和Ⅰb类抗心律失常药，可穿透黏膜。作为局部麻醉药，麻醉强度大、起效快、弥散力强。局部麻醉作用较普鲁卡因强，维持时间比它长1倍，毒性也相应加大。此外，利多卡因具有抗心律失常作用。

利多卡因注射给药组织分布快而广，能透过血脑屏障和胎盘。药物从局部消除约需2小时，加肾上腺素可延长其作用时间。大部分先经肝微粒体酶降解为仍有局部麻醉作用的脱乙基中间代谢物单乙基甘氨酰胺二甲苯，毒性增高，再经酰胺酶水解，经尿排出。约10%以原型排出，少量出现在胆汁中。

【临床应用】 用于表面麻醉、浸润麻醉和阻滞麻醉。

（1）表面麻醉：如用于口腔大面积溃疡或糜烂、黏膜疼痛患者，极松动的乳牙拔除等。

（2）浸润麻醉：如用于软组织手术、牙槽外科小手术、颏下颌关节封闭治疗等。

（3）阻滞麻醉：如用于拔牙、牙槽突手术、牙周手术、牙治疗、原发性三叉神经痛等。

【用法用量】

（1）表面麻醉：黏膜疼痛或拔除极松动的牙齿时，取医用棉球，蘸取2%利多卡因溶液成饱和状态，贴敷于患区表面，1分钟后起效，约可持续15分钟；或用2%本品溶液含漱，一次10 ml，含漱2~3分钟，一日3次，餐前使用。

（2）浸润麻醉：用于软组织和牙槽突小手术时，用0.25%~0.5%的浓度，一次适量；用于拔牙、牙髓治疗、牙槽突手术、牙周治疗等时，骨膜浅面注射，用1%~2%的浓度，一次0.5~2 ml。

（3）阻滞麻醉：用于拔牙、牙槽突手术、牙髓治疗时，用2%的浓度，一次2 ml；用于原发性三叉神经痛时，一次2%利多卡因1 ml＋维生素B_{12} 0.5 mg，封闭三叉神经分支，一周1~2次，连续5~7次。

（4）检查时外用：常用2%盐酸利多卡因胶浆5~7 ml涂抹于食管、咽喉、气管或尿道等导管的外壁。

（5）儿科表面麻醉、神经阻滞麻醉及硬膜外麻醉：小儿常用量随个体而异，一次给药总量不得超过 4.0 ～ 4.5 mg/kg，常用 0.25% 利多卡因溶液。

【不良反应】 常规剂量下少见不良反应发生，剂量过大时出现中毒反应，可出现中枢神经系统兴奋，如多语好动、烦躁、耳鸣、感觉异常、肌肉震颤甚至惊厥。静脉注射或滴注速度过快可引起心房传导速度减慢、房室传导阻滞、心动过缓、心肌收缩力减弱、心排血量下降、低血压，剂量过大可致中枢神经系统抑制，发生昏迷、呼吸衰竭，严重者可迅速导致循环抑制、心搏骤停。本品体内代谢较普鲁卡因慢，有蓄积作用，可引起中毒而发生惊厥。

【注意事项】

（1）防止误入血管，注意局部麻醉药中毒症状的诊治。

（2）肝肾功能障碍、肝血流量减低、充血性心力衰竭、严重心肌受损、低血容量及休克等患者慎用。

（3）严格掌握药物浓度和用药总量。

（4）新生儿应用可引起中毒，早产儿较正常儿半衰期长（3.16 小时：1.8 小时），故应慎用。

【制剂与规格】

（1）盐酸利多卡因注射液：① 2 ml：4 mg；② 2 ml：40 mg；③ 5 ml：50 mg；④ 5 ml：0.1 g；⑤ 10 ml：0.2 g；⑥ 20 ml：0.4 g。

（2）盐酸利多卡因胶浆：① 10 g：0.2 g；② 20 g：0.4 g。

（3）盐酸利多卡因气雾剂或喷雾剂：2% ～ 4%。

阿替卡因 articaine

【药理作用】 阿替卡因为酰胺类局部麻醉药，与利多卡因比较，易在组织内扩散，局部麻醉作用强，毒性低于利多卡因，适用于浸润麻醉，可阻断沿注射部位神经纤维的传导。添加1：10 万肾上腺素可延缓麻醉药进入全身循环，手术部位出血少。在黏膜下注射后 2 ～ 3 分钟出现麻醉效果，可持续 60 分钟。动物研究中未发现致畸因素。

阿替卡因颊黏膜注射后 30 分钟内，可达血药峰浓度，半衰期约 110 分钟。盐酸阿替卡因主要由肝代谢，5% ～ 10% 剂量的药物以原型方式从尿液排出。

【临床应用】 适用于拔牙、牙髓及牙周治疗的浸润麻醉或阻滞麻醉。

【用法用量】 局部浸润麻醉或神经阻滞麻醉，口腔内黏膜下注射给药。

（1）成人：注射部位在患牙近根尖处（或术区）的黏膜进针达骨膜上，注射前须抽回血以检查是否误入血管，尤其行神经阻滞麻醉时。回吸无血后，缓慢注射药液，注射速度不得超过每分钟 1 ml。注射剂量必须根据手术需要酌定。对于一般性手术，通常给药剂量为 0.85 ～ 1.7 ml。盐酸阿替卡因最大用量按体重不得超过 7 mg/kg。

在进行下颌磨牙的牙髓治疗时，如局部浸润的镇痛效果不完全，可将本品 0.2 ～ 0.3 ml 直接注入患牙的牙周膜间隙，以增强镇痛效果。

（2）儿童：4 岁以上用量为 1.33 mg/kg，局部注射最大用量不超过 5 mg/kg。

【不良反应】

（1）患者有可能出现晕厥。

（2）用药过量或某些敏感的患者可能出现以下临床症状。①中枢神经系统：神经质、激动不安、打呵欠、震颤、忧虑、眼球震颤、多语症、头痛、恶心、耳鸣。如出现以上症状，应要求患者过度呼吸，严密监测以防中枢神经抑制造成病情恶化伴发癫痫。②呼吸系统：呼吸急促，然后呼吸过缓，可能导致呼吸暂停。③心血管系统：心动过速、心动过缓、心血管抑制伴随动脉低血压，可能导致虚脱，心律失常（室性期前收缩、心室颤动）、传导阻滞（房室传导阻滞），还可能导致心脏停搏。

【禁忌证】

（1）严重房室传导障碍而未安置起搏器患者禁用。

（2）经治疗未控制的癫痫患者及卟啉病患者禁用。

【注意事项】

（1）4岁以下儿童慎用。

（2）本品含肾上腺素，严重高血压、心律失常、糖尿病患者应慎用。

（3）严重肝功能不全、代谢性酸中毒、高钾血症、缺氧患者需降低使用剂量。

（4）阿替卡因极微量分泌于乳汁。麻醉结束后，可继续哺乳。

（5）老年患者可使用减半的成人剂量。

（6）运动员使用时，需注意本药的活性成分可引起兴奋剂尿检结果阳性。

（7）与胍乙啶类药物合用，可能会导致血压大幅度升高。

（8）与挥发性卤代麻醉药合用，可能会导致严重的室性心律失常（增加心脏反应）。

（9）与影响 5- 羟色胺和去甲肾上腺素能类抗抑郁药（如丙米嗪、西酞普兰及文拉法辛等）合用，可能会导致阵发性高血压或伴发心律失常。

（10）与非选择性或 A 型单胺氧化酶抑制类抗抑郁药（前者如苯乙肼，后者如吗氯贝胺、托洛沙酮等）合用，可能会增强肾上腺素的升压作用。

【制剂与规格】 阿替卡因肾上腺素注射液：1.7 ml，含盐酸阿替卡因 68 mg、肾上腺素 17 μg。

甲哌卡因 mepivacaine

【药理作用】 甲哌卡因是一种新型的酰胺类局部麻醉药。它作用于感觉及运动神经纤维，见效快，药效持续时间长，能有效阻滞神经传导。加入肾上腺素可减缓本品在人体内的运行速度，以确保麻醉时间和效果，并在一定程度上减少了用量。

本品与利多卡因或普鲁卡因相比，毒性更小。局部注射后，迅速吸收，血药浓度达峰时间为 30 分钟，注射后 1 ～ 2 分钟开始见效，作用持续 45 ～ 90 分钟。总蛋白结合率为 60% ～ 78%。可分布至全身各组织中，其中肝、肺、心及脑组织中含量最高。在肝中迅速代谢，一般在实施麻醉 30 小时后就能基本完成。经肾排泄，也可从胆汁中排泄，但最终经肝肠循环通过尿液排出。消除半衰期在成人为 1.9 ～ 3.2 小时。

【临床应用】 用于口腔局部浸润麻醉或神经阻滞麻醉。

【用法用量】 区域注射，适用于成人及 4 岁以上儿童，不适用于 4 岁以下儿童。

（1）成人：一次 1.8 ～ 5.4 ml（3%，1 ～ 3 支），推注速度不超过每分钟 1 ml。具体情况视麻醉范围及所用麻醉技术而定。一周不超过 1 次。一次使用的最大剂量不能超过 300 mg，每千克体重不超过 7 mg。

（2）儿童：浓度 3%，一次 0.025 ml/kg。局部注射一次不超过 1.8 ml，一周内不能超过 1 次。

【不良反应】

（1）晕厥：与其他牙科使用的麻醉药一样，甲哌卡因有导致晕厥的可能。

（2）中枢神经系统反应：神经质、坐立不安、打哈欠、发抖、恐惧、忧虑、眼球震颤、多语症、头痛、恶心、呕吐、耳鸣。

当以上症状出现时，应立即为患者输氧并启动临床持续观察，以避免造成对中枢神经系统的进一步损害。

（3）呼吸系统反应：呼吸迟缓，随后呼吸急促，可能会导致呼吸暂停。

（4）心血管系统反应：心动过速、心动过缓、血压过低引起的心血管损伤可能导致休克、心律失常（室性期前收缩和心室颤动）、传导障碍（房室传导阻滞），这些不良反应可能导致心搏骤停。

【禁忌证】

（1）对酰胺类麻醉药过敏者禁用。

（2）严重心血管疾病（如心肌梗死）患者或心律失常者禁用。

（3）严重肝病和肾病患者禁用。

（4）3 岁以下儿童禁用。

【注意事项】

（1）避免对患者已受感染或红肿的部位进行麻醉。若在感染的或者红肿的部位注射，会改变注射部位的 pH，引起疾病或影响麻醉效果。

（2）注射过程要缓慢，不间断，而且必须在注射前回抽以确保针头不在血管内。

（3）每次进行麻醉时必须准备好镇静药。

（4）为预防紧急情况，要准备复苏的仪器、氧气及其他复苏药品。

（5）使用本品时须向患者说明：在口腔及喉部未恢复知觉前不能咀嚼口香糖，也不能进食。

【制剂与规格】

（1）盐酸甲哌卡因注射液：① 20 ml：0.4 g；② 1.8 ml：54 mg。

（2）盐酸甲哌卡因肾上腺素注射液：1.8 ml，含盐酸甲哌卡因 36 mg、肾上腺素 0.018 mg。

普鲁卡因　procaine

【药理作用】　普鲁卡因为酯类局部麻药，能暂时阻断神经纤维的传导。普鲁卡因对皮肤、黏膜穿透力弱，弥散性和通透性差，不适于表面麻醉。其盐酸盐在组织中被解离后释放出游离的普鲁卡因而发挥局部麻醉作用。

本品进入体内吸收迅速，很快分布，维持药效约 30 ～ 60 分钟。大部分与血浆蛋白结合，并蓄积在骨骼肌、红细胞等组织内，当血浆浓度降低时再分布到全身。在血循环中大部分迅速被血浆中拟胆碱酯酶水解，生成对氨基苯甲酸和二乙氨基乙醇，前者 80% 以原型和结合型排出，后者仅有 30% 经肾排出，其余经肝酯酶水解，进一步降解后随尿排出。本品易透过血脑屏障和胎盘屏障。

【临床应用】

（1）用于浸润麻醉、阻滞麻醉、腰椎麻醉、硬膜外麻醉及封闭疗法等。

（2）用于静脉复合麻醉。

【用法用量】

（1）浸润麻醉用 0.25% ～ 0.5% 溶液，一次用量为 0.5 ～ 1.0 g。

（2）外周神经（丛）阻滞用 1.0% ～ 2.0% 溶液，总用量以 1.0 g 为限。

（3）儿科：浸润麻醉用 0.25% ～ 0.5% 溶液，一次用量为 0.5 ～ 1.0 g；神经阻滞麻醉用 1% ～ 2% 溶液。

【不良反应】

（1）神经系统反应：分为兴奋型和抑制型。①兴奋型：表现为精神紧张、好语多动、心率增快，较重时有呼吸急促、烦躁不安、血压升高、发绀，甚至肌肉震颤直至惊厥，最终导致呼吸、心搏停止。②抑制型：表现为淡漠、嗜睡、意识消失，较重时有呼吸浅慢、间歇呼吸、脉搏徐缓、血压下降，最终导致心搏停止。

（2）本品可有高敏反应和过敏反应，个别患者可出现高铁血红蛋白血症；剂量过大、吸收速度过快或误入血管可致毒性反应。

【禁忌证】

（1）对本品过敏者禁用。

（2）恶性高热、心功能不全、肾功能不全、重症肌无力等患者禁用。

【注意事项】

（1）给药前必须做皮肤过敏试验。

（2）一般不必加肾上腺素，如确要加入，应在临用时加用，且高血压患者应慎用。

（3）本品的毒性与给药途径、注射速度、药液浓度、注射部位、是否加入肾上腺素等有关。营养不良、饥饿状态更易出现毒性反应，应予减量。

（4）注射器械不可用碱性物质如肥皂、甲酚皂溶液等洗涤消毒，注射部位应避免接触碘，否则会引起普鲁卡因沉淀。

（5）本品忌与下列药品配伍：碳酸氢钠、巴比妥类、氨茶碱、硫酸镁、肝素钠、硝普钠、甘露醇、甲硫酸新斯的明、氢化可的松、地塞米松等。

（6）本品可削弱磺胺类药物的药效，不宜同时应用磺胺类药物。本品可增强洋地黄类药物的作用，合用可导致其毒性反应。新斯的明等抗胆碱酯酶药物可干扰本品代谢，使本品毒性增强，忌联合应用。本品可加深麻醉性镇痛药对呼吸的抑制及致低血压的作用。

（7）成人一次用量不得超过 1.0 g。过量中毒的症状有头昏、目眩，继之寒战、震颤、恐慌、多言，最后可致惊厥和昏迷。

【制剂与规格】

（1）盐酸普鲁卡因注射液：① 2 ml∶40 mg；② 10 ml∶100 mg；③ 20 ml∶50 mg；④ 20 ml∶100 mg。

（2）注射用盐酸普鲁卡因：① 150 mg；② 1 g。

丁卡因　tetracaine

【药理作用】　丁卡因为长效的酯类局部麻醉药。其脂溶性比普鲁卡因高，渗透力比普鲁卡因强，局部麻醉作用及毒性较普鲁卡因大 10 倍。黏膜表面麻醉时作用迅速，1～3 分钟起效，维持 20～40 分钟。

本品进入血液后，大部分和血浆蛋白结合，蓄积于组织中，骨骼肌内蓄积量最大，当血浆内的浓度下降时又释放出来。本品大部分由血浆胆碱酯酶水解转化，经肝代谢为对氨基苯甲酸与二甲氨基乙醇，随后降解或结合随尿排出。

【临床应用】　神经阻滞麻醉、黏膜表面麻醉。

【用法用量】

（1）神经阻滞麻醉：常用浓度为 0.1%～0.2%，一次常用量为 40～50 mg，极量为 100 mg。

（2）黏膜表面麻醉：取医用棉球，蘸取 1%～2% 本品溶液成饱和状态，贴敷于病变局部 1～3 分钟，药效可维持 30～60 分钟，一次限量为 40 mg。

【禁忌证】

（1）对丁卡因过敏者禁用。

（2）禁用于浸润麻醉、静脉注射和静脉滴注。

【不良反应】

（1）毒性反应：本品药效强度为普鲁卡因的 10 倍，毒性也比普鲁卡因高 10 倍。对中枢神经可产生先兴奋后抑制的作用。表面麻醉有致意识淡漠、神志不清等毒性反应。大剂量可致心脏传导系统抑制。

（2）喷喉可致口腔黏膜疱疹。

【注意事项】

（1）本品为酯类局部麻醉药，与普鲁卡因可能有交叉过敏反应。

（2）小儿、年老体弱、营养不良、饥饿状态患者易出现毒性反应，应减量。

（3）肝功能不全、血浆胆碱酯酶活动减弱时应减量。

（4）皮肤或黏膜表面损伤、感染严重的部位需慎用。

（5）注射部位不能遇碘，以防引起本品沉淀。本药为酸性，不得与碱性药物混合。

（6）本品加入肾上腺素可延长作用时间，但不适用于心脏病、高血压、甲状腺功能、外周血管病等患者。

（7）本品可减弱磺胺类药物的作用，不宜同时服用磺胺类药物。

【制剂与规格】

（1）盐酸丁卡因片：10 mg。

（2）盐酸丁卡因注射液：① 3 ml ∶ 30 mg；② 5 ml ∶ 50 mg；③ 10 ml ∶ 30 mg。

（3）注射用盐酸丁卡因：① 10 mg；② 15 mg；③ 20 mg；④ 25 mg；⑤ 50 mg。

（4）盐酸丁卡因外用溶液：0.5% ～ 2.0%。每 1 ml 外用液中可加入肾上腺素 0.1 pg，使吸收减慢，以防逾量。

（5）盐酸丁卡因软膏剂：0.5%，外用。成人 24 小时处方软膏以 38 mg 为限，小儿以 7.0 mg 为限。

（6）盐酸丁卡因乳膏剂：1%。

（7）盐酸丁卡因胶浆：1%。

（8）盐酸丁卡因凝胶：1.5 g ∶ 70 mg。

Summary

Local anesthetics are widely used in oral clinics，providing convenience for analgesia and painless clinical operations. Stomatology students should be familiar with the pharmacological characteristics，dosages，common adverse reactions of commonly used local anesthetics，and their interaction with other commonly used drugs，and pay attention to their research progress.

参考文献

［1］国家药典委员会 . 中华人民共和国药典临床用药须知：化学药和生物制品卷（2015 年版）［M］. 北京：中国医药科技出版社，2017.

［2］陈新谦，金有豫，汤光 . 新编药物学［M］. 17 版 . 北京：人民卫生出版社，2011.

［3］王晓娟 . 口腔科药物治疗学［M］. 西安：西安交通大学出版社，2016.

［4］张震康，俞光岩 . 口腔颌面外科学［M］. 北京：北京大学医学出版社，2013.

［5］Lirk P，Hollmann M W，strichartz G. The science of local anesthesia：basic research，clinical application，and future directions［J］. Anesthesia and analgesia，2018，126（4）：1381-1392.

［6］Franz-Montan M，Ribeiro L N M，Volpato M C，et al. Recent advances and perspectives in topical oral anesthesia［J］. Expert Opin Drug Deliv，2017，14（5）：673-684.

（韩　蕊）

第十章 镇痛药

Analgesics

疼痛是一种与组织损伤或潜在的损伤相关的不愉快的主观感觉和情感体验，是机体受到伤害性刺激后产生的一种保护性反应。口腔颌面部炎症、创伤、肿瘤及各种类型口腔科手术几乎都会给患者带来不同程度的疼痛。口腔舒适化药物治疗中，镇痛药也是非常重要的环节。选用适当的药物降低疼痛的较为理想的结果是选择性地减轻、缓解疼痛而不影响其他感觉、意识和生理功能，对诊断疾病不造成影响。

口腔疾病临床使用的镇痛药主要包括阿片类镇痛药（也称为麻醉性镇痛药，narcotic analgesic）和非甾体抗炎药（nonsteroidal anti-inflammatory drug，NSAID）。除以上两类药物外，口腔颌面部强烈的神经痛，例如三叉神经痛，用普通镇痛药可能效果不佳，往往采用其他作用于中枢神经系统的药物，如抗癫痫药卡马西平和抗抑郁药阿米替林等。

疼痛按照持续时间可分为急性疼痛和慢性疼痛。急性疼痛的治疗主要是指术后镇痛、创伤后疼痛的治疗、无痛分娩和人工流产的处理等。术后镇痛的主要药物为阿片类镇痛药和非甾体抗炎药。世界疼痛组织提出术后早期要应用强效阿片类镇痛药，给药方式以注射为主，而随后可以给予口服的镇痛药。慢性疼痛包括癌性疼痛和非癌性疼痛。癌性疼痛的经典治疗方案是1986年由世界卫生组织提出的三阶梯镇痛原则。其基本方法如下：轻度疼痛主要采用非甾体抗炎药治疗（Ⅰ级）；若疼痛持续或增强至中度疼痛时，则选用非甾体抗炎药加弱效阿片类药物治疗（Ⅱ级）；如果疼痛继续加强或是难以控制的中度至重度疼痛时，则改用强效阿片类药物镇痛（Ⅲ级）。由于强阿片类新药物剂型的出现，现在实行的"三阶梯"原则已发生了很大改变，尤其是第二阶梯中度疼痛的患者，已能使用一些新的强阿片类剂型（芬太尼透皮贴剂，羟考酮即速释缓释片等）治疗，并以方便、实用等优势得到医患双方的认可，致使第二阶梯的划分趋于淡化。因此，可待因、双氢可待因等第二阶梯药物用药量呈下降趋势，非甾体抗炎药和强阿片类药物及两者的配合用药已成为癌性疼痛治疗处方的主流。慢性非癌性疼痛大多属于神经病理性疼痛，其治疗药物包括抗抑郁药、抗癫痫药、局部治疗药物、阿片类药物和非甾体抗炎药。阿片类药物对于神经病理性疼痛的疗效并不确切。

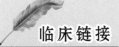

临床链接

急、慢性疼痛的特点

急性疼痛是由于明确的组织损伤所致，是给机体发出危险信号的一种保护性反应，具有以下特点：①突然发生，有自限性；②有一特定的过程，去除炎症或者损伤愈合后疼痛停止；③应用非甾体抗炎药镇痛有效。

慢性疼痛的特点：①疼痛持续3个月以上；②疼痛持久，无特定的过程，外周往往无明确的器质性病变；③往往伴有精神症状，如抑郁、睡眠差、性欲低下等；④应用非甾体抗炎药镇痛往往无效。

第一节　阿片类镇痛药
Opioid Analgesics

阿片类镇痛药又称麻醉性镇痛药、成瘾性镇痛药，分为三类：①阿片碱类镇痛药，如吗啡、可待因等；②半合成的阿片类镇痛药，如双氢可待因、丁丙诺啡等；③合成的阿片类镇痛药，如哌替啶、芬太尼、舒芬太尼、美沙酮、喷他佐辛等。根据阿片类药物的作用强度，临床上可分为弱阿片类镇痛药和强阿片类镇痛药。弱阿片类镇痛药如可待因、双氢可待因；强阿片类镇痛药包括吗啡、哌替啶、芬太尼、舒芬太尼、阿芬太尼、瑞芬太尼。弱阿片类镇痛药主要用于轻至中度疼痛和癌性疼痛的治疗，强阿片类镇痛药主要用于全身麻醉的诱导和维持，术后镇痛及癌性疼痛和慢性疼痛的治疗。在中至重度疼痛，为减轻阿片类镇痛药的副作用并增强镇痛作用，常与其他类药物联合使用达到多模式镇痛作用。

本类药物在镇痛剂量时可选择性地减轻或缓解疼痛感觉，但并不影响意识、触觉、听觉等，同时因疼痛引起的精神紧张、烦躁不安等不愉快情绪也可得到缓解，从而使患者耐受疼痛。本类药物的镇痛作用强大，多用于剧烈疼痛。遵照国家《麻醉药品管理条例》的规定，阿片类镇痛药因其连续多次应用后有成瘾性等不良反应，故此类药物又称为"麻醉性镇痛药"，亦称"成瘾性镇痛药"，不宜长期应用，仅限于急性剧烈疼痛的短期使用或晚期癌性疼痛的使用，属于须严格管理的药物之一。大多数阿片类镇痛药对呼吸中枢有抑制作用，中毒剂量时，患者可因呼吸被抑制而死亡。本类药物多通过激动阿片受体而产生镇痛和呼吸抑制效应。

吗啡　morphine

【药理作用】　吗啡的主要作用有：①作用于中枢神经系统与含平滑肌的器官，产生镇痛、嗜睡、欣快、剂量相关的呼吸抑制等作用。②使动脉、静脉舒张，周围血管阻力下降。③抑制咳嗽中枢，可以镇咳。④可激活中枢极后区引起恶心、呕吐，影响消化道运动引起便秘。⑤释放组胺引起皮肤瘙痒与支气管痉挛。

吗啡起效时间因给药途径而不同：静脉注射即刻起效，肌内注射 1～5 分钟，口服 60 分钟，椎管内给药 15～60 分钟。峰作用时间：静脉注射 5～20 分钟，肌内注射 30～60 分钟，皮下注射 50～90 分钟，硬膜外隙单次注射 30 分钟。作用维持时间：静脉注射、肌内注射、皮下注射为 2～7 小时，椎管内给药 6～24 小时。临床上有盐酸吗啡与硫酸吗啡两种制剂，但药效学与药动学几无差别，用法相同。

【临床应用】
（1）适用于急性疼痛，尤其中、重度疼痛，如严重创伤、战伤、烧伤等疼痛。
（2）可缓解心肌梗死和左心室衰竭及心源性肺水肿。
（3）用于麻醉和手术前，可保持患者适当的镇静。
（4）口服制剂用于癌性疼痛和慢性重度疼痛。

【用法用量】
（1）口服（成人）：①常用量，一次 5～15 mg，一日 15～60 mg；②极量，一次 30 mg，一日 100 mg。服用控释片宜从每 12 小时服用 10～20 mg 开始，视镇痛效果调整剂量；服用时必须整片吞服，不可掰开或嚼碎。少数耐受者用量可达每日 1～2 g。
（2）皮下注射（成人）：①常用量，一次 5～15 mg，一日 15～40 mg；②极量，一次 20 mg，一日 60 mg。
（3）静脉注射盐酸吗啡（成人）：①镇痛时常用量 5～10 mg；②用作静脉麻醉不要超过

1 mg/kg，不足时加用作用时效短的本类镇痛药，以免苏醒延迟，术后发生血压下降和长时间呼吸抑制。

（4）手术后镇痛（成人）：①注入硬膜外隙，自腰脊部位注入，一次极限 5 mg，胸脊部位应减为 2 ～ 3 mg，按一定的间隔可重复给药多次。②注入蛛网膜下隙，一次 0.1 ～ 0.3 mg，原则上不再重复给药。

（5）儿童：皮下注射一次 0.1 ～ 0.2 mg/kg。1 岁以内不用，因可致成瘾、眩晕、呕吐及便秘等。

【不良反应】

（1）心血管系统：心动过缓，低血压，心律失常，高血压。

（2）呼吸系统：支气管痉挛，喉痉挛。

（3）消化系统：恶心、呕吐，胆道痉挛，便秘。

（4）中枢神经系统：视物模糊，晕厥，欣快，烦躁。

（5）泌尿生殖系统：尿潴留，抗利尿作用，子宫痉挛。

（6）过敏反应：瘙痒，荨麻疹。

（7）其他：胸壁僵硬等。

【禁忌证】

（1）未成熟新生儿、呼吸抑制、脑外伤内高压、支气管哮喘、肺源性心脏病失代偿、甲状腺功能减退、皮质功能不全、前列腺肥大、排尿困难等患者禁用。

（2）美国 FDA 妊娠期药物安全性分级：口服给药为 C 级，如在临近分娩时长期、大量使用为 D 级。

【注意事项】

（1）连用 3 ～ 5 天可能产生耐药性，长期应用可成瘾。

（2）慎用于婴幼儿和老年人。

（3）应用大剂量吗啡进行静脉全身麻醉时，常与神经安定药（neuroleptic）并用，诱导中可发生低血压，手术开始如遇外科刺激血压又会骤升，应及早对症处理。

（4）吗啡注入硬膜外隙或蛛网膜下隙后，应该监测呼吸和循环功能，前者 24 小时，后者 12 小时。

（5）慎用于肾绞痛、胆绞痛，因其可能令疼痛加剧，必要时与阿托品合用。

【制剂与规格】

（1）盐酸吗啡或硫酸吗啡片：① 5 mg；② 10 mg。

（2）盐酸吗啡或硫酸吗啡注射液：① 0.5 ml：5 mg；② 1 ml：10 mg。

（3）盐酸吗啡或硫酸吗啡缓释片：① 10 mg；② 30 mg；③ 60 mg。

芬太尼　fentanyl

【药理作用】　芬太尼为阿片受体激动药，属强效麻醉性镇痛药，药理作用与吗啡类似。

动物实验表明，芬太尼镇痛效力约为吗啡的 80 倍。其镇痛作用产生快，但持续时间较短，静脉注射后 1 分钟起效，4 分钟达高峰，维持作用 30 分钟。肌内注射后约 7 分钟起效，维持 1 ～ 2 小时。本品呼吸抑制作用较吗啡弱，不良反应比吗啡小。芬太尼可以制成经黏膜给药或经皮肤给药（芬太尼贴片）的剂型，由于药物不经过胃肠道吸收，使便秘的不良反应得以减轻。

芬太尼贴片的生物利用度为 92%，首次使用后在 6 ～ 12 小时血清中可测到芬太尼的有效浓度，12 ～ 24 小时达到相对稳态，一旦达峰值即可维持 72 小时。但皮肤温度升至 40℃ 时，血清芬太尼浓度可能提高 1/3。

【临床应用】

（1）适用于各种疼痛及外科、妇科等手术后和手术过程中的镇痛。

（2）也用于防止或减轻手术后出现的谵妄。

（3）还可与麻醉药合用，作为麻醉辅助用药。

（4）与氟哌利多配伍制成"安定镇痛药"，用于大面积换药及进行小手术的镇痛。

【用法用量】

（1）麻醉前给药：0.05 ～ 0.1 mg，于手术前 30 ～ 60 分钟肌内注射。

（2）诱导麻醉：静脉注射 0.05 ～ 0.1 mg，间隔 2 ～ 3 分钟重复注射，直至达到要求；危重患者、年幼及年老患者的用量减小至 0.025 ～ 0.05 mg。

（3）维持麻醉：当患者出现苏醒状时，静脉注射或肌内注射 0.025 ～ 0.05 mg。

（4）一般镇痛及术后镇痛：肌内注射 0.05 ～ 0.1 mg，可控制手术后疼痛、烦躁和呼吸急迫，必要时可于 1 ～ 2 小时后重复给药。硬膜外隙注入镇痛，一般 4 ～ 10 分钟起效，20 分钟脑脊液浓度达峰值，作用持续 3 ～ 6 小时。

（5）贴片：每 3 天用 1 贴，贴于锁骨下胸部皮肤。

【不良反应】

（1）个别病例可能出现恶心和呕吐，约 1 小时后自行缓解。

（2）还可引起视物模糊、发痒和欣快感，但不明显。

【禁忌证】

（1）支气管哮喘、呼吸抑制、对本品特别敏感的患者及重症肌无力患者禁用。

（2）贴片禁用于急性或术后疼痛、非阿片类镇痛药有效者。

（3）慎用于妊娠期、心律失常、颅内肿瘤、脑外伤、肝肾功能不全、儿童或 18 岁以下体重不足 50 kg 的患者。

【注意事项】

（1）静脉注射时可能引起胸壁肌肉强直，一旦出现，需用肌肉松弛药对抗。静脉注射太快时，还会出现呼吸抑制，应注意。

（2）有弱成瘾性，应警惕。

（3）贴片与其他阿片类及镇静药合用时，后者剂量应减少 1/3。

（4）贴片应从小剂量用起，50 μg 以上规格仅用于已耐受阿片类药物治疗的患者。

（5）本品药液有一定的刺激性，避免涂抹于皮肤和黏膜表面或进入气管内。

【药物相互作用】

（1）与单胺氧化酶抑制药（如苯乙肼、帕吉林等）不宜合用。

（2）中枢抑制药如巴比妥类药、镇静药、麻醉药等可加强芬太尼的作用，如联合应用，本品的剂量应减少 1/4 ～ 1/3。

（3）与利托那韦合用可增加芬太尼的毒性。

（4）与 M 受体阻断药（尤其是阿托品）合用可使便秘加重，增加麻痹性肠梗阻和尿潴留的危险性。

（5）与西布曲明合用可发生 5- 羟色胺综合征。

（6）与纳曲酮竞争阿片受体，可引起急性阿片戒断症状。

（7）纳洛酮、烯丙吗啡可拮抗芬太尼的呼吸抑制和镇痛效果。

（8）与钙离子拮抗药、β 受体阻断药合用可发生严重低血压。

【制剂与规格】

（1）枸橼酸芬太尼注射液：2 ml：0.1 mg。

（2）芬太尼透皮贴剂：每小时可释放芬太尼 25 μg、50 μg、75 μg、100 μg。

（3）复方芬太尼注射液：每 1 ml 含芬太尼 0.1 mg、异丙嗪 25 mg。

舒芬太尼　sufentanil

【药理作用】　舒芬太尼是芬太尼的衍生物，其镇痛作用为芬太尼的 5～10 倍，作用持续时间约为其 2 倍。舒芬太尼的镇痛效果强于芬太尼，并且可同时保证足够的心肌氧供应，使患者心血管状态更稳定，因此更适用于心血管手术麻醉。

舒芬太尼脂溶性高，起效比芬太尼快，蛋白结合率高，半衰期为 13.6 分钟。舒芬太尼的亲脂性约为芬太尼的 2 倍，更易透过血脑屏障。舒芬太尼与血浆蛋白结合率较芬太尼高，而分布容积则较芬太尼小。虽然其消除半衰期较芬太尼短，但由于与阿片受体的亲和力较芬太尼强，故不仅镇痛强度更大，而且作用持续时间也更长。舒芬太尼在肝内经受广泛的生物转化。其代谢物去甲舒芬太尼有药理活性，效价约为舒芬太尼的 1/10，这也是舒芬太尼作用持续时间长的原因之一。

【临床应用】　用作麻醉前、中、后的镇痛与镇静，可作为复合麻醉用药。

【用法用量】

（1）镇静与镇痛：静脉注射剂量为 0.1～0.3 μg/kg，继之以每分钟 0.001 5～0.010 0 μg/kg 静脉滴注维持镇静、镇痛。

（2）诱导麻醉：静脉注射剂量为 0.20～2.00 μg/kg，合并应用 66% 氧化亚氮时，舒芬太尼的维持量为每小时 0.55 μg/kg 静脉滴注。

（3）平衡麻醉：静脉注射负荷剂量为 0.2～10.0 μg/kg 或以每小时 0.3～1.0 μg/kg 静脉滴注。

（4）静脉麻醉：静脉注射负荷剂量为 0.2～2.0 μg/kg，追加剂量为按需分次静脉注射 0.1～0.5 μg/kg。

【不良反应】　与芬太尼相似。

【注意事项】　与芬太尼相似。

【制剂与规格】　枸橼酸舒芬太尼注射液：① 1 ml：50 μg；② 2 ml：100 μg；③ 5 ml：250 μg。

瑞芬太尼　remifentanil

【药理作用】　本品是一种短效的 μ 阿片受体激动药，其效价与芬太尼相似，为芬太尼的 15～30 倍。对 μ 阿片受体有强亲和力。静脉注射后迅速起效，在人体内 1 分钟左右达到血脑平衡，血浆蛋白结合率为 70%～90%，有效生物半衰期为 3～10 分钟。主要通过血浆和组织中非特异性酯酶水解，形成羧酸代谢物，血浆胆碱酯酶水平的改变不影响其降解。代谢物 90% 经肾排泄。肝、肾衰竭并不影响其代谢过程，但是由于肝衰竭的患者对于阿片类药的敏感性增加，因此剂量应酌减，但恢复过程并不因此受影响；因代谢物主要经肾排泄，肾衰竭时可有蓄积。本品容易通过胎盘，并很快被代谢。

【临床应用】　用于诱导麻醉和全身麻醉中维持镇痛。

【用法用量】　本品 10 mg 加入 200 ml 生理盐水。

用于静脉麻醉时，剂量为 0.25～2.0 μg/（kg·min），或间断注射 0.25～1.0 μg/kg。

【不良反应】

（1）本品具有 μ 阿片受体激动药的典型不良反应，常见的有恶心、呕吐、呼吸抑制、心动过缓、低血压和肌肉强直，停药或降低输注速度后几分钟内即可消失。

（2）少见的不良反应有寒战、发热、眩晕、视觉障碍、头痛、呼吸暂停、瘙痒、高血压、激动、低氧血症、癫痫、潮红和过敏。

【禁忌证】　禁用于重症肌无力、呼吸抑制、支气管哮喘患者。

【注意事项】

（1）本品不能单独用于诱导麻醉，即使大剂量使用也不能保证使意识消失。

（2）本品处方中含有甘氨酸，因而不能用于硬膜外和鞘内给药。

（3）禁与单胺氧化酶抑制药合用。

（4）禁与血清、血浆等血制品经同一路径给药。

【制剂与规格】 注射用瑞芬太尼：①1 mg；②2 mg；③5 mg。

地佐辛　dezocine

【药理作用】 地佐辛镇痛作用强于喷他佐辛，成瘾性小。地佐辛皮下、肌内注射吸收迅速，肌内注射30分钟内生效，静脉注射15分钟内生效。本品5～10 mg相当于哌替啶50～100 mg的镇痛效力。半衰期为2.2～2.8小时，由肝代谢，用药8小时内80%以上经尿排泄。

【临床应用】 用于术后疼痛、内脏及癌性疼痛。

【用法用量】

（1）肌内注射：开始时剂量为10 mg，以后每隔3～6小时一次，每次2.5～10 mg。

（2）静脉注射：开始时剂量为5 mg，以后每隔2～4小时一次，每次2.5～10 mg。

【不良反应】

（1）常见恶心、呕吐、镇静、头晕、厌食、定向障碍、幻觉、出汗、心动过速。

（2）静脉注射可引起呼吸抑制，纳洛酮可对抗此抑制作用。

【注意事项】 冠状动脉粥样硬化性心脏病患者慎用。

【制剂与规格】 地佐辛注射液：①1 ml：5 mg；②1 ml：10 mg。

第二节　解热镇痛抗炎药
Antipyretic Analgesic and Anti–inflammatory Drugs

解热镇痛抗炎药是指具有解热、镇痛且其中大部分还有抗炎、抗风湿作用的药物，其在化学结构上与肾上腺皮质激素有所不同，又称为非甾体抗炎药（non-steroidal anti-inflammatory drug，NSAID）。

一、解热镇痛抗炎药的作用机制

解热镇痛抗炎药是通过抑制合成前列腺素所需要的环氧合酶（COX），阻止花生四烯酸转化为前列腺素（prostaglandin，PG），减少疼痛介质前列腺素的合成。在口腔临床，解热镇痛抗炎药常用于牙髓炎、智齿冠周炎及其他口腔颌面外科手术引起的轻、中度疼痛。

环氧合酶有两种同工异构酶COX-1和COX-2。COX-1的功能包括维持胃血流量和黏膜的正常分泌，以及保持肾血流量，具有生理保护作用，COX-1催化而产生的血栓素 A_2（TXA_2）能使血小板聚集，有利于止血；COX-2在炎症组织出现，炎症时可产生前列腺素。

二、解热镇痛抗炎药的分类

按照作用机制，国际上把解热镇痛抗炎药分为两类。

1. 非选择性COX抑制剂 此类药物对COX-1和COX-2的抑制作用无生物学和临床意义上的差别，均具有普遍的胃肠、肝、肾等不良反应，表现为胃肠道溃疡、出血、穿孔，肝、肾功能障碍等。如阿司匹林、双氯芬酸钠、布洛芬、萘普生、氨基比林、安乃近、吲哚美辛、舒林酸、氯唑沙宗等。

2. 选择性 COX-2 抑制剂　此类药物对 COX-2 的抑制强度是对 COX-1 的 2 ～ 100 倍，在一定剂量下对 COX-1 无影响，但在高剂量时，则出现有临床意义的与 COX-1 相关的副作用。如萘丁美酮、尼美舒利、美洛昔康、塞来昔布等。

2005 年 4 月，美国 FDA 发表声明，对其本土生产的 COX-2 抑制剂及其他非甾体抗炎药生产厂家提出修改说明书的要求，包括在说明书中增加黑框警告——特别提示该药存在增加心脑血管及胃肠事件的风险等。因此，选择 NSAD 时必须权衡利弊，如 COX-2 抑制剂不宜用于患有心肌梗死和脑卒中的患者，但适用于有胃肠疾病的患者；其次降低非甾体抗炎药风险的有效措施还包括选择最低的有效剂量和短期疗程及避免非甾体抗炎药之间的联合用药。

三、解热镇痛抗炎药的药理作用

1. 解热作用　可使发热患者的体温降低，但对正常体温无明显影响。

2. 镇痛作用　对头痛、牙痛、神经痛、关节痛、肌肉痛及月经痛等中度的钝痛效果较好，对外伤性剧痛及内脏平滑肌绞痛无效。对轻度癌性疼痛也有较好镇痛作用，是 WHO 和我国国家卫生行政部门推荐的"癌症三阶梯治疗方案"轻度疼痛的主要药物和替代药物。本类药物无成瘾性、无镇静催眠作用。

3. 抗炎、抗风湿作用　本类药物中除对乙酰氨基酚外均有较强的抗炎、抗风湿作用。其机制是抑制 PG 合成，减弱 PG 对缓激肽等致炎介质的增敏作用。其抗风湿作用主要与抗炎作用有关，另外与解热、镇痛作用亦有关。对炎性疼痛使用吲哚美辛、氯芬那酸及甲氯芬那酸等效果较好，其次为保泰松、氨基比林、阿司匹林。抗炎、抗风湿作用以阿司匹林、保泰松、氨基比林及吲哚美辛较强，其中阿司匹林疗效确实、不良反应少，仍为抗风湿首选药。对乙酰氨基酚并无抗风湿作用。

4. 抗血小板聚集作用　阿司匹林等有强的抑制血小板聚集作用，可阻止血栓形成，用于防治冠脉及脑血管栓塞性疾病。

四、解热镇痛抗炎药的复方制剂

临床常用的解热镇痛抗炎药多配伍成复方制剂，其主要成分多为阿司匹林、非那西丁、氨基比林及安乃近等。氨基比林、安乃近及非那西丁毒性较大；氨基比林、安乃近可引起粒细胞缺乏，非那西丁可损害肾，严重者可引起肾乳头坏死，少数患者可诱发肾盂癌及膀胱癌，并且长期使用还可引起对非那西丁的依赖。我国于 1982 年已颁布淘汰氨基比林及非那西丁单方制剂，但含有以上成分的复方解热镇痛药仍在使用，所以对这些复方制剂不可滥用。

五、常用解热镇痛抗炎药

阿司匹林　aspirin

【药理作用】　阿司匹林又名乙酰水杨酸，主要通过抑制前列腺素、缓激肽、组胺等的合成产生解热、镇痛和抗炎作用。抑制血小板聚集的作用常用于预防心脑血管疾病。

本品也抑制胃和肾组织内的生理性前列腺素的合成，使胃壁血流减少、胃酸产生过多、食管及胃的肌张力减弱，出现恶心、呕吐、上腹不适，甚至胃溃疡、出血等胃肠道反应；在某些条件下，使肾血流量减少，引起一过性肾功能不全。

阿司匹林口服后吸收快而完全。吸收部位主要在小肠上部。吸收率和溶解度与胃肠道 pH 有关。食物可降低阿司匹林的吸收速率，但不影响其吸收量。其肠溶片吸收慢。阿司匹林吸收后可分布于各组织。在胃肠道、肝及血液内，大部分阿司匹林很快水解为水杨酸盐，然后在肝内代谢。一次服药后 1 ～ 2 小时达血药浓度峰值。镇痛、解热时血药浓度为 25 ～ 50 μg/ml；抗风湿、抗炎时为 150 ～ 300 μg/ml。本品 90% 以结合型、10% 以游离型从肾排泄。服用量较大时，未经代谢的水杨酸排泄量增多。

【临床应用】　用于发热、头痛、神经痛、肌肉痛、风湿热、急性风湿性关节炎及类风湿性关节炎等，为风湿热、风湿性关节炎及类风湿性关节炎首选药，可迅速缓解急性风湿性关节炎的症状。对急性风湿热伴有心肌炎者，可合用肾上腺皮质激素。

【用法用量】　用于解热镇痛时：①口服，每次 0.3 ～ 0.6 g，1 日 3 次，或需要时服。②直肠给药，每次 0.3 ～ 0.6 g，一日 0.9 ～ 1.8 g；儿童 1 ～ 3 岁，每次 0.1 g，一日 1 次；3 ～ 6 岁，每次 0.1 ～ 0.15 g，一日 1 ～ 2 次；6 岁以上，每次 0.15 ～ 0.3 g，一日 2 次。

【不良反应】　一般用于解热镇痛的剂量很少引起不良反应。

（1）胃肠道反应：常见，多为轻度胃肠道刺激症状，较常见胃肠道反应包括恶心、呕吐、上腹部不适或疼痛等，停药后多可消失。长期或大剂量服用可有胃肠道溃疡、出血或穿孔。

（2）过敏反应：表现为哮喘（多见，占 2/3）、荨麻疹、血管神经性水肿或休克，严重时可致患者死亡。

【禁忌证】　本品禁用于：①活动性溃疡病或其他原因引起的消化道出血；②血友病或血小板减少症；③有阿司匹林或其他非甾体抗炎药过敏史者，尤其是出现哮喘、血管神经性水肿或休克者；④出血倾向者；⑤妊娠期妇女。

【注意事项】

（1）本品仅能缓解症状，不能治疗引起疼痛和发热的病因，故需同时针对病因进行治疗。

（2）本品慎用于：①葡糖 -6- 磷酸脱氢酶缺乏者（本品偶见引起溶血性贫血）；②痛风患者（本品可影响其他排尿酸药的作用，小剂量时可能引起尿酸滞留）；③肝功能减退者（可加重肝毒性反应，加重出血倾向，肝功能不全和肝硬化患者易出现肾不良反应）；④心功能不全或高血压者（大量用药时可能引起心力衰竭或肺水肿）；⑤肾功能不全者（有加重肾毒性的危险）；⑥血小板减少者；⑦慢性或复发性胃或十二指肠病变者；⑧哺乳期妇女。

（3）饮酒前后不可服本品，因可损伤胃黏膜屏障而致出血。

（4）10 岁左右儿童，患流行性感冒或水痘后应用本品，可能引发瑞夷（Reye）综合征，严重者可致死。此反应在中国尚不多见。

（5）应与食物同服或用水冲服，以减少对胃肠的刺激。扁桃体摘除或口腔手术后 7 日内应整片吞服，以免嚼碎后接触伤口，引起损伤。外科手术患者，应在术前 5 日停用本品，以免引起出血。

（6）因糖皮质激素可刺激胃酸分泌、降低胃及十二指肠黏膜对胃酸的抵抗力，若与本品合用可能使胃肠出血加剧。

（7）与其他水杨酸类药物、双香豆素类抗凝血药、磺酰脲类降血糖药、磺胺类抗生素、巴比妥类药、苯妥英钠、甲氨蝶呤合用，由于阿司匹林竞争性与血浆蛋白结合而使这些药物从血浆蛋白结合部位游离出来，从而增强了它们的作用或毒性。

（8）碱性药物（如碳酸氢钠）能促进阿司匹林的排泄而降低其疗效。达稳态后停用碱性药物时，阿司匹林的血药浓度可升高到毒性水平。

（9）与布洛芬合用时，布洛芬的血药浓度明显降低，且胃肠道不良反应（包括溃疡和出血）增加。

【制剂与规格】

（1）片剂：① 0.05 g；② 0.1 g；③ 0.2 g；④ 0.3 g；⑤ 0.5 g。

（2）泡腾片：① 0.3 g；② 0.5 g。放于温水 150 ～ 250 ml 中，溶化后饮下。

（3）肠溶片（胶囊）：① 40 mg；② 0.15 g；③ 0.3 g；④ 0.5 g。对胃刺激小，适于长期大

量服用。

（4）散剂：① 0.1 g；② 0.5 g。

（5）栓剂：① 0.1 g；② 0.3 g；③ 0.45 g；④ 0.58 g。

布洛芬　ibuprofen

【药理作用】　布洛芬通过抑制环氧合酶，减少前列腺素的合成，产生镇痛、抗炎作用；通过影响下丘脑体温调节中枢而起解热作用。

本品口服易吸收，服药后 1.2 ～ 2.1 小时血药浓度达峰值，血浆蛋白结合率为 99%。一次给药后半衰期为 1.8 ～ 2 小时。本品在肝内代谢，60% ～ 90% 经肾排泄，内有 1% 为原型药，部分随粪便排出。

【临床应用】　用于风湿及类风湿性关节炎，其抗炎、镇痛、解热作用与阿司匹林、保泰松相似，比对乙酰氨基酚好。

【用法用量】　用于镇痛时，每次 0.2 ～ 0.4 g，每 4 ～ 6 小时一次。成人最大限量为每日 2.4 g。

【不良反应】

（1）16% 长期用药者，可出现消化道不良反应，包括消化不良、胃烧灼感、胃痛、恶心和呕吐，一般不必停药，继续服用可耐受。出现胃溃疡和消化道出血者不足 1%。

（2）1% ～ 3% 的患者可出现头痛、嗜睡、眩晕和耳鸣等神经系统不良反应。

（3）少见的不良反应还有下肢水肿、肾功能不全、皮疹、支气管哮喘、肝功能异常、白细胞减少等。

【禁忌证】

（1）禁用于对阿司匹林或其他非甾体抗炎药过敏者、活动性消化性溃疡患者。

（2）妊娠期妇女和哺乳期妇女不宜用。

【注意事项】

（1）慎用于支气管哮喘、心肾功能不全、高血压、血友病和有消化道溃疡史者。

（2）可增加肝素及口服抗凝药的出血危险性。

（3）使甲氨蝶呤、地高辛、降糖药的作用增强或毒性增加。

（4）与维拉帕米、硝苯地平、丙磺舒合用，布洛芬的血药浓度升高。

（5）可使呋塞米的降压作用减弱。

【制剂与规格】

（1）布洛芬片（胶囊）：① 0.1 g；② 0.2 g；③ 0.3 g。

（2）布洛芬缓释胶囊：0.3 g。

（3）布洛芬颗粒：① 0.1 g；② 0.2 g。

（4）布洛芬干混悬剂：34 g∶1.2 g。

（5）布洛芬糖浆：10 ml∶0.2 g。

（6）布洛芬口服液：10 ml∶0.1 g。

（7）布洛芬混悬剂：100 ml∶2.0 g。

（8）布洛芬搽剂：50 ml∶2.5 g。

（9）布洛芬栓：① 50 mg；② 100 mg。

双氯芬酸钠　diclofenac sodium

【药理作用】　双氯芬酸钠镇痛、抗炎及解热作用比吲哚美辛强 2 ～ 2.5 倍，比阿司匹林强 26 ～ 50 倍。本品的镇痛、抗炎作用除通过对环氧合酶有抑制作用而减少前列腺素合成外，尚有一定抑制脂氧酸而减少白三烯、缓激肽等产物的作用。在动物实验和人的临床实践中都证实本品有解热作用。

双氯芬酸钠口服吸收快而完全，与食物同服会降低吸收率。血药浓度空腹服药时平均 1～2 小时达峰值，与食物同服时 6 小时达峰值，缓释口服药在约 4 小时后血药浓度达峰值，直肠给药时 0.5～2 小时达峰值。与食物同服时血药浓度降低。药物半衰期约 2 小时。其血浆蛋白结合率为 99%，在乳汁中药物浓度极低而可忽略。本品大约 50% 在肝代谢，40%～65% 从肾排出，35% 从胆汁、粪便排出。用药后 12 小时总的排出量约为给药剂量的 90%。长期应用无蓄积作用。

【临床应用】　用于急性的轻、中度疼痛，如手术后疼痛、创伤后疼痛、劳损后疼痛、原发性痛经、牙痛、头痛等。

【用法用量】

（1）口服：肠溶片，用于成人急性疼痛，首次 50 mg，以后 25～50 mg，每 6～8 小时 1 次。

（2）外用：①栓剂，成人每次 50 mg（塞入肛门内）。②凝胶或乳膏，涂患处，一日 3 次，每次用量依据病变范围及不同产品的浓度而定。③搽剂，根据疼痛部位大小一次 1～3 ml，均匀涂于患处，一日 2～4 次，一日总量不超过 15 ml。

【禁忌证】

（1）有其他非甾体抗炎药过敏史或以往对本药有过敏者。

（2）美国 FDA 妊娠期药物安全性分级：口服及肠道外给药为 B 级；如在妊娠晚期或临近分娩时用药为 D 级。

（3）12 个月以下的婴儿禁用。

（4）有活动性消化性溃疡出血者禁用。

（5）有肛门炎症者禁直肠给药。

【不良反应】

（1）胃肠道反应：为最常见的不良反应，主要表现为胃不适、烧灼感、反酸、食欲缺乏等，停药或对症处理即可消失。其中少数可出现溃疡、出血、穿孔。

（2）神经系统表现：有头痛、眩晕、嗜睡、兴奋等。

（3）肾不良反应：可引起水肿、少尿、电解质紊乱等严重肾不良反应，轻者停药并相应治疗后消失。

（4）其他：少见的有肝酶一过性升高，极个别出现黄疸、皮疹、心律失常、粒细胞减少、血小板减少等，均为可逆性反应。

【注意事项】　有肝、肾功能损害或消化性溃疡病史者慎用，尤其是老年人。

【制剂与规格】

（1）双氯芬酸钠肠溶片：① 25 mg；② 50 mg。

（2）双氯芬酸钠缓释胶囊：50 mg。

（3）双氯芬酸钠缓释片：① 75 mg；② 0.1 g。

（4）双氯芬酸钠凝胶：① 20 g：0.2 g；② 30 g：0.3 g。

（5）双氯芬酸钠乳膏：25 g：0.75 g。

（6）双氯芬酸钠栓：① 12.5 mg；② 50 mg。

洛索洛芬　loxoprofen

【药理作用】　洛索洛芬具有显著的镇痛、抗炎及解热作用。其镇痛作用为外周性，主要机制是通过抑制环氧合酶，减少花生四烯酸转化为前列腺素，并因此减少由前列腺素介导的组织充血及肿胀等炎症反应，以及降低周围神经对疼痛的敏感性。

洛索洛芬为前体药物，经消化道吸收后迅速转化为反式羟基活性代谢物而发挥疗效。成人一次口服洛索洛芬 60 mg，迅速吸收。服药后洛索洛芬血药浓度达峰时间大约为 30 分钟，反式羟基代谢物大约为 50 分钟，半衰期大约为 1 小时 15 分钟。本药 80% 以原型药物和反式羟基代谢物的葡糖醛酸结合物形式自尿中排出。服药 8 小时内，约给药量的 50% 经尿排泄，大部分为洛索洛芬或反式羟基代谢物的葡糖醛酸结合物形式。

【临床应用】　用于手术后、外伤后及拔牙后的疼痛。

【用法用量】　口服，成人用于解热或镇痛一次 60 mg，一日 2 次。

【禁忌证】

（1）对阿司匹林或对其他非甾体抗炎药过敏者可能对本品发生过敏反应，故这类患者禁用本品。

（2）妊娠晚期妇女不得使用本品，因动物实验显示本品可延迟分娩，胎儿可出现动脉导管狭窄。哺乳期妇女避免用药，因本品能分泌到乳汁，如必须用本品应停止哺乳。

（3）活动性消化性溃疡、严重血液系统异常、严重肝或肾功能损伤、严重心功能不全禁用本品。

【不良反应】　消化道症状包括食欲缺乏、恶心、呕吐、上腹部不适或疼痛，发生率为 2.25%，通常为轻度，可自行消退。消化性溃疡、出血及休克偶有发生，但发生率不详。

【注意事项】　本品用于急性疾患时，应根据急性炎症、疼痛及发热程度用药，若有明确病因应同时进行病因治疗，如感染性疾病应并用抗生素。

【制剂与规格】

（1）洛索洛芬钠片：60 mg。

（2）洛索洛芬钠胶囊：60 mg。

（3）洛索洛芬钠颗粒：2 g ：60 mg。

（3）洛索洛芬钠贴剂：① 100 mg（10 cm×14 cm）；② 50 mg（7 cm×10 cm）。

（4）洛索洛芬钠凝胶膏：100 mg。

美洛昔康　meloxicam

【药理作用】　本品在治疗剂量的范围内抑制 COX-2 所需的浓度明显低于其抑制 COX-1 的浓度，因此减少了炎症部位前列腺素的合成，而胃肠壁生理性前列腺素的合成和功能受影响小，在发挥镇痛、抗炎作用的同时减少了非甾体抗炎药所普遍存在的胃肠黏膜损害。

【临床应用】　用于慢性关节病变，包括类风湿性关节炎、骨关节炎、脊柱关节病等。

【用法用量】

（1）口服（成人）：用于骨关节炎时，一次 7.5 ～ 15 mg，一日 1 次；用于类风湿性关节炎等时，一次 15 mg，一日 1 次。

（2）直肠给药（成人）：一次 15 mg，一日 1 次，塞入肛门内。

【禁忌证】

（1）对阿司匹林或其他非甾体抗炎药过敏的患者禁用。

（2）活动性消化性溃疡者及严重肝、肾功能不全者禁用。

（3）美国 FDA 妊娠期药物安全性分级：口服给药为 C 级；但在妊娠晚期或临近分娩时用药分级为 D 级。

（4）哺乳期妇女禁用。

【不良反应】　胃肠道消化不良、腹痛、恶心、腹泻等最为常见。

【注意事项】　与华法林并用应注意本品可加强华法林的抗凝作用。

【制剂与规格】

（1）美洛昔康片：① 7.5 mg；② 15 mg。

（2）美洛昔康胶囊：① 7.5 mg；② 15 mg。

（3）美洛昔康分散片：7.5 mg。

（4）美洛昔康注射液：1.5 mg：15 mg。

（5）美洛昔康栓：15 mg。

（6）美洛昔康凝胶：10 g：50 mg。

第三节　其他镇痛药
Other Analgesics

其他镇痛药包括：抗癫痫药，如卡马西平、苯妥英钠等，口腔临床中常用于治疗三叉神经痛；镇静催眠、抗焦虑药，由于对中枢神经系统可产生不同程度的抑制作用，可作为疼痛治疗的辅助药物，如地西泮、三唑仑；抗抑郁药，如阿米替林和多塞平，其也具备镇痛作用，可用于治疗各种慢性疼痛综合征。

卡马西平　carbamazepine

【药理作用】　卡马西平结构与三环类抗抑郁药类似，是电压依赖性钠通道阻滞剂，能有效延长动作电位兴奋期，选择性抑制大脑皮质运动区，可抑制癫痫病灶高频放电的扩散，从而影响中枢神经突触传递，因而具有抗癫痫、镇痛、抗心律失常作用。

【临床应用】　卡马西平是目前治疗原发性三叉神经痛的首选药物，对三叉神经痛和舌咽神经痛能有缓解作用，也可用于三叉神经痛缓解后的长期预防性用药；对多发性硬化、糖尿病性周围神经痛、外伤及疱疹后神经痛有镇痛作用。

【用法用量】　镇痛剂量：成人初始剂量每次 100 mg，一日 2 次，第 2 日起，隔日增加 100 ～ 200 mg，至疼痛缓解，维持量每次 400 ～ 800 mg，分次服用，每日极量 1200 mg。

【禁忌证】

（1）对本品或三环类化合物过敏者禁用。

（2）有骨髓抑制史者禁用。

（3）禁与单胺氧化酶抑制药合用，禁在单胺氧化酶停药不足 2 周内使用。

（4）美国 FDA 妊娠期药物安全性分级：口服给药为 D 级。

【不良反应】　约 25% 的患者发生不良反应。

（1）胃肠道反应：不常见，且较轻微，主要表现为恶心、呕吐、食欲缺乏、上腹部疼痛等。

（2）长期用药可诱发中毒性肝炎、一过性粒细胞减少、血小板减少、再生障碍性贫血、甲状腺功能减退、皮疹、剥脱性皮炎等。

（3）急性中毒时可导致肌肉抽动、舞蹈样动作、共济失调、惊厥、反射消失、呼吸抑制、昏迷等。

【注意事项】

（1）用药应从小剂量开始，逐渐增量，大剂量时应进行血药浓度监测。

（2）治疗期间定期做血、尿常规及肝功能检查。

（3）妊娠开始 3 个月、有房室传导阻滞或骨髓抑制史者禁用。

（4）妊娠期妇女、哺乳期妇女、老年人及患者有心、肝、肾疾病者慎用。

（5）与口服抗凝血药、含雌激素避孕药、甲状腺素、奎尼丁、多西环素、环孢素、洋地黄类药（地高辛除外）等合用时，本品代谢加速，从而导致治疗失败。

（6）与抗抑郁药、大环内酯类抗生素、异烟肼、西咪替丁、丙氧芬等合用时，可抑制本品的代谢，使血药浓度升高，容易引起中毒。

（7）其他不宜合用的药物有对乙酰氨基酚、碳酸酐酶抑制药、垂体后叶素、氯贝丁酯、锂盐、硫利达嗪、单胺氧化酶抑制药等。

【制剂与规格】

（1）卡马西平片：① 0.1 g；② 0.2 g。

（2）卡马西平缓释片：0.2 g。

（3）卡马西平胶囊：0.2 g。

（4）卡马西平缓释胶囊：0.1 g。

第四节　复方镇痛药
Compound Analgesics

【药理作用】　对乙酰氨基酚及其他非甾体抗炎药与阿片类药物有镇痛的相加或协同作用，尤其是对乙酰氨基酚血浆蛋白结合率低，其主要不良反应是剂量过大时产生肝毒性，此不良反应与阿片类药物、曲马多和非甾体抗炎药均不重叠，制成复方制剂后单药剂量减少，可达到镇痛作用加强、不良反应减少的目的。但因为对乙酰氨基酚有肝毒性，作为合剂使用每天药量不宜大于 1.5 g。

【临床应用】　用于轻到中度疼痛。口服制剂适用于消化功能良好，无恶心、呕吐或肠梗阻的患者。

【用法用量】　口服。

成人一次 1 ～ 2 片，一日 2 ～ 3 次。

【制剂与规格】　我国常用的复方镇痛药有如下规格。

（1）可待因 / 双氯芬酸钠复方片（复方氯酚待因片）：可待因 15 mg，双氯芬酸钠 25 mg。

（2）双氢可待因 / 对乙酰氨基酚复方片（复方双氢可待因片）：双氢可待因 10 mg，对乙酰氨基酚 500 mg。

（3）右丙氧芬 / 对乙酰氨基酚复方片（复方右丙氧芬片）：右丙氧芬 50 mg，对乙酰氨基酚 500 mg。

（4）可待因 / 对乙酰氨基酚复方片 Ⅰ 号（氨酚待因 Ⅰ 号）：可待因 8.4 mg，对乙酰氨基酚 300 mg。

（5）可待因 / 对乙酰氨基酚复方片 Ⅱ 号（氨酚待因 Ⅱ 号）：可待因 15 mg，对乙酰氨基酚 300 mg。

（6）对乙酰氨基酚 / 羟考酮复方片（复方羟考酮片）：对乙酰氨基酚 375 mg 或 500 mg，羟考酮 5 mg。

（7）萘普生 / 可待因复方片（萘普可待因片）：萘普生 150 mg，可待因 15 mg。

（8）曲马多 / 对乙酰氨基酚片（氨酚曲马多片）：曲马多 37.5 mg 或 50 mg，对乙酰氨基酚 375 mg。

Summary

Oral and maxillofacial inflammation, trauma, tumor and various types of oral surgery will almost bring different degrees of pain to patients. In oral comfort medication, analgesics are also a very important part. Clinical analgesics for oral diseases mainly include opioid analgesic（also called narcotic analgesics）and nonsteroidal anti-inflammatory drugs（NSAIDs）. In addition to the above two types of drugs，for oral and maxillofacial intense neuralgia，ordinary analgesics may not be effective，and other drugs that act on the central nervous system are often used.

参考文献

［1］国家药典委员会 . 中华人民共和国药典临床用药须知：化学药和生物制品卷（2015 年版）［M］. 北京：中国医药科技出版社，2017.

［2］陈新谦，金有豫，汤光 . 新编药物学［M］. 18 版 . 北京：人民卫生出版社，2018.

［3］王晓娟 . 口腔科药物治疗学［M］. 西安：西安交通大学出版社，2016.

［4］张震康，俞光岩 . 口腔颌面外科学［M］. 北京：北京大学医学出版社，2013.

［5］Chou R，Gordon D B，Leon-Casasola O A，et al. Management of postoperative pain：a clinical practice guideline from the American Pain Society，the American Society of Regional Anesthesia and Pain Medicine，and the American Society of Anesthesiologists' Committee on Regional Anesthesia，Executive Committee，and Administrative Council［J］. J Pain，2016，17（4）：508-510.

［6］Scarborough B M，Smith C B. Optimal pain management for patients with cancer in the modern era：pain management for patients with cancer［J］. CA Cancer J Clin，2018，68（3）：182-196.

（韩　蕊）

第十一章　抗焦虑药及镇静催眠药

Anti-anxiety Drugs and Sedative Hypnotics

患者进行口腔科治疗时，因情绪上有紧张、恐惧、焦虑状况等，难以配合口腔医师的诊断和治疗，这时可对患者进行心理或药物的治疗，抗焦虑药与镇静催眠药是其中常用药物。抗焦虑药主要作用于大脑的边缘系统，用于缓解各种原因引起的焦虑和紧张，稳定情绪并具有镇静催眠作用；镇静药和催眠药之间并没有明显界限，二者都对中枢神经系统有抑制作用，并无严格的区别，小剂量时产生镇静作用，中等剂量时产生近似生理性睡眠作用，若有抗惊厥、麻醉作用一般是需要大剂量。本类药物长期使用会产生依赖性，在使用中应严格控制用药品种和剂量，避免长时间应用。

第一节　抗焦虑药
Anti–anxiety Drugs

焦虑症（anxiety）是以发作性或持续性情绪焦虑和紧张且不能自控为主要临床表现的神经症，常伴有头昏、胸闷、心悸、呼吸困难、口干、尿频、出汗、运动不安和震颤等躯体症状。常用抗焦虑药为苯二氮䓬类药物，此类药能增加脑内5-羟色胺水平，并增强 γ-氨基丁酸（GABA）的作用。苯二氮䓬类药物对精神病无效，主要用于控制紧张、消除持续性情绪焦虑状态，可使患者情绪稳定，同时具有肌肉松弛作用，在大剂量注射时用于抗惊厥。此类药物还具有较好的镇静催眠作用，毒性小，临床用途多，但大剂量可引起共济失调，暂时性遗忘和意识障碍，以及心理性和躯体性依赖等问题。临床常用的苯二氮䓬类药物有地西泮、艾司唑仑、阿普唑仑等。苯二氮䓬药物超量或中毒时的特效拮抗剂为氟马西尼，应立即静脉注射并及时进行对症处理。

进展与趋势

苯二氮䓬类药物简介

苯二氮䓬类药物是1,4-苯二氮䓬的衍生物，主要作用于脑干网状结构和大脑边缘系统（包括杏仁核、海马等）。本类药物由于毒性小，临床用途多，已逐渐替代巴比妥类药，成为当前临床应用最广的镇静催眠药。

地西泮   diazepam

【药理作用】 地西泮又名安定，具有抗焦虑、镇静催眠、抗惊厥、抗癫痫及中枢性肌肉松弛作用。地西泮口服后 1～2 小时从胃肠道吸收，最终经肾排泄。因其半衰期长，长时期多次用药，常有原型药物和（或）其代谢产物在体内蓄积，直至达到稳态血药浓度，该时间一般需 5～14 日。药效消失很慢，在治疗结束后，因为有活性的代谢产物可以在血液内持续数日甚至数周，在此期间可能仍保持着药效。

【临床应用】

（1）主要用于治疗焦虑症、焦虑性失眠、抗癫痫和抗惊厥，缓解骨骼肌痉挛，亦可麻醉前给药作为全身麻醉的辅助药。

（2）口腔科常用于缓解灼口综合征等患者的精神紧张、焦虑症状。

【用法用量】

（1）口服（成人）：①用于抗焦虑时，一次 2.5～10 mg，一日 2～4 次。②用于镇静、催眠时，第一日，一次 10 mg，一日 3～4 次，以后按需要减少到一次 5 mg，一日 3～4 次。老年或体弱患者应减量。

（2）肌内或静脉注射（成人）：用于镇静、催眠时，开始 10 mg，以后按需每隔 3～4 小时加 5～10 mg。24 小时总量以 40～50 mg 为限。

【禁忌证】

（1）对地西泮过敏者禁用。

（2）严重肝功能、呼吸功能不全患者禁用。

（3）睡眠呼吸暂停综合征患者禁用。

（4）重症肌无力患者禁用。

（5）急性闭角型青光眼患者禁用。

（6）美国 FDA 妊娠期药物安全性分级：口服给药、肠道外给药、直肠给药为 D 级。

【不良反应】

（1）常见的副作用为嗜睡、食欲缺乏、头昏、乏力等。

（2）大剂量服用可有共济失调、手震颤。

（3）个别患者会出现兴奋、多言、皮疹、白细胞减少等。

【注意事项】

（1）老年人及婴儿应慎用。

（2）如静脉注射速度过快，可能出现呼吸抑制和循环功能抑制，因此静脉注射速度应缓慢。

（3）本品与利福平、卡马西平、苯妥英钠合用时半衰期缩短，与西咪替丁合用时半衰期延长。

【制剂与规格】

（1）地西泮片：① 2.5 mg；② 5 mg。

（2）地西泮注射液：2 ml：10 mg。

艾司唑仑   estazolam

【药理作用】 艾司唑仑为短效苯二氮䓬类药物，具有高效的镇静、催眠、抗焦虑作用，解痉和抗胆碱的作用较弱。

艾司唑仑口服易吸收，达峰时间为 1～2 小时。生成两种失活代谢产物，主要以代谢产物的形式从尿排出。消除半衰期为 10～24 小时。

【临床应用】 主要用于失眠，也可用于焦虑、紧张、恐惧。

【用法用量】

（1）口服（成人）：①用于镇静时，一次 12 mg，一日 3 次；②用于失眠时，1～2 mg，睡前服。

（2）肌内注射（成人）：一次 2～4 mg。

【禁忌证】

（1）对本品和苯二氮䓬类药物过敏者禁用。

（2）美国 FDA 妊娠期药物安全性分级：口服给药为 X 级。

（3）服用酮康唑和伊曲康唑的患者禁用。

【不良反应】

（1）常见的不良反应有口干、嗜睡、头昏、乏力等，在 1～2 小时之后可自行消失。

（2）在大剂量服用时可出现共济失调、震颤等现象。

（3）少数患者可出现兴奋、多语、睡眠障碍，甚至幻觉，停药后症状消失。

【注意事项】

（1）孕妇、老年高血压患者、婴幼儿及心、肝、肾功能不全者慎用。

（2）本品避免长期大量使用而成瘾，如长期使用后停用应逐渐减量，不宜骤停。

（3）如若出现呼吸抑制及低血压常提示服用超量。

【制剂与规格】

（1）艾司唑仑片：① 1 mg；② 2 mg。

（2）艾司唑仑注射液：① 1 ml：1 mg；② 1 ml：2 mg。

阿普唑仑　alprazolam

【药理作用】 阿普唑仑又名佳静安定，为短至中效苯二氮䓬类药物，有抗焦虑、抗抑郁、镇静、催眠、抗惊厥及肌肉松弛等作用。

阿普唑仑口服易吸收，达峰时间为 1～2 小时。血浆蛋白结合率为 80%。本品可以通过血脑屏障和胎盘屏障，还可进入乳汁中。在肝内经 CYP3A4 代谢，生成的羟基阿普唑仑活性约为母药的一半。原型药和代谢产物从尿排出，消除半衰期为 11～15 小时。

【临床应用】 主要用于抗焦虑；在治疗焦虑伴抑郁时，本品可作为辅助用药，也可用于抗恐惧；本品还能用于镇静催眠。

【用法用量】 口服（成人）。

（1）用于抗焦虑时，开始一次 0.4～1.2 mg，一日 2 次，用量按需递增。最大限量一日可达 4 mg。

（2）用于镇静催眠时，0.4～0.8 mg，睡前服。老年和体弱患者开始用小剂量，一次 0.2 mg，一日 3 次，逐渐递增至最大耐受量。

（3）用于抗恐惧时，一次 0.4 mg，一日 3 次，需要时逐渐增加剂量，一日最大量可达 10 mg。

【禁忌证】

（1）对苯二氮䓬类药物过敏者禁用。

（2）闭角型青光眼患者禁用。

（3）禁止与酮康唑或伊曲康唑同用。

（4）美国 FDA 妊娠期药物安全性分级：口服给药为 D 级。

【不良反应】 本品不良反应与地西泮相似，但较轻微。

（1）少数患者有倦乏、头晕、口干、恶心、便秘、视物模糊、精神不集中等。

（2）长期用药后停药有戒断症状，故应避免长期使用。如需停用，应逐渐减量，不可骤停或减量过快。

【注意事项】

（1）18 岁以下儿童应慎用。

（2）服用本品者不宜驾驶车辆或操作机器。

（3）长期应用本品有明显的成瘾性和依赖现象，应予特别注意。

【制剂与规格】

（1）阿普唑仑片：0.4 mg；

（2）阿普唑仑胶囊：0.3 mg。

第二节　镇静催眠药
Sedative Hypnotics

镇静催眠药有非特异性的中枢神经系统抑制作用。药物可因其剂量不同发挥不同的作用：一般小剂量时有镇静作用，用于缓解焦虑、紧张情绪等；中等剂量时可诱导、加深和延长睡眠，多用于失眠症的治疗；大剂量时能发挥麻醉作用，使意识、感觉消失；过量时会抑制呼吸中枢。镇静、催眠二者之间没有明显的界限。

镇静药临床主要用于一些精神障碍焦虑和烦躁等的对症治疗，这些药物一般在镇静或抗焦虑的同时，使患者能基本保持正常的精神活动和运动功能。该类药物连续使用较长时间可产生耐受性，疗效降低，也可成瘾，突然停药时可出现戒断症状，须严格控制使用时间，或采用交替使用、间歇性使用的用药方式。

镇静催眠药按化学结构的不同，一般可分为苯二氮䓬类（如地西泮、咪达唑仑）、巴比妥类（如苯巴比妥）和其他类（如水合氯醛、唑吡坦、氧化亚氮等）。苯二氮䓬类药物的特点是肝药酶诱导作用较轻、过量服用死亡率低、呼吸抑制作用较弱，是目前应用比较广泛的一类镇静催眠药。苯二氮䓬类药物也存在一些不良反应，例如其在与其他中枢抑制剂尤其是醇类合用时会发生协同作用，反复给药后形成耐受性，在停药后可发生失眠症反弹，以及残留反应、精神运动行为和记忆损伤等。对比新的非苯二氮䓬类药物，此类药物明显的特点为半衰期短、药效好、不良反应少而轻。

咪达唑仑　midazolam

【药理作用】　咪达唑仑又名多美康、力月西，是一种作用时间相对较短的苯二氮䓬类药物，它对受体的亲和力较高，约为地西泮的 2 倍。

咪达唑仑不同途径给药后很快吸收，达峰时间为 15 ～ 60 分钟。口服后有明显首过消除，生物利用度低；肌内注射后，生物利用度超过 90%。吸收后分布于全身各部位，其可通过胎盘，也可从乳汁分泌。血浆蛋白结合率很高，在肝代谢，最后自肾排出。长期用药没有蓄积作用。

【临床应用】　用于镇静、催眠，全身或局部麻醉时辅助用药。

【用法用量】

（1）口服用于失眠症者，一次 15 mg，每晚 1 次。连续应用后作用减弱，应间断服用。老年人从 7.5 mg 开始，每晚 1 次。

（2）肌内注射用于术前准备时，术前 20 ～ 30 分钟注射，成人 10 ～ 15 mg，儿童每 1 kg 体重 0.15 ～ 0.2 mg。

（3）静脉注射用于术前准备时，术前 5 ～ 10 分钟注射 2.5 ～ 5 mg；用于诱导麻醉时，成人为 10 ～ 15 mg，儿童剂量可调整至每 1 kg 体重 0.2 mg；用于维持麻醉时，小剂量静脉注射，剂量及注射间隔视患者个体差异而定。

【禁忌证】

（1）对咪达唑仑或苯二氮䓬类过敏者禁用。

（2）急性闭角型青光眼患者和未经治疗的开角型青光眼患者禁用。

（3）美国 FDA 妊娠期药物安全性分级：口服给药、肠道外给药为 D 级。

【不良反应】

（1）常见不良反应：可见低血压、谵妄、幻觉、心悸、皮疹、过度换气等。

（2）部分患者可出现少见不良反应，如视物模糊、头痛、头晕、手脚无力、麻刺感。

（3）有些患者有心率加快、血栓性静脉炎、皮肤红肿的表现。

（4）静脉注射咪达唑仑，尤其与阿片类镇痛药合用时，可发生呼吸抑制、停止，可出现因缺氧性脑病而致患者死亡。

【注意事项】

（1）使用本品可引起呼吸抑制和呼吸骤停，尤其是在用于镇静的情况下。因此仅在能提供持续心肺功能监测的条件下使用。

（2）对重症肌无力和其他神经肌肉接头病、肌营养不良症、肌强直等患者可加重症状。

（3）对慢性阻塞性肺疾病患者，可由于呼吸抑制而出现严重的肺功能不足，故应慎用。

（4）在慢性肾衰竭者，咪达唑仑的峰浓度可比正常人增高，特别是在诱导麻醉时发生更快，而且恢复时间延长。

（5）肝功能损害、休克、昏迷、充血性心力衰竭及严重的水、电解质失衡患者慎用。

（6）静脉注射时避免渗出，不能动脉注射。

（7）开角型青光眼患者仅在接受了适当的青光眼治疗后才可使用本品。

（8）严重疾病的患者、新生儿使用本品可出现低血压，尤其是在同时使用芬太尼或快速使用本品时。

（9）老年人危险性的手术和斜视、白内障切除的手术中，可推荐应用咪达唑仑，但可能会有意识朦胧或失定向的感觉。

（10）哺乳期妇女使用本品，对乳儿的危害不能排除。

【制剂与规格】

（1）马来酸咪达唑仑片：① 7.5 mg；② 15 mg。

（2）咪达唑仑注射液：① 1 ml：5 mg；② 2 ml：10 mg；③ 3 ml：15 mg；④ 2 ml：2 mg；⑤ 5 ml：5 mg。

唑吡坦　zolpidem

【药理作用】　唑吡坦又名思诺思，是强有力的 GABA 受体 A-1 亚型氯离子复合体的激活药。由于这一特性，使其仅有镇静、催眠作用，而无抗惊厥、肌肉松弛及抗焦虑作用。

唑吡坦口服后迅速吸收，达峰时间为 0.5 ～ 2 小时，食物可以延缓其吸收。本品有首过消除，口服生物利用度约为 70%。血浆蛋白结合率 92%。唑吡坦主要在肝代谢。半衰期为 1.4 ～ 4.5 小时，平均 2.6 小时，老年人和肝、肾功能损害者可以延长。一次口服量的 48% ～ 67% 由尿排出，29% ～ 42% 由粪便排出，主要为失活代谢产物，也可有微量的原型药物。

【临床应用】　镇静、催眠，适用于短期失眠患者。

【用法用量】　口服。

（1）成人睡前口服 10 mg。肝、肾功能损害者，每晚睡前 5 mg 开始。成人限量为 20 mg/d。

（2）老年人开始剂量为 5 mg，睡前口服，限量为每晚 10 mg。

【不良反应】

（1）常见不良反应：共济失调或手足笨拙，精神紊乱，尤以老年人多见；还可引起精神抑郁等。

（2）较少见不良反应：过敏反应，如皮疹；心率增快，面部水肿，呼吸困难等；晕倒，以老年人多见；低血压，表现为头晕、眼花、晕倒；发作性反应，包括激惹，如不明原因的兴奋或神经紧张；易激动、幻觉（幻视、幻听等）或失眠等。

（3）过量症状：严重的共济失调，心血管方面的心动过缓，复视，严重头痛，严重嗜睡，恶心、呕吐，呼吸困难（吸气困难），严重者可导致昏迷等。

【注意事项】

（1）服药期间应禁酒。

（2）本品有中枢抑制作用，服药后应禁止从事驾驶、高空作业和机器操作等工作。

（3）肝功能不全、肺功能不全、重症肌无力和抑郁症患者慎用本品。

（4）可能会发生药物依赖性的影响因素：疗程、用量、与其他精神类药物合用、饮酒，或有其他药物依赖史。

【制剂与规格】

（1）酒石酸唑吡坦片（胶囊）：① 5 mg；② 10 mg。

（2）酒石酸唑吡坦分散片：10 mg。

（3）酒石酸唑吡坦口腔崩解片：① 5 mg；② 10 mg。

Summary

During oral treatment，patients will experience emotional tension，fear and anxiety which affect the diagnosis and treatment process. Patients can be treated with psychology or drugs. Anti-anxiety drugs and sedative hypnotics are commonly used. Anti-anxiety drugs are mainly used to relieve anxiety and tension caused by various reasons，stabilize mood and have sedative and hypnotic effects；there is no obvious boundary between sedatives and hypnotics，both of which have inhibitory effects on the central nervous system. The strict distinction is that a small dose produces a sedative effect，and a medium dose produces a similar physiological sleep. If there is an anticonvulsant or anesthetic effect，a large dose is generally required. Long-term use of this type of drugs will cause dependence. In use，the variety and dosage of the drugs should be strictly controlled to avoid long-term use. Benzodiazepines are widely used in classification.

参考文献

[1] 国家药典委员会.中华人民共和国药典临床用药须知：化学药和生物制品卷（2015 年版）.北京：中国医药科技出版社，2017.

[2] 陈新谦，金有豫，汤光.新编药物学［M］.18 版.北京：人民卫生出版社，2018.

[3] 王晓娟.口腔科药物治疗学.西安：西安交通大学出版社，2016.

[4] Xiao M L，Ji P Z，Xian M Z. The effect of benzodiazepines on insomnia in patients with chronic obstructive pulmonary disease：a meta-analysis of treatment efficacy and safety. International Journal of Chronic Obstructive Pulmonary Disease，2016，11：675-685.

[5] Qaseem A，Kansagara D，Forciea M A，et al. Management of chronic insomnia disorder in adults：a clinical practice guideline from the american college of physicians. Annals of Internal Medicine，2016，165（2）：125-133.

（韩　蕊）

第十二章 止血药

Hemostatic Agents

第一节 止血药概述
Overview of Hemostatic Agents

促凝血（止血）机制和抗凝血（抗栓）机制是人体血液系统中两种对立的机制，互为矛盾并保持动态平衡，维持着循环系统的完整性，保证了血液的流动性和损伤时自行止血。

一、止血机制

止血或凝血机制是人体防止血管损伤致血液大量流失的正常生理反应，是一系列凝血因子相继被激活的过程，参与的凝血因子成分约 13 种，其凝血模式分为内、外源性凝血途径。主要过程大致可分为 4 个步骤。

1. 机体或血管损伤后，内源性凝血系统首先启动，在外源性凝血系统的协助下，一系列凝血因子递变形成凝血因子 XIII 。

2. 凝血因子 XIII 和 Ca^{2+}、凝血因子 V、血小板的协同使凝血酶原（凝血因子 II）激活形成凝血酶。

3. 凝血酶促使纤维蛋白原（凝血因子 I）转变为纤维蛋白，血液发生凝固。

4. 最后，纤维蛋白在纤溶酶的作用下，成为纤维蛋白降解产物，使纤维蛋白（凝血块）溶解，恢复人体正常功能。

二、止血药作用机制

止血药（hemostatic agent），又称促凝血药，是能加速血液凝固或降低毛细血管通透性，使出血停止、止血功能恢复正常的药物。临床上存在一些遗传性或获得性出血性疾病，如血友病等，需要使用止血药治疗。根据人体的止血机制和止血过程，止血药主要通过以下几种机制实现止血。

1. 促进凝血因子合成，激发凝血因子活性，从而恢复凝血过程而止血，如维生素 K、酚磺乙胺、凝血质。

2. 抑制纤维蛋白溶解系统，实现止血，该类药物称纤溶抑制药，如氨基己酸、氨甲环酸、氨甲苯酸等。

3. 替代或直接补充凝血因子，增强凝血机制，促进凝血，如凝血因子制剂、凝血酶原复合物、冻干人纤维蛋白原等，或具有凝血酶样作用及类凝血激酶样作用的药品，如凝血酶、巴曲酶。

4. 物理化学手段止血，用于局部创面，如外伤或手术后，能吸收血液而呈现止血作用，如吸收性明胶海绵、醛基纤维素、氧化纤维素等。

5. 降低毛细血管通透性，或增加毛细血管壁抵抗性，缓解血管损伤，如肾上腺素、垂体后叶素等。

6. 未知的机制，如云南白药止血。

口腔颌面部的损伤、感染、肿瘤溃破及术后均可能发生出血。患者患有高血压、凝血机制差或血液病等，可能会出现持续性或继发性出血。对于不同情况的出血，应根据损伤部位、出血原因和严重程度采取相应的措施。

第二节　常用止血药
Commonly Used Hemostatic Agents

氨甲环酸　tranexamic acid

【药理作用】　氨甲环酸可与纤溶酶和纤溶酶原上的赖氨酸结合部位强烈吸附，阻止纤溶酶、纤溶酶原与纤维蛋白结合，从而抑制了纤溶酶所致的纤维蛋白分解。

【临床应用】

（1）用于急性或慢性、局限性或全身纤溶亢进所致的各种出血，如白血病、再生不良性贫血等。

（2）口腔科主要用于术中及术后异常出血。

【用法用量】

（1）静脉注射或滴注：一次 0.25 ～ 0.5 g，一日 0.75 ～ 2.0 g，以葡萄糖注射液或氯化钠注射液稀释后使用。

（2）口服：成人一般每日 2 ～ 6 g，分 2 ～ 4 次。

【不良反应】

（1）偶有药物过量所致颅内血栓形成和出血。

（2）可有腹泻、恶心及呕吐。

（3）较少见经期不适。

（4）由于本品可进入脑脊液，注射后可有视物模糊、头痛、头晕、疲乏等中枢神经系统症状。

【注意事项】

（1）有血栓及可能引起血栓的患者慎用。

（2）有消耗性凝血障碍的患者慎用。

（3）术后卧床及正在接受压迫止血的患者慎用。

（4）肾功能不全者慎用。

（5）过敏者慎用。

凝血酶　thrombin

【药理作用】　凝血酶为局部止血药，是从猪血、牛血中提取的凝血酶原经激活而得的无菌冻干品，可以促使纤维蛋白原转化为纤维蛋白。

【临床应用】　用于手术中不易结扎的小血管止血、消化道出血及外伤出血等。

【用法用量】

（1）局部止血时，用 0.9% 氯化钠注射液溶解成 50 ～ 200 U/ml 的溶液喷雾或干粉喷洒于创面。

（2）消化道止血，用生理盐水或温开水（不超 37℃）溶解成 10 ～ 100 U/ml 的溶液，口服或局部灌注，可以根据出血部位及程度增减浓度和次数。

【不良反应】

（1）偶可致过敏反应。

（2）外科止血可见致低热反应。

【注意事项】

（1）严禁注射给药，因误入血管可导致血栓形成、局部坏死而危及生命。

（2）必须直接与创面接触，才能起止血作用。

（3）应新鲜配制使用。

（4）遇热、酸、碱或重金属可使其活力下降，应避免与此类药品混合使用。

蛇毒血凝酶　hemocoagulase

【药理作用】　蛇毒血凝酶是从矛头蛇的毒液中分离提取的一种单链糖蛋白，具有类凝血酶和类凝血激酶作用。

【临床应用】

（1）用于需减少流血或用于止血的各种医疗情况，如外科、内科、妇产科、口腔科等科室的临床出血及出血性疾病，或术前预防出血，或治疗消化道出血、肺出血、肾出血、肝出血等。

（2）也可以用于治疗新生儿出血。

【用法用量】　静脉注射、肌内注射或皮下注射，也可局部用药。

（1）一般出血：成人 1 ～ 2 U，儿童 0.3 ～ 0.5 U。

（2）紧急出血：立即静脉注射 0.25 ～ 0.5 U，同时肌内注射 1 U。

（3）各类外科手术预防出血：术前 1 天晚肌内注射 1 U，术前 1 小时肌内注射 1 U，术前 15 分钟静脉注射 1 U，术后 3 天，每天肌内注射 1 U。

【不良反应】　偶有过敏反应。

【注意事项】

（1）弥散性血管内凝血（DIC）及血栓或栓塞史者不宜使用。

（2）缺乏血小板或某些凝血因子者，宜在补充血小板或缺乏的凝血因子基础上使用。

（3）原发性纤溶系统亢进者，宜与抗纤溶酶的药物联合应用。

吸收性明胶海绵　absorbable gelatin sponge

【药理作用】　吸收性明胶海绵为局部止血剂，是由明胶制成的白色或微黄色、无菌、不溶于水的多孔海绵状物，吸水量可达其体积的 30 倍以上。吸收性明胶海绵贴敷于创面时，可吸入大量血液，从而促使血小板破裂、聚集、释放大量凝血因子而促进血液凝固；同时起到支架作用，使血块不易脱落以达到止血作用。

吸收性明胶海绵可以留置于体腔内或者创腔内，可在 4 ～ 6 周内被组织吸收，无抗原性，与组织接触不产生过分的瘢痕组织及不良的纤维化反应。

【临床应用】

（1）用于创面毛细血管渗血，如外科手术中不能缝合或结扎的中度出血，可应用于口腔、腹部及泌尿道等部位。

（2）在拔牙等手术中，还可暂时性填塞创面，以防止继发性出血。

【用法用量】　使用时将渗血面拭净，立即将干燥、无菌的吸收性明胶海绵贴敷创面，再用纱布加以压迫。

【注意事项】　本品不能控制动脉和静脉出血。

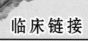

临床链接

抗凝血药

抗凝血药又称抗血栓药，是通过影响凝血过程中的某些凝血因子阻止凝血过程的药物，可用于防治血管内栓塞或血栓形成性疾病，预防脑卒中或其他血栓性疾病。常见的药物有：肝素类药物（如肝素）、香豆素类药物（如华法林、双香豆素）、抗血小板药（如阿司匹林）、蛇毒溶栓药、新型口服抗凝药（如利伐沙班）等。

Summary

Oral and maxillofacial injury，infection，tumor rupture and postoperative may cause bleeding. If the patients had hypertension，poor coagulation mechanism and blood diseases，there may occur persistent or secondary bleeding，which need for timely use of the hemostatic drugs. However，improper or excessive use of hemostatic drugs may lead to coagulation problems and even thrombosis. Thus，with the premise of being familiar with the characteristics and mechanism of action of drugs，drug regimen can be formulated in combination with the site of injury，the cause and severity of bleeding.

参考文献

［1］陈新谦，金有豫，汤光.新编药物学［M］.18 版.北京：人民卫生出版社，2018.
［2］中国国家处方集编委会.中国国家处方集［M］.北京：人民军医出版社，2011.
［3］中国国家处方集编委会.中国国家处方集：化学药品与生物制品卷儿童版［M］.北京：人民军医出版社，2013.
［4］国家卫生健康委员会，国家中医药管理局.国家基本药物目录（2018 年版）［EB/OL］.（2018-9-30）［2021-10-15］.http://www.nhc.gov.cn/yaozs/s7656/201810/c18533e22a3940d08d996b588d941631.shtml.
［5］中华医学会外科学分会.中国普通外科围手术期血栓预防与管理指南［J］.中华外科杂志，2016，54（5）：321-327.

（郭志刚）

第十三章　糖皮质激素类药

Glucocorticoids

糖皮质激素（glucocorticoid，GC）是机体内极为重要的一类调节分子，它对机体的发育、生长、代谢及免疫功能等起着重要调节作用，是机体应激反应最重要的调节激素。根据其来源可分为天然糖皮质激素和人工合成糖皮质激素。天然糖皮质激素具有重要生理功能；人工合成糖皮质激素具有抗炎及免疫抑制等药理作用，可用于过敏、严重感染、自身免疫病、白血病、休克等。长期大剂量使用糖皮质激素也会引起较严重的不良反应，因此应充分掌握该类药物的适应证、禁忌证、不良反应及使用时的注意事项。

第一节　糖皮质激素类药分类及药理作用
Classification and Pharmacological Effects of Glucocorticoids

一、药物分类

目前临床上应用的糖皮质激素类药（glucocorticoids）多为人工合成品，具有脂溶性大、水溶性小的特点；其注射剂一般以醇或酸性酯为溶媒，以增加其溶解性。该类药物口服或注射后均可被吸收。口服给药，脂溶性越高，越易吸收，其吸收速度与其脂溶性大小成正比；注射给药，以磷酸酯、琥珀酸酯为溶媒的吸收速度较快，以醋酸酯为溶媒的吸收较慢；局部（关节囊、滑膜腔、眼、皮肤、黏膜）给药，也能吸收进入全身。根据其药理作用维持时间的长短，分为短效、中效、长效三类（表 13-1）。

表 13-1　常用糖皮质激素类药比较

类别	药物	作用持续时间（小时）	糖代谢（比值）	水盐代谢（比值）	抗炎作用（比值）	等效剂量（mg）	血浆半衰期（分钟）
短效	氢化可的松	8～12	1	1	1	20	90
	可的松	8～12	0.8	0.8	0.8	25	30
中效	泼尼松	12～36	4	0.8	3.5	5	60
	泼尼松龙	12～36	4	0.8	4	5	200
	甲泼尼龙	12～36	5	0.5	5	4	180
	曲安西龙	12～36	5	0	5	4	＞200
长效	地塞米松	36～54	20～30	0	30	0.75	100～300
	倍他米松	36～54	20～30	0	25～35	0.6	100～300

注：表中水盐代谢、糖代谢、抗炎作用的比值均以氢化可的松为 1 计，等效剂量以氢化可的松为标准计

二、药理作用

在正常生理情况下所分泌的糖皮质激素主要影响正常物质的代谢过程，如调控糖、蛋白质、脂肪和水盐等的代谢。对糖代谢的调控主要表现为促进糖原异生，增加肝糖原和肌糖原含量并升高血糖。对蛋白质代谢的调控主要表现为加速胸腺、肌肉、骨、皮肤、淋巴结等多种组织的蛋白质分解，增高尿中氮的排泄量，造成负氮平衡；大剂量糖皮质激素还能抑制蛋白质合成。对脂肪代谢的调控主要表现为加速脂肪分解和抑制脂肪合成。对水盐代谢的调控相对较少，能潴钠排钾，还能减少肾小管对水的重吸收，具有利尿作用；长期用药会造成骨质脱钙。

超生理状态（药理剂量）糖皮质激素具有强大的抗炎、免疫抑制、抗过敏、抗休克作用，同时影响糖、脂肪、水盐的代谢。

1. 抗炎作用　炎症是机体对各种刺激（物理的、化学的、生物的、免疫的等）产生的一种防御反应。急性炎症主要表现为以渗出为主的过程，慢性炎症可以表现为以增生为主的过程。糖皮质激素具有强大的抗炎作用，能抑制多种原因造成的炎症反应，包括物理性、化学性、免疫性及病原生物性等因素所引起的各种炎症反应，非特异性抑制炎症的各个阶段。

2. 免疫抑制作用　糖皮质激素对免疫过程的多个环节均有抑制作用。小剂量糖皮质激素主要抑制细胞免疫，大剂量则能抑制 B 细胞转化成浆细胞的过程，减少抗体生成而干扰体液免疫。

3. 抗过敏作用　在免疫过程中，由于抗原抗体反应引起肥大细胞脱颗粒而释放组胺、5-羟色胺、过敏性慢反应物质和缓激肽等，从而引起一系列过敏性反应症状。糖皮质激素能减少上述过敏介质的产生，抑制因过敏反应而产生的病理变化，减轻过敏性症状。

4. 抗休克作用　大剂量糖皮质激素常用于严重休克，特别是感染性中毒性休克的治疗。其主要机制可能如下。

（1）抑制某些炎症因子的产生，减轻全身炎症反应综合征及组织损伤，使微循环血流动力学恢复正常，改善休克状态。

（2）稳定溶酶体膜，减少心肌抑制因子的形成。

（3）扩张痉挛收缩的血管和兴奋心脏，增强心肌收缩力。

（4）提高机体对细菌内毒素的耐受力。

5. 其他作用

（1）允许作用：是指糖皮质激素对有些组织细胞虽无直接活性，但可给其他激素发挥作用创造有利条件。如糖皮质激素可增强儿茶酚胺的血管收缩作用和胰高血糖素的血糖升高作用等。

（2）退热作用：糖皮质激素用于严重的中毒性感染，常具有迅速而良好的退热作用。可能与其能抑制体温中枢对致热原的反应、稳定溶酶体膜减少内源性致热原的释放有关。

（3）对血液及造血系统的作用：糖皮质激素能刺激骨髓造血功能，使红细胞和血红蛋白含量增加，大剂量可使血小板增多、提高纤维蛋白原浓度，并缩短凝血酶原时间，还可刺激骨髓中的中性粒细胞释放入血而使中性粒细胞增多，但却降低其游走、吞噬、消化及糖酵解等功能，从而减弱对炎症区的浸润与吞噬活动。

（4）对中枢神经系统的作用：糖皮质激素可提高中枢的兴奋性，有些患者因大量长期应用，可出现欣快、激动、失眠等，偶可发生精神失常；且糖皮质激素能降低大脑的电兴奋阈，促使癫痫发作，故精神病患者和癫痫患者宜慎用。大剂量糖皮质激素对儿童能致惊厥。

（5）对骨骼的作用：长期大量应用糖皮质激素时可出现骨质疏松，特别是脊椎骨，故可引起腰背痛，甚至发生压缩性骨折、鱼骨样及楔形畸形。其机制可能是糖皮质激素抑制成骨细胞的活力，减少骨中胶原的合成，促进胶原和骨基质的分解，使骨质形成发生障碍。

（6）对心血管系统的作用：糖皮质激素增强血管对其他活性物质的反应性。在糖皮质激素分泌过多的库欣综合征（Cushing syndrome）和一小部分应用合成的糖皮质激素的患者中，可出现高血压。

第二节 糖皮质激素类药的合理应用
Clinical Application of Glucocorticoids

糖皮质激素在临床广泛使用，主要用于抗炎、抗毒、抗休克和免疫抑制，其应用涉及临床多个专科。应用糖皮质激素要非常谨慎，正确、合理应用糖皮质激素是提高其疗效、减少不良反应的关键。其正确、合理应用主要取决于以下两方面：一是治疗适应证掌握是否准确；二是品种及给药方案选用是否正确、合理。

除替代疗法外，糖皮质激素常用于抢救危重患者及其他药物不能控制或缓解的慢性疾病。对使用其他药物已有一定疗效的慢性疾病，糖皮质激素均非其首选药物。由于糖皮质激素对疾病只能缓解症状，不能根治，且易复发，故使用中应采取综合治疗措施。对于需要长期使用糖皮质激素的疾病，必须逐步试出最小有效剂量。

一、适应证和禁忌证

（一）适应证

1. 严重感染或炎症

（1）严重急性感染：主要用于中毒性感染或同时伴有休克者，如中毒性痢疾、暴发型流行性脑脊髓膜炎及败血症等，在应用有效抗菌药物治疗感染的同时，可用糖皮质激素进行辅助治疗。其能增加机体对有害刺激的耐受性，减轻中毒反应，有利于争取时间，进行抢救。

病毒性感染一般不用糖皮质激素，以免因使用后机体防御能力降低，使感染扩散而加剧病情。但在一些重症感染，如严重急性呼吸综合征（severe acute respiratory syndromes，SARS），糖皮质激素的恰当应用可减少肺组织的渗出及损伤，提高患者对毒素的耐受力，减轻后期肺纤维化的程度，对不少患者起到了"起死回生"的作用。但由于大剂量的使用，后期也有少部分患者出现股骨头坏死的现象。

对于多种结核病的急性期，特别是渗出为主的结核病，如结核性脑膜炎、胸膜炎、心包炎、腹膜炎，在早期应用抗结核药物的同时辅以短程糖皮质激素，可迅速退热，减轻炎症渗出，使积液消退，减少愈合过程中发生的纤维增生及粘连。但剂量宜小，一般为常规剂量的 $1/2 \sim 2/3$。

（2）抗炎及防止某些炎症的后遗症：如果炎症发生在人体重要器官，如结核性脑膜炎、脑炎、心包炎，或由于炎症损害或恢复时产生粘连和瘢痕，将引起严重功能障碍，如风湿性心瓣膜炎、损伤性关节炎、睾丸炎及烧伤后瘢痕挛缩等，早期应用糖皮质激素可减少炎性渗出，减轻愈合过程中纤维组织过度增生及粘连，防止后遗症的发生。对眼科疾病如虹膜炎、角膜炎、视网膜炎和视神经炎等非特异性眼炎，应用后也可迅速消炎止痛，防止角膜混浊和瘢痕粘连的发生。

2. 免疫系统疾病

（1）自身免疫病：如严重风湿热、风湿性心肌炎、风湿性及类风湿性关节炎、全身性红斑狼疮、自身免疫性贫血和肾病综合征等，应用糖皮质激素后可缓解症状。对多发性皮肌炎，糖皮质激素为首选药。一般采用综合疗法，不宜单用，以免引起不良反应。

（2）过敏性疾病：如荨麻疹、血管神经性水肿、支气管哮喘和过敏性休克等。此类疾病一般发作快，消失也快，治疗主要应用肾上腺素受体激动药和抗组胺药。对严重病例或其他药物无效时，可应用糖皮质激素进行辅助治疗，目的是抑制抗原抗体反应所引起的组织损害和炎症过程。

（3）器官移植排斥反应：对异体器官移植手术后所产生的免疫性排斥反应，也可使用糖皮质激素预防。若已发生排斥反应，治疗时，可采用大剂量氢化可的松静脉滴注，排斥反应控制后再逐步减少剂量至最小维持量，并改为口服。若与环孢素 A 等免疫抑制剂合用，疗效更好，并可减少两药的剂量。

3. 抗休克治疗　对感染中毒性休克，在有效的抗菌药物治疗下，可及早、短时间突击使用大剂量糖皮质激素；待微循环改善、脱离休克状态时停用，且尽可能在抗菌药物之后使用，停药则在撤去抗菌药物之前。对过敏性休克，糖皮质激素为次选药，可与首选药肾上腺素合用，对病情较重或发展较快者，同时静脉滴注氢化可的松 200 ~ 400 mg，以后视病情决定用量，好转后逐渐减少用量。对低血容量性休克，在补液、补电解质、输液或输血后效果不佳者，可合用超大剂量的糖皮质激素。

4. 血液病　糖皮质激素多用于治疗儿童急性淋巴细胞性白血病，目前采取与抗肿瘤药物联合的多药并用方案；但对急性非淋巴细胞性白血病的疗效较差。此外，糖皮质激素还可用于再生障碍性贫血、粒细胞减少症、血小板减少症和过敏性紫癜等的治疗，但停药后易复发。

5. 局部应用　对湿疹、肛门瘙痒、接触性皮炎、银屑病等都有疗效，多采用氢化可的松、泼尼松龙或氟轻松等软膏、霜剂或洗剂局部用药。

6. 替代疗法　用于急、慢性肾上腺皮质功能不全者，脑垂体前叶功能减退及肾上腺次全切除术后糖皮质激素分泌不足的患者。

（二）禁忌证

1. 严重的精神病（过去或现在）和癫痫。
2. 活动性消化性溃疡病。
3. 新近胃肠吻合术、骨折创伤修复期。
4. 角膜溃疡。
5. 肾上腺皮质功能亢进症。
6. 严重高血压、糖尿病患者及孕妇。
7. 抗菌药物不能控制的感染，如水痘、麻疹、真菌感染等。

二、给药方案

糖皮质激素给药方案应综合患者病情及药物特点制订，包括品种选择、给药剂量、疗程和给药途径等。

1. 品种选择　各种糖皮质激素的药效学和人体药动学（吸收、分布、代谢和排泄）特点不同，因此各有不同的临床适应证，应根据不同疾病和各种糖皮质激素的特点正确选用糖皮质激素品种。

2. 给药剂量　生理剂量和药理剂量的糖皮质激素具有不同的作用，应按不同治疗目的选择剂量。一般认为给药剂量（以泼尼松为例）可分为以下几种情况。

（1）长期服用维持剂量：2.5 ~ 15.0 mg/d；

（2）小剂量：$< 0.5 \, mg \cdot kg^{-1} \cdot d^{-1}$；

（3）中等剂量：$0.5 \sim 1.0 \, mg \cdot kg^{-1} \cdot d^{-1}$；

（4）大剂量：$> 1.0 \, mg \cdot kg^{-1} \cdot d^{-1}$；

（5）冲击剂量：（以甲泼尼龙为例）$7.5 \sim 30.0 \, mg \cdot kg^{-1} \cdot d^{-1}$。

3.疗程　不同的疾病应用糖皮质激素的疗程不同，一般可分为以下几种情况。

（1）冲击治疗：疗程多小于5天，适用于危重症患者的抢救，如暴发型感染、过敏性休克、严重哮喘持续状态、过敏性喉头水肿、狼疮性脑病、重症大疱性皮肤病、重症药疹、急进性肾炎等。冲击治疗须配合其他有效治疗措施，可迅速停药，若无效大部分情况下不可在短时间内重复冲击治疗。

（2）短程治疗：疗程小于1个月，包括应激性治疗，适用于感染或变态反应类疾病，如结核性脑膜炎及胸膜炎、剥脱性皮炎或器官移植急性排斥反应等。短程治疗须配合其他有效治疗措施，停药时需逐渐减量至停药。

（3）中程治疗：疗程3个月以内，适用于病程较长且多器官受累性疾病，如风湿热等。药物生效后减至维持剂量，停药时需要逐渐递减。

（4）长程治疗：疗程大于3个月，适用于器官移植后排斥反应的预防和治疗及反复发作，多器官受累的慢性自身免疫病如系统性红斑狼疮、溶血性贫血、系统性血管炎、结节病、大疱性皮肤病等。维持治疗可采用每日或隔日给药，停药前亦应逐步过渡到隔日疗法后逐渐停药。

（5）终身替代治疗：适用于原发性或继发性慢性肾上腺皮质功能减退症，并于各种应激情况下适当增加剂量。

4.给药途径　包括口服、肌内注射、静脉注射或静脉滴注等全身用药，以及吸入、局部注射、点滴和涂抹等局部用药。

三、不良反应

（一）长期大量应用引起的不良反应

1.医源性肾上腺皮质功能亢进症（库欣综合征）　又称类肾上腺皮质功能亢进综合征，是过量糖皮质激素引起脂质代谢和水盐代谢紊乱的结果。其主要表现有：满月脸、水牛背、皮肤变薄、多毛、水肿、低血钾、高血压、糖尿病等，停药后症状可自行消失。必要时可加用抗高血压药、降糖药治疗，并采取低盐、低糖、高蛋白饮食及加用氯化钾等措施。

2.诱发或加重感染　长期应用糖皮质激素可诱发感染或使体内潜在病灶扩散，特别是原有疾病已使抵抗力降低的白血病、再生障碍性贫血、肾病综合征等患者更易发生。

3.消化系统并发症　糖皮质激素可刺激胃酸与胃蛋白酶的分泌，并抑制胃黏液生成，降低胃肠黏膜的抵抗力，故可诱发或加剧胃、十二指肠溃疡，甚至造成消化道出血或穿孔。对少数患者可诱发胰腺炎或脂肪肝。

4.心血管系统并发症　长期应用糖皮质激素，由于水钠潴留和血脂升高，可引起高血压和动脉粥样硬化。

5.骨质疏松、肌萎缩、伤口愈合迟缓等　这些反应与糖皮质激素促蛋白质分解、抑制其合成及增加钙、磷排泄有关。骨质疏松多见于儿童、绝经期妇女和老年人，宜补充维生素D与钙盐。严重者可发生自发性骨折。由于抑制生长激素的分泌和造成负氮平衡，还可影响生长发育。孕妇应用，偶引起胎儿畸形。长期使用糖皮质激素引起高脂血症，来源于中性脂肪的栓子易黏附于血管壁上，阻塞软骨下的骨终末动脉，使血管栓塞，造成股骨头无菌性缺血坏死。

6.糖尿病　糖皮质激素可促进糖原异生，降低组织对葡萄糖的利用，抑制肾小管对葡萄糖的重吸收，因此长期应用超生理剂量的糖皮质激素，将引起糖代谢的紊乱，约半数患者出现糖耐量受损或糖尿病（类固醇性糖尿病）。此类糖尿病对降糖药物敏感性较差，所以应在控制原发疾病的基础上，尽量减少糖皮质激素的用量，最好停药。如不能停药，应酌情给予口服降糖药或注射胰岛素治疗。

7.其他　有癫痫或精神病史者禁用或慎用。

（二）停药反应

1. 医源性肾上腺皮质功能不全　长期应用糖皮质激素，尤其是每天给药的患者减量过快或突然停药，特别是当遇到感染、创伤、手术等严重应激情况时，可引起肾上腺皮质功能不全或危象，表现为恶心、呕吐、乏力、低血压和休克等，需及时抢救。这是长期大剂量使用糖皮质激素，反馈性抑制垂体-肾上腺皮质轴致肾上腺皮质萎缩所致。肾上腺皮质功能的恢复时间与剂量、用药时间长短和个体差异等有关。医源性肾上腺皮质功能不全常需要数月甚至 1 ～ 2 年才能恢复。

2. 反跳现象　是指患者对激素产生了依赖性，或病情尚未完全控制，突然停药或减量过快而导致原病复发或恶化的现象。一旦发生反跳现象，常需加大剂量再进行治疗，待症状缓解后再缓慢减量停药。

四、临床应用基本原则

（一）严格掌握糖皮质激素治疗的适应证

糖皮质激素是一类临床适应证尤其是相对适应证较广的药物，需要严格按照适应证给药。糖皮质激素有抑制自身免疫的药理作用，但并不适用于所有自身免疫病的治疗，如慢性淋巴细胞浸润性甲状腺炎（桥本病）、1 型糖尿病、寻常型银屑病等。

（二）合理制订糖皮质激素治疗方案

严格按照本节中"二、给药方案"来制订治疗方案。

（三）重视疾病的综合治疗

在许多情况下，糖皮质激素治疗仅是疾病综合治疗的一部分，应结合患者实际情况，联合应用其他治疗手段，如严重感染患者，在积极有效的抗感染治疗和各种支持治疗的前提下，为缓解症状，确实需要的可使用糖皮质激素。

（四）监测糖皮质激素的不良反应

糖皮质激素的不良反应与用药品种、剂量、疗程、剂型及用法等明显相关，在使用中应密切监测不良反应，如检测有无感染、代谢紊乱（水电解质、血糖、血脂）、体重增加、出血倾向、血压异常、骨质疏松、股骨头坏死等，小儿应监测生长和发育情况。

（五）其他注意事项

1. 防止交叉过敏反应　对某一种糖皮质激素类药过敏者也可能对其他糖皮质激素过敏。

2. 酌情采取如下措施　使用糖皮质激素时应低钠、高钾、高蛋白饮食；补充钙剂和维生素 D；加服预防消化性溃疡及出血等不良反应的药物；如有感染应同时应用抗生素以防感染扩散及加重。

3. 合理选择品种和剂型　注意根据不同糖皮质激素的药动学特性和疾病具体情况合理选择糖皮质激素的品种和剂型。

4. 注意药物之间的相互作用　应注意糖皮质激素和其他药物之间的相互作用。近期使用巴比妥类、卡马西平、苯妥英、扑米酮或利福平等药物，可能会增强代谢并降低全身用糖皮质激素的作用，相反，口服避孕药或利托那韦可以升高糖皮质激素的血药浓度，糖皮质激素与排钾利尿药（如噻嗪类或呋塞米）合用，可以造成过度失钾，糖皮质激素和非甾体抗炎药合用时，消化道出血和溃疡的发生率升高。

第三节　常用糖皮质激素类药
Commonly Used Glucocorticoids

氢化可的松（皮质醇）　hydrocortisone

【药理作用】　氢化可的松为天然短效糖皮质激素类药，抗炎作用是可的松的 1.25 倍，潴钠活性也较强。

氢化可的松可直接注入静脉而迅速发挥作用。口服可自消化道迅速吸收，约 1 小时后血药浓度达峰值；一次性口服给药 20 mg 能维持有效活性 8～12 小时，血浆半衰期为 1.5 小时。血浆蛋白结合率为 90%，具有生物活性的游离型占 10%。氢化可的松也可经皮肤吸收，尤其在皮肤破损处吸收更快。主要经肝代谢，转化为四氢可的松和四氢氢化可的松，大多数代谢产物结合成葡糖醛酸酯，极少量以原型经尿排泄。

【临床应用】

（1）主要用于肾上腺皮质功能减退症及垂体功能减退症的补充或替代治疗及危象时的治疗，亦可用于过敏性和炎症性疾病。

（2）外用适于对糖皮质激素有效的非感染性、炎症性及瘙痒性皮肤病，如特应性皮炎、湿疹、神经性皮炎、接触性皮炎及脂溢性皮炎等。

【不良反应】　参阅本章第二节。

【注意事项】

（1）本品注射剂（醇型）中含有 50% 乙醇，故必须充分稀释至 0.2 mg/ml 后供静脉滴注；乙醇过敏者禁用。

（2）中枢神经系统抑制或肝功能不全者应慎用，肝衰竭者禁用。

（3）需要大剂量时，应改用氢化可的松琥珀酸钠。

【制剂与规格】

（1）氢化可的松片：① 4 mg；② 10 mg；③ 20 mg。

（2）醋酸氢化可的松片：20 mg。

（3）氢化可的松注射液（醇型）：① 2 ml：10 mg；② 5 ml：25 mg；③ 10 ml：50 mg；④ 20 ml：100 mg。

（4）醋酸氢化可的松注射液：① 1 ml：25 mg；② 5 ml：125 mg（供局部及腔内注射用）。

（5）注射用氢化可的松琥珀酸钠：① 0.05 g；② 0.1 g（以氢化可的松计）。

（6）醋酸氢化可的松眼膏：0.5%。

（7）氢化可的松乳膏：① 0.25%；② 0.5%；③ 1%。

（8）醋酸氢化可的松乳膏：① 0.25%；② 0.5%；③ 1%。

泼尼松龙（氢化泼尼松）　prednisolone（hydroprednisone）

【药理作用】　泼尼松龙为中效糖皮质激素类药，本身即具有生物活性，无需经肝转化，可用于肝功能不全患者。其抗炎作用较强，而潴钠作用较可的松和氢化可的松弱，一般不易引起电解质紊乱或水肿等不良反应。

本品极易由消化道吸收，口服后 1～2 小时血药浓度达高峰，血浆半衰期为 2～3 小时。在血中本品大部分与血浆蛋白结合（但结合率低于氢化可的松），游离型和结合型代谢产物自尿中排出，部分以原型排出，小部分可经乳汁排出。

【临床应用】

（1）泼尼松龙本身具有生物活性，无需经肝转化，故可用于肝功能不全患者。

（2）泼尼松龙磷酸钠水溶性大，起效迅速，可供肌内注射、静脉滴注或静脉注射；醋酸泼尼松龙混悬液吸收缓慢，供肌内注射或关节腔内注射。

【不良反应】　本品副作用比氢化可的松小。

【注意事项】

（1）诱发感染：在激素作用下，原来已被控制的感染可活动起来，最常见者为结核感染复发。

（2）对诊断的干扰：使血糖、血胆固醇和血脂肪酸、血钠水平升高、使血钙、血钾下降；对外周血象的影响为淋巴细胞、真核细胞及嗜酸、嗜碱细胞数下降，多核白细胞和血小板增加，后者也可下降；长期大剂量服用后可使皮肤试验结果呈假阴性，如结核菌素试验、组织胞浆菌素试验和过敏反应皮试等；使同位素脑和骨显像减弱或稀疏。

（3）随访检查：长期应用应定期检查血糖、尿糖或糖耐量试验，尤其是糖尿病或糖尿病倾向者；小儿应定期检测生长和发育情况；眼科检查，注意白内障、青光眼或眼部感染的发生；血清电解质和大便隐血；高血压和骨质疏松的检查，尤其是老年人。

【制剂与规格】

（1）泼尼松龙片：5 mg；

（2）醋酸泼尼松龙片：① 1 mg；② 5 mg。

（3）醋酸泼尼松龙注射液：① 1 ml：25 mg；② 5 ml：125 mg。

（4）泼尼松龙磷酸钠注射液：1 ml：20 mg。

（5）醋酸泼尼松龙乳膏：0.5%。

（6）泼尼松龙眼膏：0.25%。

泼尼松（强的松）　prednisone

【药理作用】　泼尼松属中效糖皮质激素类药。本品须在肝内将 11 位酮基还原为 11 位羟基，转化为泼尼松龙后方具有药理活性。其半衰期为 60 分钟。

【临床应用】

（1）主要用于过敏性与自身免疫性炎症性疾病。例如：①严重急性细菌感染伴明显中毒症状及休克；②自身免疫病；③严重变态反应性疾病；④肾病综合征；⑤严重支气管哮喘；⑥急性淋巴细胞白血病、恶性淋巴瘤等；⑦某些严重的皮肤病，如各类天疱疮、剥脱性皮炎、神经性皮炎和湿疹等；⑧口腔黏膜疾病，如药物过敏性口炎、糜烂型扁平苔藓、白塞综合征、严重复发性阿弗他溃疡等。

（2）由于本品潴钠作用较弱，一般不用作肾上腺皮质功能减退症的替代治疗。

【不良反应】　长期大量应用会发生库欣综合征、高血压、钙磷代谢紊乱、消化性溃疡等。

【注意事项】

（1）本品需经肝代谢活化为泼尼松龙后才能显效，故肝功能不良者不宜使用；

长期疗法产生疗效后不能突然停药，应逐渐减量至最小维持量；

用药期间宜控制钠盐摄入量并同时补充氯化钾等；

由于其盐皮质激素活性很弱，故不适用于原发性肾上腺功能不全症。

【制剂与规格】　醋酸泼尼松片：5 mg。

甲泼尼龙（甲基强的松龙）　methylprednisolone

【药理作用】　甲泼尼龙属中效糖皮质激素类药，为泼尼松龙 C_6 位加甲基的衍生物，抗炎、抗过敏作用强于泼尼松龙。

本品半衰期为 30 分钟，血药浓度达峰值后迅速下降。

【临床应用】　用于危重型系统性红斑狼疮，重症多肌炎、皮肌炎、血管炎，哮喘急性发作，严重急性感染及器官移植术前后。

【不良反应】　大剂量可致心律失常。其他参阅本章第二节。

【注意事项】

（1）妊娠期及哺乳期妇女慎用。

（2）大剂量（＞0.5 g）而又快速注射或静脉滴注有可能引起心律失常甚至循环衰竭。

（3）用于败血症休克疗效不确切，而且可能增加患者病死率。

（4）若长期治疗后需停药时，建议逐渐减量，不可突然停药。

（5）用药时可能掩蔽感染症状或并发新感染。

【制剂与规格】

（1）甲泼尼龙片：① 2 mg；② 4 mg。

（2）甲泼尼龙醋酸酯混悬注射液（局部注射）：① 1 ml：20 mg；② 1 ml：40 mg。

（3）注射用甲泼尼龙琥珀酸钠：53 mg（相当于甲泼尼松龙 40 mg）。

地塞米松　dexamethasone

【药理作用】　地塞米松属长效糖皮质激素类药，是泼尼松龙的氟化衍生物。其抗炎、抗过敏作用均比泼尼松更强，而对水钠潴留和促进排钾作用较轻微，对下丘脑-垂体-肾上腺皮质轴的抑制作用强。

地塞米松极易从消化道吸收，血浆蛋白结合率低，血浆半衰期约为 3 小时；地塞米松磷酸钠或地塞米松醋酸酯肌内注射后，血药峰浓度分别为 1 小时和 8 小时。

【临床应用】　适应证参阅"泼尼松龙"。

（1）临床上常用于抗炎抗过敏。

（2）还可用于预防新生儿呼吸窘迫综合征、降低颅内高压、缓解肿瘤所致脑水肿，以及库欣综合征的诊断与病因学鉴别诊断。

（3）在口腔疾病中，可减少阻生智齿拔牙创面的肿胀，贴片可用于口腔黏膜溃疡。

【不良反应】

（1）对下丘脑-垂体-肾上腺轴抑制作用较强，大剂量易引起库欣综合征。

（2）长期大量应用可诱发胃溃疡、糖尿病、骨质疏松、肌无力、精神症状及精神病等。

【注意事项】

（1）不能单独用于原发性肾上腺皮质功能不全症的替代治疗。

（2）长期大量使用须注意观察血糖、血压及有无精神症状。

（3）局部用药也不宜久用。

【制剂与规格】

（1）醋酸地塞米松片：0.75 mg。

（2）醋酸地塞米松口腔贴片：0.3 mg。

（3）地塞米松磷酸钠注射液：① 1 ml：1 mg；② 1 ml：2 mg；③ 1 ml：5 mg。

（4）地塞米松软膏或乳膏：0.05%～0.1%。

倍他米松　betamethasone

【药理作用】　倍他米松又称 β-米松、β-美松、贝皮质醇、贝氟美松，属长效糖皮质激素类药，为地塞米松的差向异构体（C_{16} 的甲基为 β 位），抗炎作用较地塞米松强 2.5 倍，且作用迅速、副作用较少。本品 0.3 mg 疗效与地塞米松 0.75 mg、泼尼松 5 mg 或可的松 25 mg 相当。

【临床应用】

（1）现多用于治疗活动性风湿病、类风湿性关节炎、系统性红斑狼疮、严重支气管哮喘、严重皮炎、急性白血病等。

（2）也用于某些感染的综合治疗。

【不良反应】　本品不良反应较少，潴钠作用微弱，但其作用时间长，对生长的抑制作用较强，对下丘脑-垂体-肾上腺皮质轴的抑制作用较短效糖皮质激素类药明显。

【注意事项】

（1）本品不宜长期应用，尤其对小儿，因其可抑制生长。

（2）本品潴钠作用微弱，故不宜用于肾上腺皮质功能不全的替代治疗。

【制剂与规格】　倍他米松片：0.5 mg。

曲安奈德　triamcinolone acetonide

【药理作用】　曲安奈德又称曲安缩松，属长效糖皮质激素类药，抗炎、抗过敏作用均比氢化可的松、泼尼松强而持久，副作用小。

本品血浆半衰期约为 5 小时。血浆蛋白结合率比氢化可的松要小。肌内注射后数小时内显效，经 1～2 天达最大效应，作用可维持 2～3 周。

【临床应用】

（1）神经性皮炎、湿疹、银屑病等皮肤疾病。

（2）支气管哮喘。

（3）关节痛（滑膜炎）、肩周炎、腱鞘炎、急性扭伤、慢性腰腿痛等。

（4）眼科炎症。

（5）口腔黏膜充血、糜烂面、溃疡、肉芽肿性唇炎、口腔黏膜慢性感染性疾病。

（6）过敏性鼻炎。

【用法用量】

（1）肌内注射：每周 1 次，20～100 mg。

（2）皮下或关节腔注射：用量酌情决定，一般为 2.5～5 mg；皮损部位可分数个部位注射，每处剂量为 0.2～0.3 mg，每日剂量不超过 30 mg，一周总量不超过 75 mg。

（2）外用：软膏、乳膏局部涂布。

（3）滴眼剂：每日 1～4 次。

（4）气雾剂：每日 3～4 次。

【不良反应】　比较少见，可有：①荨麻疹、支气管痉挛；②抑郁、厌食、体重下降；③长期使用于眼部可引起眼内压升高；④关节腔内注射可能引起关节破坏。

【注意事项】

（1）妊娠期及哺乳期妇女忌用。

（2）病毒性、结核性或急性化脓性眼病患者忌用。

（3）注射前药液需充分摇匀，注射部位不要太浅，以免局部肌肉萎缩。

（4）不可静脉注射。

（5）与氯喹配伍可出现剥脱性红皮病。

【制剂与规格】

（1）曲安奈德注射液：①1 ml：40 mg；②2 ml：80 mg。

（2）曲安奈德气雾剂：0.1%。

（3）曲安奈德软膏：0.025%。

（4）曲安奈德乳膏：0.1%。

（5）曲安奈德滴眼液：0.5%。

（4）曲安奈德洗剂：① 0.025%；② 0.1%。

Summary

Glucocorticoids are very important regulatory molecules in the body. They have anti-inflammatory, anti-toxic, anti-allergic, anti-shock, non-specific immunosuppressive and antipyretic effects. They can prevent the occurrence of immunological inflammatory reactions and pathological immune reactions. They can be divided into natural glucocorticoids and synthetic glucocorticoids according to the source. Natural glucocorticoids have important physiological functions. Synthetic glucocorticoids have anti-inflammatory and immunosuppressive pharmacological effects for severe infection, allergy, autoimmune disease, leukemia and shock, and are divided into three categories: short-acting, medium-acting and long-acting. Long-term use of glucocorticoids in large doses also has serious side effects, so it is necessary to fully grasp the indications, contraband, adverse reactions and matters needing attention in the use of such drugs.

参考文献

［1］杨宝峰，陈建国．药理学［M］.9 版.北京：人民卫生出版社，2018.

［2］国家药典委员会．中华人民共和国药典临床用药须知：化学药和生物制品卷（2015 年版）［M］.北京：中国医药科技出版社，2017.

［3］卫生部．卫生部办公厅关于印发《糖皮质激素类药物临床应用指导原则》的通知［EB/OL］.（2011-02-24）［2021-10-25］.http://www.nhc.gov.cn/wjw/gfxwj/201304/81a2b9f230a94f10bb25c292abe0f8d8.shtml.

［4］Maricic M，Deal C，Dore R，et al. 2017 American College of Rheumatology guideline for the prevention and treatment of glucocorticoid-induced osteoporosis：comment on the article by Buckley et al［J］. Arthritis Care Res（Hoboken），2018，70（6）：949-950.

［5］Laurence F，Irene P，Irwin N. Monitoring of patients on long-term glucocorticoid therapy：a population-based cohort study［J］. Medicine，2015，94（15）：e647.

（赵电红）

第十四章　免疫调节药

Immunomodulatory Drugs

免疫调节药是指能通过影响机体的免疫应答反应和免疫病理反应而增强或抑制机体免疫功能的药物。根据其作用方式的不同，主要可分为两类，一类是免疫抑制药，是对机体的免疫反应具有抑制作用的药物，能抑制与免疫反应有关细胞（T 细胞和 B 细胞等）的增殖和功能，能降低抗体免疫反应，主要用于防治免疫病理反应，如器官移植时的排斥反应、结缔组织病或其他自身免疫病和变态反应性疾病等；另一类是免疫增强药，是可以通过不同方式达到增强机体免疫力的一类免疫治疗性药物，主要用于免疫缺陷性疾病及增强机体抗感染和抗肿瘤的免疫力。

对于口腔疾病如口腔黏膜病，大部分与免疫功能紊乱密切相关。因免疫功能紊乱而引起的口腔疾病，常见为自身免疫病及变态反应性疾病。给药方式包括全身和局部用药。

第一节　免疫抑制药
Immunosuppressive Drugs

免疫抑制药为非特异性抑制机体免疫系统的药物，有以下共同特点：多数对机体免疫系统的作用缺乏特异性和选择性，在抑制免疫病理反应的同时又干扰正常免疫应答反应，既抑制体液免疫，又抑制细胞免疫。

按照来源不同，临床常用免疫抑制药可分为五类：①肾上腺皮质激素类；②细胞毒类（如硫唑嘌呤、环磷酰胺、甲氨蝶呤）；③钙调磷酸酶抑制药类（如环孢素、他克莫司）；④生物制剂类（如白介素 -2 受体抑制药）；⑤其他类（如吗替麦考酚酯、沙利度胺、雷公藤总苷）。

临床上免疫抑制药主要用于：①器官移植的排斥反应，效果较肯定。常采用 2～4 种免疫抑制药合用，如三联疗法，即钙调磷酸酶抑制药类（环孢素或他克莫司）、细胞毒类（硫唑嘌呤）或其他类（吗替麦考酚酯）、糖皮质激素类（泼尼松龙）三类药物联合，用于肾、心、肝、肺、胰和骨髓移植。②结缔组织病或其他自身免疫病，如类风湿性关节炎、系统性红斑狼疮、肾病性肾炎、自身免疫性溶血性贫血、特发性血小板减少性紫癜、葡萄膜炎、银屑病、皮肌炎、胰岛素依赖性糖尿病等，可暂时缓解症状，延缓病变进展，但不能根治。通常首选肾上腺皮质激素类药物，无效者或耐受者再加用或改用其他免疫抑制药。

不同类型免疫抑制药的免疫抑制作用及机制各异，但具有共同的特点：①多数免疫抑制药的免疫抑制作用缺乏选择性，既抑制免疫病理反应，也抑制正常免疫反应，对细胞免疫和体液免疫也较少有选择性。少数药物如环孢素、他克莫司对 T 细胞有选择性抑制作用。②免疫抑制药对正在增殖的免疫细胞的抑制作用强，故免疫应答反应中的抗原提呈、细胞增殖与分化、细胞因子合成阶段对免疫抑制作用最为敏感；对已分化成熟的免疫细胞如记忆细胞、浆细胞作用较弱。③免疫抑制药的作用还取决于给药时间与抗原刺激时间间隔和先后次序，如在抗原刺激前 24～48 小时内使用肾上腺皮质激素、抗淋巴细胞球蛋白免疫抑制作用强。硫唑嘌呤、环磷酰胺在抗原刺激后 24～48 小时给药免疫抑制作用强。④不同类型的免疫病理反应对免疫抑制药敏感性不同，如Ⅰ型变态反应对细胞毒类药物不敏感，而Ⅳ型变态反应对免疫抑制药较敏感。⑤一些免疫抑制药如甲氨蝶呤尚具有显著的抗炎作用，故可抑制免疫性炎症反应。

目前，免疫抑制药已广泛用于临床，但需要注意的是，该类药物具有较严重的不良反应。共同的不良反应包括：①长期用药抑制机体的免疫功能，显著降低机体抗感染免疫力，导致常见细菌、病毒和真菌感染，有时还可引起罕见的机会性感染。②致畸胎及不育，以细胞毒类药物如环磷酰胺、硫唑嘌呤最为严重。③长期用药可增加肿瘤的发病率，尤以器官移植患者为著。因此，须严格掌握该类药物的适应证和禁忌证，谨慎使用。为增强疗效、减少不良反应，宜采用多种药物小剂量联合应用。

环孢素 ciclosporin

【药理作用】 环孢素是一种含 11 个氨基酸的环状多肽，为 T 细胞功能调节药。①可特异性地抑制辅助性 T 细胞（Th 细胞）的活性但不抑制抑制性 T 细胞的活性，反而促进其增殖；②抑制 B 细胞的活性；③能选择性抑制 T 细胞所分泌的白介素 -2（IL-2）、干扰素 -γ，亦能抑制单核巨噬细胞所分泌的白介素 -1（IL-1）；④在明显抑制宿主细胞免疫的同时，对体液免疫亦有抑制作用；⑤具有抗排斥反应的作用；⑥不影响吞噬细胞的功能，不产生明显的骨髓抑制作用。

环孢素口服吸收慢且不完全，个体差异大，一次口服 600 mg，在血浆中峰值为 1246 μg/L，达峰时间 3～4 小时，血浆蛋白结合率 90%，生物利用度 20%～50%；主要在肝内代谢，经胆汁随粪便排出，消除半衰期为 6～30 小时。

【临床应用】

（1）预防器官移植时异体移植物的排斥反应，包括肾、肝、心、肺、心肺联合和胰腺移植。

（2）预防骨髓移植排斥反应。

（3）非移植性适应证，如内源性葡萄膜炎、银屑病、异位性皮炎、类风湿性关节炎、肾病综合征等。

（4）局部使用对口腔扁平苔藓、盘状红斑狼疮、季节性角膜结膜炎等有效。

【不良反应】

（1）常见有肾功能障碍、震颤、头痛、高血压、厌食、恶心、呕吐、腹部不适、牙龈增生、多毛症等。

（2）较常见有白细胞减少症、惊厥、感觉异常、潮红、消化性溃疡、肝毒性、痤疮、皮疹、发热、水肿等。

（3）易继发感染。

（4）发生继发肿瘤的概率提高。

（5）大剂量快速静脉注射可引起抽搐、癫痫样症状，但少见。

【注意事项】

（1）严格控制用药剂量及血浆药物浓度。

（2）用药期间应监测血药浓度、血常规、肝功能、肾功能、血压、电解质等。

（3）禁忌证：过敏者、3 岁以下儿童和 18 岁以下类风湿性关节炎的患者、肾功能异常、高血压未得到控制或患有恶性肿瘤的类风湿性关节炎、银屑病患者禁用；不能与他克莫司同时服用。

（4）妊娠期及哺乳期妇女慎用。

（5）不得同时使用有肾毒性的药物；大环内酯类、喹诺酮类、酮康唑、氟康唑、伊曲康唑等药物可加重其肝、肾毒性，而苯巴比妥、苯妥英钠、利福平等可降低其药效。

【制剂与规格】

（1）环孢素软胶囊：① 10 mg；② 25 mg；③ 50 mg；④ 100 mg。

（2）环孢素胶囊：① 10 mg；② 25 mg；③ 50 mg；④ 100 mg。

（3）环孢素口服溶液：50 ml：5 g。

（4）环孢素注射液：5 ml：250 mg。

他克莫司　tacrolimus

【药理作用】　他克莫司是大环内酯类强效免疫抑制药，免疫抑制作用较环孢素强，作用机制与环孢素相似，可抑制造成移植物排斥反应的细胞毒淋巴细胞的形成，抑制 T 细胞活化、Th 细胞依赖型 B 细胞的增殖，抑制淋巴细胞因子如白介素 -2、白介素 -3、干扰素 - γ 的生成及白介素 -2 受体的表达。

他克莫司口服吸收不完全，个体差异大。口服生物利用度 15% ～ 20% 较为常见。空腹吸收速度和程度最大，当进食中等程度的脂肪食物后再给药，口服生物利用度下降。本品由肝代谢，口服或静脉给药后仅有低于 1% 的他克莫司原型在尿中出现；能透过胎盘，可通过分泌进入乳汁。

【临床应用】

（1）预防肾或肝等器官移植术后的移植排斥反应，治疗肾或肝等器官移植术后应用其他免疫抑制药无法控制的移植排斥反应。

（2）糜烂型扁平苔藓、天疱疮、类天疱疮的口腔局部病损。局部使用治疗扁平苔藓，与环孢素相比：作用强，分子量小、易于穿透、易被吸收。

【不良反应】

（1）恶性肿瘤风险：发生淋巴瘤和其他恶性肿瘤，尤其是皮肤癌的风险增加。

（2）肾功能损害：常见血肌酐升高、肾衰竭、肾小管坏死、少尿症等。

（3）内分泌系统：常见高血糖、糖尿病、高钾血症。

（4）其他：震颤、思维紊乱、失眠、视力障碍、高血压、恶心、呕吐、腹泻、便秘等。

【注意事项】

（1）妊娠期妇女、哺乳期妇女、细菌或病毒感染者、对本品或其他大患内酯类药物过敏者禁用。

（2）高血压、糖尿病、心绞痛及肾功能不全者慎用。

（3）用药剂量应根据临床诊断和血药浓度监测结果进行相应调整。

（4）不能长期连续应用。对于糜烂型和难治性扁平苔藓，口腔局部使用有良好疗效，主要副作用是灼烧感，发生率是 20%。部分患者停用药物后在一定时期内皮损复发，而且随着停药时间的延长，复发率上升。鼠动物模型中发现，局部应用他克莫司后有加速皮肤癌变可能。美国 FDA 推荐短期、小剂量、间断使用。

（5）免疫受损的成人和儿童禁用。

（6）2 岁以下儿童禁用。

【制剂与规格】

（1）他克莫司胶囊：① 0.5 mg；② 1 mg；③ 5 mg。

（2）他克莫司注射液：1 ml：5 mg。

（3）他克莫司软膏：① 3 mg：10 g；② 10 mg：10 g。

硫唑嘌呤 azathioprine

【药理作用】 硫唑嘌呤为 6-巯嘌呤的咪唑衍生物，在体内能分解成 6-巯嘌呤和甲基硝化咪唑，具有嘌呤拮抗作用，为细胞周期非特异性药物。6-巯嘌呤可迅速通过细胞膜，在细胞内转化为几种硫代嘌呤类似物，导致嘌呤合成障碍，进而抑制核酸的生物合成，导致 DNA 破坏，阻止参与免疫识别和免疫放大的细胞的增殖。对 T 细胞的抑制作用较强。

硫唑嘌呤口服吸收良好，代谢广泛，许多代谢产物均有活性，仅测本品的血药浓度几无参考价值。本品主要以代谢物形式、少量以原型和巯嘌呤形式随尿排出。

【临床应用】 用于器官移植时抗排斥反应，同时还应用于多种自身免疫病及肿瘤的治疗。

【用法用量】

（1）用于器官移植时，口服，一日 2～5 mg/kg，维持量一日 0.5～3 mg/kg。

（2）用于系统性红斑狼疮、多发性肌炎、皮肌炎、类风湿性关节炎、血管炎等疾病治疗时，常与糖皮质激素联合使用，一日 50～100 mg。

（3）用于天疱疮、白塞综合征、干燥综合征、口腔扁平苔藓、复发性阿弗他溃疡等疾病的治疗，常用量为一日 100 mg，单用或与糖皮质激素合用。

【不良反应】

（1）若长期大剂量使用，可致严重骨髓抑制，粒细胞减少，甚至再生障碍性贫血。

（2）可有中毒性肝炎、胰腺炎、脱发、黏膜溃疡、厌食、恶心、口腔炎等。

（3）可诱发肿瘤。

（4）可增加细菌、病毒和真菌感染的易感性。

【注意事项】

（1）肝功能损伤者禁用。

（2）肾功能不全者慎用。

（3）可能致畸胎，孕妇慎用。

（4）出现皮肤、黏膜出血，血细胞减少，肝、肾功异常及过敏反应时，应立即停药。

【制剂与规格】

（1）硫唑嘌呤片：① 25 mg；② 50 mg；③ 100 mg。

（2）硫唑嘌呤注射剂：50 mg（以硫唑嘌呤计）。

甲氨蝶呤 methotrexate

【药理作用】 甲氨蝶呤为叶酸还原酶抑制药，主要抑制二氢叶酸还原酶而使二氢叶酸不能被还原成具有生理活性的四氢叶酸，从而导致 DNA 的生物合成明显受到抑制。其抑制 RNA 与蛋白质合成的作用较弱。主要作用于细胞周期的 S 期，属细胞周期特异性药物。甲氨蝶呤还可通过抑制细胞增殖和对组胺等炎症介质的反应而发挥很强的抗炎作用。

【临床应用】

（1）甲氨蝶呤原为抗肿瘤药，用于各类型急性白血病、头颈部癌、卵巢癌、支气管肺癌和各种软组织肉瘤等。

（2）对其剂量、用法调整后用作免疫抑制药，其适应证有：类风湿性关节炎、银屑病关节炎、脊柱关节病的周围关节炎、多肌炎及皮肌炎、系统性红斑狼疮伴中枢神经受累（鞘内注射）等。

【不良反应】

（1）胃肠道反应。

（2）肝功能损害。

（3）大剂量时导致高尿酸血症性肾病，可出现血尿、蛋白尿、少尿、氮质血症甚至尿毒症。

（4）长期用药可引起咳嗽、气短、肺炎或肺纤维化。

（5）大剂量或长期小剂量口服后易引起明显骨髓抑制，甚至贫血和血小板下降而致皮肤或内脏出血。

（6）脱发、皮肤发红、瘙痒或皮疹，后者有时是对药物的过敏反应。

（7）白细胞低下时可并发感染。

（8）鞘内注射后可能出现视物模糊、眩晕、头痛、意识障碍，甚至嗜睡或抽搐等。

（9）长期服用后，有潜在的导致继发性肿瘤的危险。

（10）对生殖功能有影响，可能导致闭经和精子减少或缺乏。

【注意事项】

（1）作为免疫抑制药，1 周只服用 1 日（1 日内可以分次服用）或 1 周注射 1 次。

（2）治疗各种关节炎的起效时间为 6 ~ 8 周，故评价疗效必须在 8 周后。

（3）对口服吸收不良者可改用肌内注射或静脉注射。

（4）可控制关节炎症状，尤其是对类风湿性关节炎的效果明显，但阻止其骨破坏的作用尚待定。

【制剂与规格】

（1）甲氨蝶呤片：① 2.5 mg；② 5 mg。

（2）注射用甲氨蝶呤：5 mg。

环磷酰胺　cyclophosphamide

【药理作用】　环磷酰胺为氮芥的衍生物，作用与氮芥类似，是双功能烷化剂及细胞周期非特异性药物。

环磷酰胺在体外无活性，进入体内后经肝药酶（P450）水解成醛磷酰胺，后者再转运至组织中形成磷酰胺氮芥而发挥作用。淋巴组织对本品的细胞毒作用敏感，因此，本品具有很强的免疫抑制作用，可杀伤抗原敏感淋巴细胞和处于增殖期的淋巴细胞，使血液循环中的淋巴细胞数量减少，抑制自然杀伤细胞的功能，增加机体对特异抗原的免疫耐受性，抑制体液和细胞免疫应答；本品还具有抗炎作用。

【临床应用】

（1）环磷酰胺为细胞毒类抗肿瘤药，其免疫抑制作用适用于治疗多种自身免疫病如系统性红斑狼疮、大动脉炎、韦格纳肉芽肿、结节性动脉周围炎、显微镜下多动脉炎、类风湿性关节炎，以及抗器官移植时的排斥反应等。

（2）与糖皮质激素合用治疗天疱疮的疗效较好。

【不良反应】

（1）骨髓抑制为环磷酰胺最常见的毒性反应，白细胞下降较明显，给药后 10 ~ 14 日降到最低，多在第 21 日恢复正常。

（2）恶心、呕吐、脱发是环磷酰胺常见的不良反应，严重程度与剂量有关。

（3）环磷酰胺代谢产物可引起严重的出血性膀胱炎，大量补充体液可避免；也可致膀胱纤维化。

（4）高剂量时可产生心肌坏死，偶有肺纤维化发生。

（5）对生殖系统有毒性。

（6）少见发热、过敏、皮肤及指甲色素沉着、黏膜溃疡、谷丙转氨酶（GPT）升高、荨麻疹、口咽部感觉异常或视物模糊。

【注意事项】

（1）环磷酰胺可在乳汁中排出，在开始用本品治疗时必须中止哺乳。

（2）对诊断的干扰：本品可使血中拟胆碱酯酶减少，血及尿中尿酸水平增加。

（3）下列情况慎用：骨髓抑制、有痛风病史、肝功能损害、感染、肾功能损害、肿瘤细胞浸润骨髓、泌尿道结石史、曾接受过化学治疗（简称化疗）或放射治疗（简称放疗）。

（4）用药期间须定期检查白细胞计数及分类、血小板计数、肾功能（尿素氮、肌酐清除率）、肝功能（血清胆红素、GPT）及血清尿酸水平。

【制剂与规格】

（1）环磷酰胺片：50 mg。

（2）注射用环磷酰胺：① 100 mg；② 200 mg。

第二节　免疫增强药
Immunopotentiating Drugs

免疫增强药是单独或同时与抗原使用时能增强机体免疫应答的制剂的总称。免疫增强药能激活一种或多种免疫活性细胞，从而增强机体的免疫功能。依其来源不同，可分为四类：①微生物来源药物，如卡介苗、溶血性链球菌制剂等；②人或动物免疫系统产物，如胸腺素类、转移因子、干扰素类、白介素类、丙种球蛋白等，其中一些产品已能人工合成，如基因工程技术重组干扰素制剂；③人工化学合成药，如左旋咪唑等；④中药及其有效成分，如人参、黄芪、灵芝、香菇多糖、白芍总苷等。

免疫增强药适用于：①原发性或继发性免疫缺陷性疾病；②难治性感染；③作为恶性肿瘤辅助治疗药，减轻或防止放疗或化疗对免疫系统的损伤。

微生物来源的药物、人或动物免疫系统产物的不良反应较多，人工化学合成药和中药类的不良反应相对较少。应注意避免免疫增强药潜在的危险性，如引起自身免疫病、毛细血管渗漏综合征、过敏反应等。

胸腺素　thymosin

【药理作用】　胸腺素又名胸腺肽、胸腺多肽，是由小牛或猪胸腺分离精制的蛋白质组分。

胸腺素主要作用是促进 T 细胞分化、成熟，能诱导前 T 细胞转化为 T 细胞，并进一步分化为辅助性 T 细胞（Th 细胞）、抑制性 T 细胞（Ts 细胞）、细胞毒性 T 细胞（Tc 细胞）等 T 细胞亚群。胸腺素还能增强成熟 T 细胞对抗原或其他刺激的反应，增强免疫排斥和移植物抗宿主反应。

【临床应用】

（1）用于治疗胸腺发育不全综合征、运动失调性毛细血管扩张症、慢性皮肤黏膜真菌病等免疫缺陷病。

（2）对全身性红斑狼疮、类风湿性关节炎、静脉溃疡、复发性阿弗他溃疡、口腔扁平苔藓、盘状红斑狼疮、白塞综合征、干燥综合征等也有一定疗效。

（3）也可用于肿瘤患者的辅助治疗。

【不良反应】

（1）常见不良反应为发热。

（2）少数患者可出现荨麻疹、皮疹，个别患者出现头晕等。

【注意事项】　注射前或停药后再次注射时须做皮肤过敏试验。

【制剂与规格】　胸腺素注射液（猪胸腺素）：① 2 ml：2 mg；② 2 ml：5 mg。

转移因子　transfer factor

【药理作用】　转移因子是从健康人或动物脾中提取的多核苷酸肽，没有抗原性，不存在输注免疫活性细胞的配型和相互排异问题。

转移因子能特异或非特异地调节机体免疫状态，增强细胞免疫和骨髓造血功能，对机体免疫功能呈双向调节作用，使机体的免疫功能紊乱得以纠正，具有调节和增强机体细胞免疫的功能。

【临床应用】

（1）用于治疗因先天或后天免疫功能低下所致疾病，如病毒或真菌引起的细胞内感染（带状疱疹、流行性乙型脑炎、白念珠菌病等）。

（2）对某些免疫性疾病如复发性阿弗他溃疡、白塞综合征、扁平苔藓、干燥综合征等有一定疗效。

（3）对恶性肿瘤有辅助治疗作用。

一般采用皮下注射，注射于上臂内侧或大腿内侧腹股沟下端。

【不良反应】

（1）注射部位往往有酸、涨、痛感。

（2）少数患者可出现短暂发热。

（3）个别患者出现皮疹、皮肤瘙痒等。

（4）个别慢性活动性肝炎患者用药后，偶见一过性肝功能损害加重，但可逐渐自行恢复。

【注意事项】

（1）肝病患者慎用。

（2）药液浑浊或变色勿用。

【制剂与规格】

（1）转移因子注射液：① 2 ml∶3 mg（多肽）∶100 μg（核糖）；② 2 ml∶6 mg（多肽）∶200 μg（核糖）。

（2）转移因子胶囊：3 mg（多肽）∶100 μg（核糖）。

重组人干扰素　recombinant human interferon

【药理作用】　干扰素（interferon，IFN）是宿主细胞受到病毒感染或干扰素诱生剂等激发后，诱导产生的一类具有多种生物活性的糖蛋白，根据其理化性质及抗原特性可分成 α、β、γ 三种类型。干扰素具有高度种属特异性，只有人的干扰素才对人有效。

本品不直接杀灭病毒，而是作用于靶细胞膜表面的特异性受体后，使抗病毒蛋白基因去抑制，从而抑制病毒的合成和复制；本品还能增强巨噬细胞、自然杀伤细胞、中性粒细胞的活性，增强和诱导细胞表面主要组织相容性复合物抗原的表达；最近发现，干扰素还具有抑制肿瘤内新生血管形成的作用。

【临床应用】

（1）可用于治疗病毒感染如单纯性疱疹、带状疱疹、流行性腮腺炎、狂犬病、乙型脑炎、乙型肝炎、巨细胞病毒感染等。

（2）对恶性肿瘤如淋巴瘤、白血病、多发性骨髓瘤、肝细胞癌、肺癌、直肠癌、黑色素瘤等有一定疗效。

皮下或肌内注射，剂量和疗程视具体疾病而定。

【不良反应】

（1）最常见的不良反应为发热、乏力、头痛、恶心、呕吐、流感样症状等。

（2）偶有嗜睡、精神错乱、血细胞减少、肝功能降低、过敏反应等。有报道认为干扰素对脂质分布有影响，可使三酰甘油水平显著增加，可能导致心脏毒性。

【注意事项】

（1）对本品有过敏史者禁用。

（2）严重心、肝、肾功能不全及骨髓抑制者禁用。

（3）孕妇、哺乳期妇女、婴幼儿慎用。

【制剂与规格】

（1）注射用重组人干扰素 α2a 或 α2b：① 100 万 IU；② 300 万 IU；③ 500 万 IU。

（2）注射用重组人干扰素 β：① 300 万 IU；② 600 万 IU；③ 1200 万 IU。

（3）注射用重组人干扰素 γ：① 50 万 IU；② 100 万 IU；③ 200 万 IU。

附：口腔疾病相关的其他免疫调节药

1. 盐酸左旋咪唑 治疗复发性阿弗他溃疡、白塞综合征、口腔扁平苔藓等。其不良反应有：①可引起脑炎综合征，多为迟发反应；②可引起头晕、恶心、呕吐、腹痛、疲乏、味觉障碍、神志不清等，多数在数小时后可自行恢复。

2. 磷酸氯喹 用于光化性唇炎及长期糜烂不愈的盘状红斑狼疮。其不良反应有：①可能引起不可逆的失明、耳聋，应每 2 周查一次白细胞计数，如低于 $4 \times 10^9/L$ 应停药；②可有恶心、呕吐、肝功能异常。

3. 聚肌苷酸-聚胞苷酸 治疗复发性阿弗他溃疡。给药途径为肌内注射，注射后少数患者可有一过性低热现象。

4. A 型链球菌甘露聚糖 对复发性阿弗他溃疡有一定疗效。口服制剂的不良反应较轻微，有一过性发热，偶见皮疹、瘙痒、寒战、发热等。

5. 卡介菌多糖核酸制剂 对复发性阿弗他溃疡有一定疗效。患者可出现发热、注射部位红肿及结节，热敷后 1 周内可自然消退。

6. 沙利度胺 又名反应停，用于坏死性黏膜腺周围炎、盘状红斑狼疮、扁平苔藓、白塞综合征、肉芽肿性唇炎等。哺乳期妇女、儿童禁用。

7. 白芍总苷 可用于干燥综合征、白塞综合征、复发性阿弗他溃疡和口腔扁平苔藓等的治疗。患者偶有软便、大便次数增多、轻度腹痛、消化不良等，不需要处理，可自行消失。

8. 雷公藤多苷 用于白塞综合征、复发性口腔溃疡及干燥综合征等。本品对生殖系统有明显影响，可导致女性月经紊乱，甚至闭经，男性精子减少等症，有可能难以恢复；患者可有恶心、呕吐、腹泻等消化系统反应，一般可耐受；偶见骨髓抑制及白细胞、血小板减少。

Summary

Immunomodulatory drugs are drugs that can enhance or inhibit the immune function of the body by affecting the immune response and immune pathological response of the body. They can be divided into immunosuppressive drugs and immunopotentiating drugs according to the different ways of action.

Immunosuppressive drugs are nonspecific drugs that inhibit the body's immune system. It is their common characteristics that most of the effects on the immune system are lack of specificity and selectivity. These drugs have been widely used in clinical practice, but they have serious adverse reactions. Therefore, it is necessary to strictly grasp the indications and contraindications of these drugs and use them cautiously. In order to enhance the curative effect and reduce the side effects, it is appropriate to use a combination of multiple drugs in low doses. Representative drugs include cyclosporin，tacrolimus，azathioprine，methotrexate，cyclophosphamide and so on.

Immunopotentiating drugs can activate one or more kinds of immune active cells to enhance the body's immune function. They are mainly used for immune deficiency diseases and enhancing the immunity of anti-infection and anti-tumor. The representative drugs include thymosin，transfer factor and recombinant human interferon.

参考文献

［1］国家药典委员会 . 中华人民共和国药典临床用药须知：化学药和生物制品卷（2015 年版）［M］. 北京：中国医药科技出版社，2017.

［2］National Comprehensive Cancer Network. Clinical Practice Guidelines in Oncology：Management of Immunotherapy-Related Toxicities，Version 1.2020［EB/OL］.（2020-3）［2021-10-25］. https://jnccn.org/view/journals/jnccn/18/3/article-p230.xml.

［3］杨宝峰，陈建国 . 药理学［M］. 9 版 . 北京：人民卫生出版社，2018.

（赵电红）

第十五章 消毒防腐药

Disinfectants and Antiseptics

消毒防腐药是指用化学方法来达到杀菌、抑菌和防腐目的的药物，它能杀灭或抑制病原微生物的生长，但不一定能杀灭所有的微生物，而是将其降低到一定水平下。消毒防腐药广泛应用于口腔局部治疗、医务人员手卫生消毒、口腔诊疗器械消毒等方面，是很多口腔局部治疗剂的主要成分。

第一节 消毒防腐药概述
Overview of Disinfectants and Antiseptics

消毒防腐药是消毒药（disinfectants）与防腐药（antiseptics）的总称。在一般浓度下，前者是指能迅速杀灭病原微生物的药物，后者是指能抑制微生物生长繁殖的药物。两者之间没有严格界限，消毒药低浓度时仅有抑菌作用，而防腐药高浓度时有杀菌作用。与抗菌药物不同，消毒防腐药对病原微生物无特殊的抗菌谱，对机体和病原微生物无明显选择作用，在杀灭或抑制病原体的浓度下，往往也能损害人体，故一般不全身用药。该类药物主要用于体表（皮肤、黏膜、创面等）、器械、排泄物、污染物品和周围环境等的消毒，或用于黏膜、创面、腔道的冲洗以预防或治疗病原微生物所致的感染，也作为防腐添加剂广泛应用于食品、制药等方面。

一、消毒防腐药的作用机制

消毒防腐药的作用机制多样，主要有以下几种。

1. 使病原微生物蛋白质凝固变性，如醇类、酚类、醛类、碱性药物、氧化剂等。

2. 与微生物酶系统结合，干扰其功能，如氧化剂、卤素类、染料类等。

3. 降低细菌表面张力，增加其细胞膜通透性，造成溃破或溶解，使病原微生物生长受到阻抑或死亡，如表面活性剂类。

二、影响消毒防腐药作用的因素

1. 药物本身的性质 药物本身的化学结构和分配系数决定其杀菌、抑菌作用强弱，如苯酚对一般细菌有杀灭作用，但对肝炎病毒无效；醛类则对细菌、真菌、芽孢和病毒均有效。

2. 药物浓度和作用时间 一般情况下，药物浓度越高，作用时间越长，杀菌效果越好，但对人体组织的刺激性也越大。但有的药物需选择适宜的浓度，如 70% ～ 75%（*V/V*）的乙醇比

95% 的杀菌效果要好。

3. 溶媒　药物在不同溶媒中对微生物与机体组织呈现不同的刺激性和毒性，如苯酚的水溶液有强大的杀菌作用，腐蚀性也较强，而其甘油剂和油溶液的作用及腐蚀性均较弱。

4. 环境温度　环境温度高则消毒防腐药效力强，一般每提高 10℃，消毒效果会增加 1 倍。

5. 酸碱度　酸碱度对某些消毒防腐药有明显影响，如季铵盐类随 pH 的升高作用增强，苯甲酸在微酸性环境下比在碱性环境中有效。

6. 有机物质　脓、血、蛋白质等有机物质可包埋微生物，使之不易受药物的作用，可降低药物的效力。因此，用消毒防腐药处理创面或消毒物品时，一般先清除脓、血等物质。

7. 微生物对消毒防腐药的敏感性　不同微生物对消毒防腐药的敏感性各异，如消毒防腐药易杀灭处于生长繁殖期的细菌而不容易杀死芽孢；苯酚的杀菌作用强，但对病毒无效；病毒对碱类敏感，对酚类耐药。

8. 药物配伍和相互作用　有些药物之间有配伍禁忌，如阳离子和阴离子表面活性剂共用，消毒作用将减弱。

三、消毒防腐药的药效学分类

1. 高效消毒防腐药　对包括细菌芽孢在内的病原微生物都有杀灭作用，如甲醛、戊二醛、次氯酸钠等。

2. 中效消毒防腐药　对除芽孢外的病原微生物都有杀灭作用，如醇类、酚类、含碘消毒药等。

3. 低效消毒防腐药　可杀灭部分细菌繁殖体、部分真菌和病毒，不能杀灭细菌芽孢和结核分枝杆菌，亦不能灭活乙型肝炎病毒等病毒，如地喹氯铵、西吡氯铵、依沙吖啶等。

四、消毒防腐药的口腔临床应用

口腔是由数百种非致病和致病微生物构成的微生态环境，在牙面、舌、咽部和其他黏膜表面均有大量微生物附着。当口腔发生感染，尤其是牙齿表面堆积的牙菌斑造成牙周病、龋齿、牙髓和根尖周围感染时，通常不需要全身应用抗菌药物。因为全身用抗菌药物到达病灶局部的量和浓度很低，而口腔局部使用消毒防腐药可达到杀灭或抑制局部病原微生物的目的，一般可以取得较好疗效。消毒防腐药主要用于牙髓及根管的消毒，牙髓失活、牙周病和口腔黏膜病局部用药，感染部位及软组织创面的清洁等。另外，口腔疾病患者和医务人员容易受血液、寄居在口腔或呼吸道里的病毒和细菌感染，这些有机体可通过直接或间接的血液、唾液或其他身体接触，或者通过污染物品（如器械、设备或周围环境）的间接接触，或者通过吸入空气中的微生物，沾染口腔诊疗设施。因此，消毒防腐药还可用于医务人员手卫生的消毒、不耐热口腔诊疗器械的消毒及物品表面的消毒，以降低病原体向患者和医务人员传播的风险。

理想的消毒防腐药应具有以下特点：①较强的杀菌和抑菌作用；②对人体组织的刺激性和毒性、对消毒物品的损害尽可能小；③对环境的污染尽可能小。

随着消毒防腐新产品的出现，临床使用的消毒防腐药在发生变化，一些毒性和副作用大的消毒防腐药已逐渐少用甚至不用。例如：酚醛类根管消毒药因组织刺激性较大，正被其他刺激性小的消毒药如含氢氧化钙的消毒药所取代；碘酊用于皮肤消毒因刺激性较大，用后还需用乙醇脱碘，正逐渐被聚维酮碘溶液所取代，聚维酮碘溶液可直接用于皮肤，使用更为便捷；以往用于空气消毒的甲醛因有致癌性，已禁用于空气消毒。

临床链接

微生物对消毒因子的敏感性

一般认为，微生物对消毒因子的敏感性从高到低的顺序如下。

（1）亲脂病毒（有脂质包膜的病毒），如乙型肝炎病毒、流感病毒等。

（2）细菌繁殖体。

（3）真菌。

（4）亲水病毒（没有脂质包膜的病毒），如甲型肝炎病毒、脊髓灰质炎病毒等。

（5）分枝杆菌，如结核分枝杆菌、龟分枝杆菌等。

（6）细菌芽孢，如炭疽杆菌芽孢、枯草杆菌芽孢等。

（7）朊病毒（感染性蛋白质粒子）。

第二节 醇 类
Alcohols

醇类消毒防腐药具有悠久的历史，在医院消毒中具有重要地位。醇类能使微生物蛋白质脱水、变性、沉淀而发挥杀菌作用。该类药物属于中效消毒药，其优点在于性质稳定、作用快速、无色、对机体组织刺激性小、价格低廉，并可与药物配成酊剂、醑剂等而达到增效作用。常用品种有乙醇和异丙醇。

乙醇 alcohol

乙醇又名酒精，为无色透明液体，具有辛辣气味，易挥发，易燃烧，易溶于水、甘油和氯仿等，可与水以任何比例混溶。

【药理作用】 本品能作用于菌体使其蛋白质变性而被杀死。75%（V/V）浓度的乙醇杀菌效果最强，在2分钟内能将皮肤表面90%细菌杀死。过高浓度的乙醇可使菌体表层蛋白质凝固，从而阻碍乙醇向内渗透而影响杀菌作用。本品能杀灭细菌繁殖体、真菌、结核分枝杆菌，对亲脂病毒灭活效果较好，对芽孢无效。

【临床应用】

（1）用作注射、穿刺或手术前的皮肤消毒，也用来消毒手和清洁表面。消毒常用浓度为75%（V/V）。

（2）用作外用制剂的溶媒和防腐剂。

【不良反应】 偶有皮肤刺激性。

【注意事项】

（1）避免接触眼睛。

（2）本品易燃，易挥发，使用后瓶塞要塞紧。

（3）因杀菌效力低，不能用于手术和牙科器械的消毒。

（4）本品有刺激性，勿使用在皮肤破损处以及糜烂和渗液部位。

【制剂与规格】 稀乙醇：75%（V/V）。

异丙醇　isopropanol

异丙醇为无色透明液体，有比较浓、类似乙醇的气味，易溶于水，易挥发并有易燃性。

【药理作用】　异丙醇与乙醇杀菌效果处于同一水平，属于中效消毒药，可以杀灭细菌繁殖体、真菌、分枝杆菌及灭活病毒，但不能杀灭芽孢。

【临床应用】　本品由于比乙醇价格稍贵且国内不习惯使用，在国内使用不多，但在西方国家使用比较广泛，国外常把异丙醇同氯己定配伍使用，进口的含醇消毒药常用异丙醇作为溶媒。

第三节　酚　类
Phenols

酚类消毒防腐药通过与微生物蛋白质结合使之变性、沉淀而发挥杀菌作用。该类药物结构随着引入烃基、氯原子和碳原子数增加（限于 6 个以下）作用增强。该类药物属于中效消毒药，对大多数细菌和真菌有效，对病毒效果差，对芽孢无效，有一定的组织刺激性，对物品有轻度腐蚀性。该类药物遇光或长期放置易被氧化，色泽加深，应置于避光容器中保存。口腔临床常用的酚类药物有苯酚、甲酚、麝香草酚和丁香油（酚）等。近年来因新型消毒防腐药不断出现，且酚类本身固有的缺点和污染环境等问题，导致酚类应用已减少。

苯酚　phenol

苯酚又名石炭酸，为无色或淡黄色固体，长时间放置可变成棕红色，最终可变成黑色；有特殊的酚臭味；有引湿性；易溶于乙醇、甘油、乙醚、氯仿、脂肪油或挥发油，略溶于液状石蜡。含 10% 水的苯酚溶液称为液化苯酚，呈酸性反应。

【药理作用】　苯酚为原浆毒类的药物，使菌体蛋白变性而起到杀菌作用。不同浓度的苯酚有不同作用：0.2% 为抑菌作用；1% 有杀菌作用，对革兰氏阳性和革兰氏阴性菌有效；1.3% 可杀灭真菌；5% 可在 24 小时内杀灭结核分枝杆菌。其稀溶液能使感觉神经末梢麻痹呈局部麻醉作用；0.5% ～ 1.5% 有止痒作用。苯酚对芽孢、病毒无效。

【临床应用】

（1）浓苯酚溶液：采用刮除术治疗颌骨囊肿（角化囊肿、成釉细胞瘤等）后，用其烧灼骨腔创面。

（2）樟脑苯酚溶液：由樟脑、苯酚和乙醇配伍而成，用于：①窝洞及根管消毒；②置牙周袋内减轻逆行性牙髓炎时的疼痛；③急性根尖周炎开放引流。

（3）碘酚：由碘、碘化钾、苯酚、水和甘油配伍而成，可用于牙体脱敏和脓性牙周袋内壁消炎去腐。碘酚治疗牙齿感觉过敏症有一定的局限性，只适用于后牙𬌗面，对牙颈部过敏及邻面敏感区使用不便。由于碘酚对口腔软组织有强烈腐蚀性，又是液体药物，牙龈容易被灼伤，因此，患者不能自己使用，必须在严格掌握适应证的情况下，由医师小心操作，避免碘酚流淌而损伤牙龈。

【不良反应】

（1）本品对组织有腐蚀性和刺激性。

（2）曾有报道在通风较差的场所，以苯酚消毒、清洁摇篮和床垫等，引起新生儿高胆红素血症，对婴儿已证实有致命性。

（3）高浓度外用可引起组织损伤，皮肤或黏膜蛋白凝固变白，局部灼烧感、麻木、神经末梢麻痹、组织坏死脱落。

【注意事项】　误服苯酚可引起广泛的局部组织腐蚀、疼痛、恶心、呕吐、出汗和腹泻，可出现短暂的兴奋，随之知觉丧失，中枢神经系统抑制，循环和呼吸衰竭，肺水肿，肝、肾坏死和功能衰竭。曾有报道口服 1 g 以下苯酚可发生死亡。苯酚对皮肤与黏膜有腐蚀性，误沾于局部可立即涂擦乙醇或甘油以减少对局部的损害。用于体表的苯酚水溶液，浓度不宜超过2%，以防组织损伤甚至坏死。本品避免应用在破损皮肤和伤口。

【制剂与规格】　樟脑苯酚溶液：每 1 ml 含樟脑 0.6 g，苯酚 0.3 g。

甲酚　cresol

甲酚又名煤酚，通常用其邻位、间位、对位的 3 种甲酚异构体的混合物。甲酚为几乎无色、淡紫红色或淡棕黄色油状澄清液体，有类似酚的臭气，微带焦臭，久贮或露置日光下，色泽变深。甲酚略溶于水，能与乙醇、氯仿、乙醚、甘油、脂肪油或挥发油任意混合，在氢氧化钠溶液中溶解，其饱和水溶液呈中性或弱酸性反应。

【药理作用】　甲酚为原浆毒类的药物，能使菌体蛋白变性。其药理作用同苯酚，抗菌作用较苯酚强 3～10 倍，毒性与腐蚀性较苯酚小。甲酚皂溶液经水稀释后可用作消毒药。0.3%～0.6% 甲酚溶液 10 分钟能杀灭大部分致病菌，高浓度长时间也能杀灭芽孢。

【临床应用】　甲酚较少单独应用，通常与其他药物配伍用于手、器械、环境等的消毒及排泄物的处理。如甲酚皂溶液（由甲酚、植物油和氢氧化钠配伍而成）以水稀释成一定浓度，摇匀应用。一般手消毒用 1%～2% 的溶液，器械、环境消毒及处理排泄物用 5%～10% 的溶液。牙髓切断术和根管消毒用甲醛甲酚溶液（由甲醛、甲酚和乙醇配伍而成），但因组织刺激性较大，已少用。

【禁忌证】　禁用于皮肤伤口。

【不良反应】　可引起高铁血红蛋白血症，余同苯酚。

【注意事项】

（1）用含本品的煤酚皂溶液稀释后洗手或皮肤消毒时，浓度不宜超过 2%，稍高浓度即对皮肤有刺激。

（2）含本品的药液亦不宜用于橡皮、塑料和织布的消毒，因这些物品可吸收甲酚，以后接触皮肤时可发生皮肤灼伤。

【制剂与规格】

（1）甲酚皂溶液：含甲酚 50%。

（2）甲醛甲酚溶液：每 1 ml 含甲酚 0.43 g，甲醛 0.54 g。

麝香草酚　thymol

麝香草酚为无色结晶或结晶性粉末，具有芳香，味辛灼，熔点为 48～51.5℃，易挥发，难溶于水、甘油，易溶于乙醇、乙醚、橄榄油、氯仿、挥发油及脂肪油等，能与多种有机物如薄荷脑、樟脑、水合氯醛、丁卡因等混合或研磨，液化成共熔混合物。

【药理作用】　本品具有酚类药物作用特点，杀菌、防腐、对真菌和放线菌有较强的作用，对革兰氏阴性菌作用较弱，杀菌力比苯酚强，对皮肤黏膜刺激性比苯酚小，其毒性约为苯酚的1/10。本品能渗入牙本质小管内，对坏死组织有分解作用，具有轻微的镇痛作用。

【临床应用】

（1）窝洞消毒：用医用棉球蘸本品涂布窝洞后吹干。

（2）根管消毒：根管预备后，拭干根管，用棉捻蘸药封入根管内。

（3）牙本质敏感症时脱敏：用医用棉球蘸取本品，置于敏感的牙面上，用灼热的充填器熨烫，同时嘱患者向外呵气，以免吸入蒸气。

【不良反应】

（1）口服对胃肠有刺激。

（2）吸收后毒性与苯酚相似但比苯酚小，脂肪与乙醇能增加其吸收，使中毒症状加重，可有恶心、腹泻、眩晕、心力衰竭等中毒症状。

【注意事项】　与碘、碱、氧化剂等禁忌配伍。

【制剂与规格】　麝香草酚乙醇溶液：25%。

丁香酚　eugenol

丁香酚为丁香油的主要成分，含量在 85% 以上，药用品均为人工合成，为无色或淡黄色的澄明液体，具强烈的芳香臭，味辛灼，比重 1.064～1.068（g/ml），折光率 1.538～1.542，沸点 254℃，微溶于水，可溶于 70% 乙醇（1：2）、氢氧化钠溶液中，能与醇、氯仿、乙醚及冰醋酸混合。丁香酚久贮或露置空气中色泽变深，质变稠，铁、锌等金属离子能催化其氧化，因此存放温度不宜超过 25℃，避光保存。

【药理作用】　丁香酚具有良好的抗菌、抗真菌效果，而且对主要致龋菌（变形链球菌）细胞外葡聚糖的合成有很好的抑制作用，从而达到清除牙菌斑、清洁口腔、预防龋齿的作用，加之还有麻醉镇痛的功效，因此被广泛用于牙科疾病的治疗。

【临床应用】

（1）与氧化锌调合成硬糊剂，用于牙髓充血时的安抚治疗、深龋洞衬底和窝洞暂封剂。稀糊剂可作为根管充填剂。

（2）与氧化锌及松香等调合成硬糊剂，用于牙周手术后创面的保护（牙周塞治剂），有镇痛、压迫和固定龈瓣、止血、防感染等作用。

（3）急性牙髓炎开髓后，于穿髓孔处放丁香油棉球，可迅速镇痛；还可放于开髓引流的窝洞。

（4）化学性或机械性刺激所致的根周膜炎，可将丁香油棉捻封入根管镇痛。

（5）用硝酸银脱敏牙本质时，可用丁香油作为还原剂，使银离子沉淀。

【注意事项】

（1）用作暂封剂或开放引流药时，口腔内有药味，但能忍受。

（2）国内曾有个别文献报道丁香油引起过敏性休克，故过敏体质者慎用。

（3）本品久贮或遇光易色泽加深且逐渐变稠，宜避光保存，避免与铁、锌等金属接触。

【制剂与规格】　丁香油中丁香酚的含量不得少于 85%。

第四节　醛　类
Aldehydes

醛类消毒防腐药的醛基能与微生物蛋白质中的氨基结合，使其变性、沉淀。该类药物属于高效消毒药，对细菌、芽孢、真菌、病毒等均有效，然而其刺激性强，有特臭，并具有一定毒性。口腔临床常用的醛类药物有甲醛、多聚甲醛和戊二醛。其中，戊二醛、甲醛杀菌作用最强。多聚甲醛通过缓慢释放出甲醛呈现杀菌作用，其杀菌作用、刺激性、毒性均比甲醛小。

甲醛溶液　formaldehyde solution

质量分数 35%～40% 的甲醛水溶液又名福尔马林，甲醛溶液为无色澄明液体，具刺激性特臭，强烈刺激鼻、眼、喉黏膜，味灼烈，与水或醇能任意混合，溶液呈酸性反应，低温久贮易聚合形成多聚甲醛而出现浑浊或沉淀，加热后浑浊消失，酸化可催化聚合反应，加入少量乙醇或甲醇能防止聚合，光与空气能促进其氧化成甲酸。应密闭避光、15℃以上贮藏。

【药理作用】 本品为强有力的挥发性广谱杀菌剂，能与菌体蛋白质中氨基结合，使其变性而发挥作用，对细菌、真菌和许多病毒均有效，对芽孢和抗酸杆菌作用缓慢，但对芽孢杀灭作用随温度升高而显著增加。甲醛与蛋白质结合会降低微生物的活力。在相对湿度75%时，甲醛气体对微生物的作用最显著。本品外涂能使皮肤硬化、粗糙并发白，产生局部麻醉作用。

【临床应用】

（1）用于对湿、热敏感、易腐蚀的医疗用品的灭菌：在消毒、灭菌箱中可使用甲醛气体消毒、灭菌。甲醛气体可通过加热甲醛溶液或多聚甲醛获得，也可采用甲醛溶液雾化法得到；器械消毒使用 5%～10% 的甲醛溶液浸泡 1～2 小时。

（2）用于病理标本防腐保存：10% 的甲醛溶液（含 4% 甲醛）可用作生物标本固定和防腐保存。

（3）与其他药物配伍用于根管消毒：如甲醛甲酚溶液可用于感染性根管的消毒，但因其组织刺激性较强，现已少用。

【不良反应】

（1）接触甲醛溶液可使皮肤变白、变硬和过敏，发生接触性皮炎。

（2）甲醛蒸气强烈刺激眼和呼吸道，可引起流泪、咳嗽，甚至结膜炎、鼻炎和气管炎。

（3）误服本品可刺激口腔、咽喉和消化道黏膜，引起疼痛、呕吐和腹泻等。

（4）大量吸收可出现中枢神经系统症状，引起意识丧失或惊厥，致中枢抑制，导致死亡。

（5）甲醛甲酚溶液有很强的刺激性，用于根管消毒易渗透至根尖周组织，引起化学性根尖炎，加重患者封药期间的疼痛。

【禁忌证】 本品可使一些实验动物致畸，孕妇禁忌暴露在含本品的工作环境中。

【药物相互作用】 本品与氨、明胶、苯酚和氧化剂等有配伍禁忌。

【注意事项】

（1）在医疗使用甲醛时要严格执行操作规程，避免与本品的直接接触和吸入。药液污染皮肤可以肥皂和水洗净，或以稀氨水中和成乌洛托品。不慎摄入可给予水、牛奶、活性炭或缓和剂，应避免洗胃和催吐，必要时给予辅助通气，可适当减轻休克症状。

（2）甲醛气体穿透力差，物品消毒宜摊开摆放，充分暴露，不宜包装消毒。

（3）经甲醛消毒过的任何设备在使用前需确保没有痕量甲醛的残留。

（4）甲醛有致癌作用，不宜用于室内空气消毒。

【制剂与规格】 甲醛溶液：36%（g/g）。

多聚甲醛 paraformaldehyde

多聚甲醛为甲醛聚合物，其聚合度 n 通常为 6～100，为白色粉状或颗粒状固体，含甲醛量的质量分数 91%～99%。常温下，多聚甲醛缓慢解聚释放出甲醛气体，有甲醛的臭味，加热可加速其解聚，温度＞150℃，可快速产生大量甲醛气体。多聚甲醛难溶于冷水，随温度升高溶解度增大。

【药理作用】 多聚甲醛在接触组织中的水分后，可缓慢释放甲醛，起到消毒杀菌和凝固组织的作用。气体和水溶液皆可杀灭各型微生物，在酸性和碱性溶液中均具有良好的杀菌效果。其杀菌力强、穿透性好、作用持久，刺激性亦比甲醛小。含多聚甲醛的复方制剂在口腔科应用较广，多聚甲醛不同的含量发挥不同的药理作用，如牙髓失活（＞40%）、干髓（20%～40%）、盖髓及抗牙本质敏感（＜20%）等。

【临床应用】

（1）用于牙髓失活。

（2）用于根髓无感染的后牙干髓疗法，由于远期疗效差，现已少用。

【不良反应】　据报道有患者局部应用出现过敏反应。

【注意事项】

（1）不得用于感染、坏死的根髓。

（2）对于局部麻醉下切除冠髓，根髓尚存活力者，放多聚甲醛时不可加压以免引起疼痛，有些病例因失活不全，可导致残髓炎。

（3）有过敏史患者慎用。

戊二醛　glutaraldehyde

戊二醛为无色或淡黄色油状液体，呈酸性，挥发性低，有轻度醛刺激性气味，可与水和乙醇以任何比例混溶，水溶液呈微酸性。本品酸性溶液稳定，碱性溶液不稳定，pH＞9时可迅速聚合而失效。

【药理作用】　本品对革兰氏阳性菌和革兰氏阴性菌均具有迅速的杀菌作用，对结核分枝杆菌、某些真菌和病毒（包括乙肝和人类免疫缺陷病毒）也有效，对细菌芽孢有缓慢杀菌作用。其作用机制主要是两个醛基的作用，直接或间接作用于生物蛋白分子的不同基团，使其失去生物活性，导致微生物死亡。本品2%碱性异丙醇水溶液（70%异丙醇加0.3%碳酸氢钠）能在数分钟内杀灭结核分枝杆菌，2～3小时内杀灭枯草杆菌、短小杆菌、破伤风梭菌、产孢杆菌等的芽孢。水溶液在pH为7.5～8.5时，抗菌效果最佳，该溶液在14天内可保持其化学稳定性。

【临床应用】　为目前公认较理想的消毒药，可与异丙醇配伍呈现协同杀菌作用。

（1）器械消毒：将本品的2%水溶液pH调整至7.5～8.5，可用于内镜、口腔诊疗器械、体温表、橡胶、塑料制品和其他不能加热器械的消毒，金属器械需加0.5%亚硝酸钠以防锈蚀，完全浸泡10～20分钟。对于经初步仔细清洗过的器具可起到迅速消毒作用，但通常需要浸泡10小时以上才能达到完全灭菌的效果。

（2）2%戊二醛溶液可用于根管消毒，注意药量勿过多，避免压出根尖孔或伤及黏膜。

（3）与氢氧化钙配伍可用作牙髓切断后的覆盖剂。

【不良反应】

（1）常规治疗浓度下，本品溶液剂可引起接触性皮炎和皮肤过敏反应，浓溶液可造成皮肤变白和变硬。

（2）其蒸气对鼻、眼和上呼吸道有刺激性，可引起咳嗽、吞咽困难、喉头痉挛和水肿、气管炎或肺炎，甚至导致罕见肺水肿，反复吸入可发生哮喘。

（3）误服可使消化道黏膜产生炎症、坏死和溃疡，引起剧痛、呕吐、呕血、便血、血尿、尿闭、酸中毒、眩晕、抽搐、意识丧失和循环衰竭。误服后可服用水、牛奶、活性炭或其他可缓和胃肠道刺激的药物，但应避免洗胃和使用催吐药，如有必要可进行辅助通气并治疗休克，纠正酸中毒。

【注意事项】

（1）本品作为金属器械消毒液，应先加入碱性药物后，再加入亚硝酸钠。

（2）为达到理想的消毒效果，应在消毒前将器械彻底清洗干净，而后再浸泡于消毒液中。消毒完成后应用蒸馏水或乙醇冲洗，确保在使用时器械上没有戊二醛残留物。

（3）碱性溶液对光学仪器无损害，对铝制品有腐蚀作用。

【制剂与规格】

（1）浓戊二醛溶液：① 20%；② 25%。稀释后使用。

（2）稀戊二醛溶液：2%。

第五节 碱性药物
Basic drugs

碱性药物具有不同程度的抑菌和杀菌作用。一般碱性药物如硼砂、碳酸氢钠、氢氧化钙等通过改变细菌正常生长环境，呈现抑菌、防腐作用。强碱性药物如氢氧化钠具有溶解蛋白的强腐蚀性，呈现杀灭细菌的作用。

硼砂 borax

硼砂又名四硼酸钠，为无色半透明结晶或白色结晶性粉末，通常指含 10 个结晶水的水合物，无臭，在干燥空气中易风化，溶于水，易溶于沸水、甘油，不溶于乙醇。水溶液显碱性反应。

【药理作用】 硼砂为一种弱防腐药，有弱的抑菌作用，毒性极低。

【临床应用】 用于口腔炎、咽喉炎及扁桃体炎等口腔消毒。

以 2%～5% 水溶液作含漱剂或清洁剂用；常配制成复方硼砂溶液（含硼砂、甘油、碳酸氢钠、乙二胺四乙酸二钠及液化酚）作含漱剂用。

【不良反应】 可引起脱发。

【注意事项】 在大面积创伤、烧伤或表皮剥落处易吸收，易造成蓄积中毒，婴幼儿慎用。

【制剂与规格】

（1）硼砂水溶液：2%～5%。

（2）复方硼砂漱口液：含硼砂 1.5%。

碳酸氢钠 sodium bicarbonate

碳酸氢钠为白色结晶性粉末，无臭、味咸，在潮湿空气中渐渐分解，放出二氧化碳，生成碳酸钠。本品能溶于水（1：11），不溶于乙醇、乙醚等，水溶液呈弱碱性。

【药理作用】 碳酸氢钠具有弱碱性，能中和酸。其水溶液含漱，能消除和分解残留凝乳或糖类，使口腔呈弱碱性环境，抑制真菌生长。本品无毒性及腐蚀性。

【临床应用】

（1）口腔黏膜真菌感染：3%～5% 水溶液饭后含漱，一次 10 ml，一日 3 次。

（2）预防及抑制义齿或哺乳用具等表面真菌生长：3%～5% 水溶液，浸泡义齿或奶瓶、奶嘴等哺乳用具。

（3）洗涤母亲的乳头：用 4% 水溶液，于哺乳前洗涤母亲的乳头，再用清水洗净。

（4）口腔、颜面部酸性物质或有机溶剂灼伤：口腔黏膜、颜面皮肤等被酸性物质灼伤时，可用 1%～3% 碳酸氢钠水溶液冲洗灼伤病损；有机溶剂灼伤时，可用 5% 碳酸氢钠水溶液冲洗灼伤部位。

（5）过氧化氢溶液用于含漱时，本品与其交替使用，可减少过氧化氢溶液的不良反应。

【不良反应】 局部使用不良反应少见。

【注意事项】 与酸或酸性盐类药物等禁忌配伍。

【制剂与规格】 碳酸氢钠溶液：5%。

氢氧化钙 calcium hydroxide

氢氧化钙为白色粉末，相对密度 2.24，加热至 580℃脱水成氧化钙，在空气中吸收二氧化碳而成碳酸钙，易吸收空气中的水分而潮解，溶于酸、铵盐、甘油，难溶于水，不溶于醇，可用于制造漂白粉等，并用作硬水软化剂、消毒剂、制酸剂、收敛剂等。

【药理作用】　本品为强碱性（pH 9 ～ 12），遇水可释放氢氧根离子和钙离子。作为盖髓剂时，与其接触的牙髓组织形成一坏死层，其下方有炎症反应，过后在坏死层下方形成新的修复性牙本质（牙本质桥），将穿髓孔或根髓断面封闭。本品可促进牙髓细胞表达和激活碱性磷酸酶，诱导牙髓细胞分化出成牙本质细胞，并促进牙本质基质的形成。本品的强碱性有利于钙化过程，对细菌有抑制生长作用。

【临床应用】

（1）直接或间接覆盖牙髓：活髓切断后可覆盖根髓的断面。氢氧化钙粉末直接与灭菌生理盐水调拌成湿雪状，覆盖牙髓断面，以暂封剂封闭窝洞。使用时注意勿过度加压。

（2）根尖诱导形成术：根尖孔未完全形成的死髓牙（或不完全坏死）可在充分的根管预备和消毒后，以氢氧化钙糊剂充填根管，有一些牙的根尖部可继续发育完成，即根尖诱导形成术。

（3）根管填充：单独或与其他成分（如碘仿等）配成合剂用于根管填充，可使根尖周围的肉芽组织纤维化，防止或停止内吸收，促进牙本质和骨质的修复。

（4）封闭根管侧穿：近牙颈部的根管侧穿，可将氢氧化钙放于侧穿处，促使形成钙化屏障，封闭侧穿处。

【注意事项】　氢氧化钙遇空气中的二氧化碳可生成碳酸钙，宜密闭保存。

【制剂与规格】　氢氧化钙糊剂。

第六节　卤素类
Halogens

卤素类消毒防腐药主要通过卤原子卤化和氧化微生物原浆蛋白的活性基团而发挥广谱杀菌作用。其杀菌作用强，对细菌、芽孢、真菌、病毒等均有效。作为消毒防腐药主要是含氯或含碘的化合物，可分为无机与有机两类。前者杀菌作用强而性质不稳定，刺激性强；后者杀菌作用较前者弱，性质较稳定，刺激性亦较小。口腔临床常用药物有次氯酸钠、碘仿和聚维酮碘等。

次氯酸钠　sodium hypochlorite

次氯酸钠为白色粉末，易吸潮变成灰绿色结晶，在空气中不稳定，有明显氯气味，易溶于水，生成氢氧化钠和次氯酸，溶液 pH 为 10 以上。水溶液不稳定，遇光、热都加速分解。

【药理作用】　本品与水作用生成次氯酸和氢氧化钠。次氯酸分解产生新生态氧，通过氧化和抑制细菌的疏基破坏其代谢，起杀菌作用。生成的氢氧化钠对有机组织有较强的溶解作用，能溶解坏死的牙髓组织，起到清洗和消毒根管的效果。次氯酸钠在酸性环境下杀菌能力增强。提高溶液的温度，可增强其杀菌作用和溶解有机物碎屑的作用。

【临床应用】

（1）物品消毒：次氯酸钠水溶液通常作为各种外用消毒药应用，以不同稀释浓度用于各种用具、餐具、内衣裤、排泄物及不锈钢医用器械的消毒。

（2）根管冲洗和消毒：冲洗用溶液的浓度通常为 1% ～ 5%，浓度高时对黏膜有刺激。根管冲洗时一次 1 ～ 2 ml，边冲洗边吸引。

【不良反应】　次氯酸钠浓溶液对局部组织有腐蚀性。

（1）本品与胃酸接触，立即释放出次氯酸，刺激腐蚀胃黏膜引起恶心、呕吐、疼痛，严重者血压降低、谵语、昏迷。

（2）吸入次氯酸气状烟雾可刺激呼吸道黏膜，引起咳嗽和窒息，重者可引起肺水肿等。一旦误服，应立即给予水、牛奶等缓和刺激，再以制酸药或 1% 硫代硫酸钠溶液处理。

【注意事项】

（1）根管冲洗时不可加压，针头不可堵住根管，以免溶液超出根尖孔，损伤根尖周组织。

（2）应新鲜配制，避光、热，密闭保存。

【制剂与规格】 次氯酸钠溶液：1% ～ 5%。

碘仿 iodoform

碘仿为含碘有机化合物，为黄色、有光泽的叶状结晶或结晶性粉末，用手触摸有滑腻感。本品有特殊的臭味，有微挥发性，在光和较高温度下逐渐游离出碘，色泽加深，极微溶于水，溶于沸乙醇、氯仿、乙醚与火棉胶，略溶于甘油、挥发油与固定油。

【药理作用】 碘仿本身无直接杀菌作用，与有机物包括组织液、血液、分泌物、脓液等接触后，能缓慢地分解出游离碘，呈现消毒、防腐、除臭的功效。本品抗菌谱广，作用持久、缓和，刺激性小，并能吸收分泌物，保持创面干燥，促进肉芽组织新生和创口愈合。实验研究表明，碘仿糊剂对需氧菌和厌氧菌均有较好的抑制作用和杀灭作用，尤其是对厌氧菌作用更强。在当前认为，牙髓病和根尖周病是需氧菌及厌氧菌的混合感染，应用碘仿糊剂治疗，无疑是有针对性的措施。

【临床应用】

（1）根尖区组织有大量渗出物，叩痛经久不消的患牙：棉捻蘸碘仿糊封入根管中，或将糊剂直接填入根管中，留置 10 ～ 14 日。

（2）干槽症、脓腔及术后的死腔填塞：碘仿纱条填塞，留置，也可隔数日至 1 周换药。

（3）砷制剂引起的牙龈或根尖区组织坏死：碘仿糊敷于坏死的牙龈处。

（4）根尖周围的化学性坏死：碘仿糊封入根管中。

【不良反应】

（1）在大面积创面上长期应用，碘吸收可引起全身中毒症状，因此在局部创面敷用时，应注意其总量不超过 2 g。

（2）偶见过敏反应者，可出现红斑皮疹，严重者可引起头痛、嗜睡、昏迷等。

【注意事项】 本品久贮或遇光可逐渐释放碘，并色泽加深，宜避光密闭保存。

【制剂与规格】 碘仿糊剂、碘仿纱条。

聚维酮碘 povidone iodine

本品是一种应用较普遍的碘伏（iodophors）。碘伏是碘和聚合物载体相结合的一种疏松复合物。这种载体不仅有助于增强碘的溶解度，而且为持续释放碘提供一个贮存库，其中 80% ～ 90% 的结合碘可解聚释放出游离碘，发挥杀菌作用。可作为碘伏载体的化合物有很多，如表面活性剂、聚合物、淀粉水解产物、某些氨基酸等，目前应用较多的是聚乙烯吡咯烷酮、聚乙二醇、聚氧乙烯醚、聚乙烯醇等。聚维酮碘是碘以聚乙烯吡咯烷酮为载体，经反应生成的聚维酮碘复合物，以干燥体计算含有效碘 9% ～ 12%。

【药理作用】 聚维酮碘中被释放的游离碘可直接卤化菌体蛋白质，与蛋白质的氨基结合，而使菌体的蛋白质和酶受到破坏，细菌因代谢功能发生障碍而死亡。聚维酮碘为广谱强效消毒防腐药，对细菌、病毒、真菌、原虫和芽孢都有效，大多数微生物不会对碘耐药。

【临床应用】

（1）手术前皮肤和手消毒：用 5% 溶液涂擦皮肤 2 次。

（2）口腔炎、咽喉炎、口腔溃疡、牙周炎、冠周炎等。外用：1% 溶液，直接涂于患处，一日 1 次，为了治疗重症或为了强化治疗，也可增加为一日 2 次，一般疗程为 5 ～ 14 日。含漱：0.5% 溶液，一次 10 ml，饭后含漱 1 分钟，一日 3 次。

（3）牙周袋内冲洗：1% 溶液，直接用于牙周袋内冲洗，也可放在超声洁牙机附带的冲洗药盒内，在洁治的同时冲洗牙周袋。

（4）义齿消毒：将义齿浸泡于 0.05% 溶液中。

【不良反应】

（1）可引起过敏反应，局部刺激、痒和烧灼感是常见的反应，但比碘的刺激性要轻。

（2）外用于婴儿可能导致碘的明显吸收（也包括用于孕妇和哺乳期妇女后的吸收）。

（3）大面积和长期应用偶可导致中性粒细胞减少症。

（4）烧伤严重的病例会有代谢性酸中毒，大面积烧伤患者也有肝损伤的报告。

（5）其他不良反应有接触性皮炎、甲状腺功能减退和碘中毒等。

【禁忌证】 对碘或聚维酮碘过敏者禁用。

【注意事项】

（1）儿童特别是新生儿应慎用。

（2）仅可外用。

（3）烧伤面积大于 20%、大的开放性伤口、用锂治疗、肾衰竭（因本品有代谢性酸中毒和肾毒性等潜在危害）、甲状腺疾病的患者不宜局部或长期应用，建议不要用于烧伤患者或肝功不良者（因导致谷草转氨酶水平升高，特别是大面积烧伤者）。

（4）对患有非毒性甲状腺瘤患者不适用。

（5）药液稀释用水不超过 40℃；避免与碱性物质接触，以免失效，与过氧化氢溶液禁忌配伍。

（6）本品性质稳定、气味小、毒性低、对黏膜刺激性小，故不需用乙醇脱碘，脱碘反可使其作用下降。

（7）宜避光、密闭保存。

【制剂与规格】 聚维酮碘溶液：① 0.5%；② 1%；③ 5%。

第七节　氧化剂
Oxidants

氧化剂类消毒防腐药通过释放出新生态氧而氧化微生物原浆蛋白的活性基团，从而发挥杀菌和除臭作用。其使用方便、作用迅速。口腔临床常用药物有过氧化氢溶液和高锰酸钾。

过氧化氢溶液　hydrogen peroxide solution

过氧化氢溶液又名双氧水，为无色透明液体，无异味，微酸苦，易溶于水，在水中分解成水和氧，经水稀释后不稳定，光、热和金属离子均可加速其分解。

过氧化氢溶液通常指含 2.5% ～ 3.5% 过氧化氢水溶液；浓过氧化氢溶液是指含 30% 过氧化氢水溶液。浓过氧化氢溶液具有易爆性，在贮存运输过程中需防热、防震动。

【药理作用】 本品为氧化性消毒药，杀菌能力相对较弱，用于组织时，在过氧化氢酶的催化下迅速分解，释放出新生态氧，对细菌组分起强氧化作用，干扰其酶系统而发挥抗菌效果。对组织和伤口的穿透力差，且作用时间短暂，抗菌作用随氧气的挥散而消失，有机物存在时杀菌作用降低。

本品对革兰氏阳性菌和某些螺旋体有效，特别是专性厌氧菌对其敏感。此外，由于氧化发泡形成的缓和机械力，使血块、坏死组织、刮除的肉芽组织松动，从而易被清除。另外，新生态氧形成的气泡压迫毛细血管，起到止血和减轻充血的作用。常用过氧化氢溶液有 3% 和 30% 两种浓度，前者为常用的消毒防腐药，后者有强腐蚀性，具氧化脱色作用，用于牙齿漂白。

【临床应用】

（1）口腔抗感染：①坏死性龈口炎，用 3% 过氧化氢溶液拭洗坏死区，再嘱患者用 1% 过氧化氢溶液含漱，一次 10 ml，一日 3 次；②牙周炎、冠周炎，用 1% 过氧化氢溶液反复冲洗牙周袋和冠周袋；③干槽症，用 1%～3% 过氧化氢溶液擦拭拔牙窝的感染创面，直至臭味消除。

（2）根管冲洗：将 3% 过氧化氢溶液 5 ml 灌入带弯针头的注射器，将针头对准或插入根管口，以适度的压力注入本品，根据情况可重复数次。

（3）超声波洁牙前含漱：超声洁治术前，用 3% 过氧化氢溶液 10 ml，口腔鼓漱 1 分钟后，清水漱口。

（4）龈上洁治和龈下刮治术后：用 3% 过氧化氢溶液冲洗治疗区。

（5）顽固性龈缘充血、反复牙周基础治疗后消炎效果不佳者：在隔湿的情况下，用小的医用棉球蘸 30% 过氧化氢溶液，放于牙龈鲜红病损区，待牙龈发白后移去棉球，约 10 分钟后牙龈又恢复红色。可间隔数日后重复 2～3 次上述过程。

（6）牙齿漂白：①四环素牙、氟牙症的脱色。将蘸有 30% 过氧化氢溶液的与牙面着色区大小相应的滤纸片贴敷于牙面上，用红外线灯照射 15 分钟。治疗过程中需用该药液保持滤纸湿润。②变色的无髓牙漂白。取小的医用棉球蘸 30% 过氧化氢溶液于饱和状态，置于已根管充填的窝洞内，表面加热，2～3 分钟后用氧化锌丁香油糊严密封闭，3～5 次为一疗程，每次间隔 3～7 日。

【不良反应】

（1）高浓度过氧化氢溶液对皮肤及黏膜有刺激性灼伤，形成疼痛性"白痂"，疼痛可在 1 小时后消失。

（2）3% 溶液为弱酸性溶液，对口腔及舌黏膜有一定刺激，长期含漱会引起牙釉质脱钙、舌乳头肥大等不良反应。

【注意事项】

（1）勿使 30% 过氧化氢溶液碰触正常牙齿表面及黏膜。

（2）长期使用本品含漱，应与碳酸氢钠溶液交替，可中和其酸性。

（3）根管冲洗时不可用力过猛，在根管狭窄处更应注意，否则过多的气泡溢出根尖孔外，可引起化学性根尖周炎，出现剧痛。

（4）勿将本品注入体内的死腔囊，因其释放出的氧无排出渠道。

（5）密闭、避光、阴凉处保存。

【制剂与规格】

（1）过氧化氢溶液：3%。

（2）浓过氧化氢溶液：30%。

高锰酸钾　potassium permanganate

高锰酸钾为强氧化剂，为黑紫色、细长的菱形结晶或颗粒，带淡蓝色金属光泽，无臭，溶于水，特别易溶于沸水，溶液呈紫红色，久贮出现棕黄色而失效。高锰酸钾具有氧化剂的作用，与有机物接触、加热、酸或碱性条件下均能加速其氧化反应。

【药理作用】　本品为强氧化剂，具有杀菌和抑菌作用，杀菌作用较过氧化氢强。本品用后被还原成二氧化锰，产生的亚锰、高锰离子有收敛作用，可与皮肤、黏膜的蛋白质结合成复合物，覆盖于皮肤、黏膜的受损面上。体外试验表明，其杀菌效果易被体液干扰而迅速减弱。

低浓度高锰酸钾有收敛作用，高浓度高锰酸钾则有腐蚀作用。

【临床应用】

（1）急性皮肤病或急性湿疹伴继发感染：0.025% 溶液湿敷，湿敷料放置患处 30 ～ 60 分钟，一日 3 ～ 5 次，若损害广泛，渗出液多者可用本品药浴。

（2）0.02% ～ 0.5% 溶液用于含漱。

（3）0.1% 溶液用于清洗创伤。

（4）0.2% ～ 1% 溶液在口腔临床可用于白念珠菌感染、坏死性龈口炎、牙周病，可含漱或冲洗等。

（5）本品可氧化许多药物，因此有时用于某些食物或药物中毒时的洗胃。

【不良反应】

（1）本品结晶和高浓度溶液有腐蚀性，即使是稀溶液仍对组织有刺激性，可使皮肤发红、疼痛和有烧灼感并可将皮肤染成棕色，反复多次使用亦可引起腐蚀性灼伤。

（2）口服本品稀溶液后可出现口腔及咽喉染色、咽痛、吞咽困难、腹痛、腹泻和呕吐等症状。

（3）口服本品结晶或浓溶液可致口腔、咽喉、胃肠道和上呼吸道的水肿和坏死。

【注意事项】　水溶液宜新鲜配制，避光、阴凉处保存。

【制剂与规格】　高锰酸钾外用片：0.1 g。

第八节　表面活性剂
Surfactants

表面活性剂又称界面活性剂，是可降低两相界面张力的物质。根据其结构中长链烷基在水中解离所产生的离子类型，可分为阳离子型（亲水基带正电荷）、阴离子型（亲水基带负电荷）、非离子型（非游离型）和两性离子型（亲水基里有阴、阳两种离子）。本类药物作用机制是能吸附于菌体表面，其分子中疏水基团和亲水基团分别渗入细胞膜的类脂质和蛋白层，改变细胞膜的通透性，致使细胞膜内的物质外逸，也可阻碍细菌的呼吸和干扰糖酵解代谢，亦能引起菌体蛋白质的变性而呈现抗菌作用。常作为消毒防腐药应用的为阳离子型表面活性剂，如氯己定、西吡氯铵和地喹氯铵等。

氯己定　chlorhexidine

本品为阳离子表面活性剂，通常用其盐类。其中醋酸氯己定为白色结晶性粉末，无臭，味苦，略溶于水，溶于乙醇。葡萄糖酸氯己定药用规格为 20% 水溶液，是无色或淡黄色、几乎透明、略为黏稠的液体，无臭或几乎无臭，能与水混溶，也能溶于乙醇。盐酸氯己定为白色或类白色结晶性粉末，无臭，味苦，微溶于水和乙醇。

【药理作用】　本品有广谱杀菌、抑菌作用。抗菌谱包括革兰氏阳性菌和革兰氏阴性菌、真菌（如白念珠菌）及某些病毒（如人类免疫缺陷病毒、乙型肝炎病毒等），对革兰氏阳性菌作用较革兰氏阴性菌更强。对某些葡萄球菌、变形链球菌、唾液链球菌、白念珠菌、大肠埃希菌和厌氧丙酸菌呈高度敏感；对嗜血链球菌中度敏感；对变形杆菌属、假单胞菌属、克雷伯菌属和革兰氏阴性球菌（如韦荣球菌属）低度敏感。室温下对细菌芽孢无效。

本品在血清、血液等存在时仍有效。在中性及弱酸性溶液中抗菌活性最佳。氯己定吸附于细菌细胞壁后，改变其表面结构和渗透平衡，使细胞质成分渗漏，高浓度时可使细胞质凝固，抑制了细胞壁修复，这种作用方式不易产生耐药性。

本品不被皮肤和胃肠道黏膜吸收。

【临床应用】

（1）预防和减少牙菌斑的形成：用于机械清除牙菌斑有困难者。如口腔内手术前和手术后患者、颌间结扎患者、正畸患者、龋易感者、全身疾病（如白血病）预防发生口腔感染者、弱智和残障者、刷牙不彻底者等。0.2% 溶液，一次 10 ml，含漱 1 分钟，一日 2 次，或 0.12% 溶液，一次 15 ml，一日 2 次；2% 溶液，涂布牙面，一日 1 次。

（2）作为辅助用药用于义齿性口炎，也可将义齿浸泡于氯己定溶液中。

（3）复发性口腔溃疡发作期局部应用：0.05% 溶液，一次 10 ml，含漱 1 分钟，一日 2 次，能降低溃疡的发生率、持续时间和严重程度。

（4）超声波洁牙前含漱 1 分钟或冲洗龈缘：可减少气雾中的微生物，避免诊室空气污染和减少治疗过程中的菌血症。

（5）用于牙周袋冲洗或将缓释制剂放入牙周袋内，加强刮治的效果。

【不良反应】

（1）长期含漱可使牙齿和修复体着色。停药后，经洁治可清除牙面的色素，但树脂类充填体上的着色不易消除。舌苔也可呈黑褐色，停药后自行消失。饮茶、饮酒等可加重着色。

（2）味苦，含漱后可使味觉有短时改变，停药后恢复，故宜在饭后使用。

（3）少数患者用 0.2% 溶液含漱后有牙龈表面上皮轻度剥脱、发红、轻度不适或疼痛，停药后自愈。用 0.12% 溶液可避免发生此现象。

（4）长期使用可使牙石易于堆积。

【注意事项】 含漱可一定程度地减轻牙龈炎症，但对牙周袋内的菌群无作用，故不能替代正规的牙周治疗。

【制剂与规格】 醋酸氯己定溶液：① 0.2%；② 0.12%；③ 0.05%。

西吡氯铵 cetylpyridinium chloride

本品为阳离子季铵化合物，为白色粉末，手感类似肥皂，可溶于水，摇动时富有泡沫，可溶于乙醇，微溶于乙醚和苯。

【药理作用】 本品主要通过降低表面张力而抑制和杀灭细菌。体外试验结果表明，本品对多种口腔致病菌和非致病菌有抑制和杀灭作用，包括白念珠菌。本品含漱后能减少或抑制牙菌斑的形成，具有保持口腔清洁、清除口腔异味的作用。动物实验结果表明本品对口腔黏膜无明显刺激性。

【临床应用】

（1）口腔白念珠菌感染，减少或抑制牙菌斑形成。

（2）用于口腔日常护理及清洁口腔。

【不良反应】

（1）可能出现皮疹等过敏反应。

（2）口腔、喉头偶可出现刺激感等症状。

【注意事项】

（1）含漱液：含漱后吐出，不得咽下。

（2）含片：6 岁以下儿童不宜使用。本品应逐渐含化，勿嚼碎口服。

（3）联合用药：与含有阴离子型表面活性剂的药物或产品合用时，有配伍禁忌，可降低其杀菌效果。

【制剂与规格】

（1）西吡氯铵含漱液：0.1%。

（2）西吡氯铵含片：2 mg。

地喹氯铵　dequalinium chloride

本品为阳离子表面活性剂，为白色或微黄色粉末，无臭，味苦，微溶于水，能溶于沸水，略溶于乙醇，几乎不溶于氯仿。

【药理作用】　本品具有广谱抗菌作用，对口腔和咽喉部的常见致病菌和真菌感染有效。

【临床应用】　常用其含片，预防和治疗咽炎、喉炎、口炎、舌炎、牙龈炎、扁桃体炎及拔牙创面等口腔创伤感染。口含，一次 0.25 ～ 0.5 mg，每 2 ～ 3 小时 1 次，必要时可重复用药。

【不良反应】

（1）罕见皮疹等过敏反应。

（2）偶见恶心、胃部不适。

【注意事项】　本品应逐渐含化，勿嚼碎口服。

【制剂与规格】　地喹氯铵含片：0.25 mg。

第九节　染料类
Dyes

具有消毒防腐作用的染料分为酸性染料和碱性染料两类。酸性染料抗菌作用弱，常用的为碱性染料。染料类能在细胞表面高浓度积聚，改变细胞周围氧化还原电位。碱性染料的阳离子和酸性染料的阴离子分别与菌体蛋白的羧基或氨基结合，影响其代谢，呈现抑菌作用。口腔临床常用药物有依沙吖啶。

依沙吖啶　ethacridine

依沙吖啶又名利凡诺，为一种碱性染料，常用其乳酸盐，为黄色结晶性粉末。无臭，味苦，在乙醇中微溶，沸无水乙醇中溶解，水中略溶，热水中易溶，乙醚中不溶。水溶液呈黄色，有绿色荧光，呈中性反应，水中不稳定，遇光后色泽加深。

【药理作用】　本品主要对革兰氏阳性菌和少数革兰氏阴性菌有较强抑制作用，尤其是对链球菌有效，多用于防腐杀菌。一般治疗浓度对人体组织无刺激性。

【临床应用】

（1）糜烂、水肿、充血等范围较大、渗出较多的口腔黏膜溃疡。

（2）牙龈炎、牙周炎的辅助治疗。

（3）用于各种唇炎、扁平苔藓、盘状红斑狼疮、渗出性多形性红斑、药物过敏等唇部有厚痂糜烂病损需要湿敷者。

含漱：0.1% 溶液，一次 10 ml，一日 3 次，饭后口腔鼓漱 1 ～ 3 分钟；湿敷：0.1% 溶液湿敷于病损处，一次 20 ～ 30 分钟，随时添加药液，勿使干燥，一日 1 ～ 3 次。

【注意事项】

（1）用于湿敷的薄纱布或薄棉片剪成病损大小，湿敷过程中，纱布、棉片要保持药液饱和状态，湿敷后若病损结痂未变软，则应继续湿敷，直至结痂变软。

（2）本品遇光后色泽加深，不可再用。

【制剂与规格】　乳酸依沙吖啶溶液：0.1%。

Summary

Disinfectants and antiseptics are drugs that kill or inhibit the growth and reproduction of pathogenic microorganisms. Factors affecting the antiseptic and antiseptic effect include chemical structure，concentration，time of action，solvent，environmental temperature，pH，organic matter，the sensitivity of microorganisms to antiseptic and antiseptic，drug compatibility，drug interaction，etc. Disinfectants and antiseptics are divided into three categories：high-efficiency，medium-efficiency and low-efficiency according to their pharmacodynamics. According to their chemical structure，they are divided into phenols，aldehydes，alkaline drugs，halogens，oxidants，surfactants，and dyes. They are widely used in oral local treatment，hand hygiene disinfection of medical staff，and oral instrument disinfection. They are the main components of many oral local treatment agents.

参考文献

［1］国家药典委员会 . 中华人民共和国药典临床用药须知：化学药和生物制品卷（2015 年版）［M］. 北京：中国医药科技出版社，2017.

［2］陈新谦，金有豫，汤光 . 新编药物学［M］. 18 版 . 北京：人民卫生出版社，2018.

［3］卫生部 . 医疗机构口腔诊疗器械消毒技术操作规范：卫医发〔2005〕73 号［EB/OL］.（2005-3-3）［2021-10-13］. http://www.nhc.gov.cn/bgt/pw10504/200503/52a9c3ec44bc4140ad0cf88f2eefc4e8.shtml.

［4］卫生部 . 医疗机构消毒技术规范（2012 年版）：WS/T 367-2012［EB/OL］.（2012-4-5）［2021-10-13］. http://www.nhc.gov.cn/wjw/s9496/201204/54510.shtml.

（郑利光）

第十六章　口腔急救药

Oral First Aid Medicine

严重程度不一甚至危及生命的突发事件在口腔疾病诊疗过程中随时可能发生。一些发生比较频繁的突发事件往往和应激（疼痛、害怕或焦虑）有关。应激可诱发患者出现血压降低、晕厥和过度换气等状况，而使应激加剧的诊室环境可诱发包括最坏的紧急事件（心血管疾病、支气管痉挛和癫痫）发生。药品不良反应是另一类威胁生命的突发事件，最常见的是与口腔治疗中广泛使用的局部麻醉药有关的突发事件。绝大多数局部麻醉突发事件和应激因素或心理因素有关，其他反应如过量反应、过敏反应和药物本身有关。

第一节　口腔诊室常见突发事件
Common Emergencies in Dental Clinics

口腔诊室常见突发事件有晕厥、低血糖、体位性低血压、癫痫、过敏反应、过度换气、心绞痛、急性哮喘发作、急性心肌梗死、药品不良反应等。口腔颌面外科手术患者在术后还可能发生意外出血、血肿、呼吸道梗阻等手术并发症。这些事件的发生率虽然很低，但如处理不当，患者可能产生严重甚至危及生命的不良后果。

一、晕厥

晕厥是突然发生的全身肌肉无力、姿势张力丧失、不能站立和意识丧失的一组症状群。其主要原因是各种原因所致脑组织缺血缺氧，造成短暂的脑细胞功能紊乱或缺失，一般不需用药即可恢复。

晕厥的急救原则是增加脑部血液供应，查明原因，清除诱因，尽早治疗。对导致患者晕厥的发生原因和危险性进行初步判断，决定是否采取相应急救措施或原地休息观察。

在晕厥发作前期，患者表现为头晕、面色苍白、恶心不适、出冷汗、手脚冰凉等，应立即停止口腔治疗，调整椅位至仰卧位并将患者双腿略抬高，给患者吸氧。如果处理及时，患者可能不会发生意识丧失。

在晕厥发作期，患者表现为意识丧失、呼吸急促逐渐变至完全停止、肌肉抽搐，应首先判断意识状态，启动急救程序，立即将患者置于仰卧位，进行心肺复苏术，否则可能导致患者死亡或由于脑缺血引起永久性神经系统损害。

二、低血糖

低血糖是指成年人空腹血糖浓度低于 2.8 mmol/L。低血糖症状通常表现为出汗、饥饿、心悸、颤抖、面色苍白等,严重者还可出现精神不集中、躁动、易怒甚至昏迷等。低血糖的症状与体征可在几分钟内急性发作,并迅速发展,出现意识丧失,但常见的还是症状逐渐显现,导致意识发生渐进性改变。

如患者出现低血糖症状,应立即停止口腔治疗,对于意识清醒的患者要依据其舒适程度来调整体位,多数情况下低血糖患者喜欢端坐位。昏迷患者应使其保持侧卧位,保证呼吸道通畅。给患者口服糖类或静脉注射 50% 葡萄糖注射液 40 ml。

三、体位性低血压

体位性低血压是由于体位改变,如从平卧位突然转为直立位,发生脑供血不足而引起的低血压。通常认为,站立后收缩压较平卧位时下降 20 mmHg 或舒张压下降 10 mmHg 即为体位性低血压。

当患者出现体位性低血压时,应立即将患者放至仰卧位,将双脚轻微抬高,并吸氧,大多数情况下患者很快恢复意识。患者意识恢复后,缓慢地将椅位由仰卧位调整至直立位,按照 $0° → 22.5° → 45° → 67.5° → 90°$ 顺序逐渐升高椅位,并在椅位升高之前给予患者足够时间进行适应。在患者起立前再次测量血压并与平常基线水平比较,无明显差异后在医护人员协助下站立。确认患者已经完全恢复正常后,由家人护送回家。如果患者意识仍然没有恢复或意识虽然恢复但低血压现象反复出现并逐渐加重,立即启动急救程序,进行心肺复苏术,同时呼叫 120 转送至综合医院继续救治。

四、癫痫

癫痫是大脑神经元异常放电引起的发作性脑功能异常,发作大多短暂并有自限性。由于异常放电所累及的脑功能区不同,临床可有多种发作表现,包括局灶性或全身性的运动、感觉异常,或是认知行为、自主神经功能障碍。全身性发作和涉及一些较大范围皮质功能障碍的局灶性发作,常伴有不同程度的意识障碍。癫痫大发作患者发作时可造成误吞、误吸、肢体伤害甚至危及生命。

癫痫急性发作时,应立即停止口腔治疗,尽快取出治疗器械及所有口腔内异物,禁止将任何物体放入上下牙列之间来预防舌咬伤。将患者置于安全体位(仰头提颏位,双脚稍微抬高,仰卧),保持呼吸道通畅和充足的通气。迅速搬离可能被患者触及的尖锐物体以防受伤。密切观察患者的生命体征变化,必要时进行心肺复苏。发作结束后,评估患者生命体征,平稳后建议转综合医院进一步治疗或由亲友陪同离开。

五、变态反应

当机体暴露在某种特定的过敏原中后会处于一种致敏的状态,若再次接触这种过敏原,机体出现的过度反应就是变态反应,又称过敏反应。变态反应的临床表现差别很大,有轻微的过敏,也有威胁生命的过敏。发生在口腔诊室中常见的危及生命的紧急情况是 I 型变态反应(速发型变态反应)。抗菌药、止痛药、局部麻醉药等口腔常用药均可能引起变态反应。变态反应可累及皮肤、心血管系统、呼吸系统、中枢神经系统和胃肠道等。充分的准备、及时的诊断和恰当、积极的治疗是正确处理变态反应不可缺少的组成部分。

以全身性过敏症的处理为例,当发现患者出现过敏体征与症状时,应立即停止口腔治疗,启动诊室急救小组,迅速将无意识的患者或虽有意识但血压过低的患者调整为仰卧位,同时双腿轻微抬高。根据需要评估气道、呼吸、循环和给予基础生命支持。

只要发现全身性过敏可能出现，立即启动紧急医疗救治，给患者静脉或肌内注射肾上腺素、吸氧，持续监测患者的心血管系统和呼吸系统状态，直到患者生命体征有所改善，不再需要药物支持。

六、过度换气

过度换气是指通气超出维持正常血氧浓度（动脉氧分压）和血二氧化碳浓度（动脉二氧化碳分压）的需要，其原因是呼吸频率增加或呼吸深度加强，或二者皆是。过度换气是口腔诊室常见的急症，几乎均为过度焦虑所致。过度换气常导致患者出现意识状态方面的变化，如感觉要晕倒、头晕眼花等，但并不会失去意识。

如患者出现过度换气症状，应立即停止口腔治疗，将可能导致恐惧的各种诱因（如注射器、牙钻、拔牙钳等）移出患者视野，调整患者体位至端坐位。大多数过度换气患者坐直或基本坐直后即恢复舒适感觉。

过度换气患者极少需要基础生命支持，如需进一步精确治疗，可清除口腔内异物，安抚患者，指导患者用双手呈杯状捂住口鼻，重复吸入自己呼出的富含二氧化碳的气体。如有必要，使用苯二氮䓬类药物缓解患者焦虑。

七、心绞痛

心绞痛是冠状动脉供血不足，心肌急剧的暂时缺血与缺氧所引起的以发作性胸痛或胸部不适为主要表现的临床综合征。心绞痛不仅在患有冠状动脉疾病的患者中发生，也可发生在主动脉狭窄、高血压型心脏病或无明显症状型心脏病的患者中。心绞痛的发作表明心肌缺氧或缺血，随着时间延长，可导致心肌梗死。有心绞痛病史的患者在口腔治疗中的危险度增加，应引起重视。

预防心绞痛的发生比发病后的处理更为重要，口腔治疗期间应预防急性心绞痛的发生，尽可能减小患者压力，满足心肌的氧需求。应特别注意操作中的一些具体环节，如时间的长短、疼痛的控制、镇静药物的运用等。

当有心绞痛史的患者出现胸部疼痛发作时，立即停止口腔治疗，让患者自己调整到最舒适体位（通常是坐起或站直），充分休息，评估患者生命体征。平稳者在休息后可继续治疗，不平稳者要严密监护，有急性发作前兆时，立即启动急救程序，采取给患者吸氧、舌下含服硝酸甘油等措施。

八、哮喘发作

哮喘是由多种细胞和细胞组分参与的气道慢性炎症性疾病，其典型的临床表现是反复发作的喘息、呼气性呼吸困难、胸闷或顽固性咳嗽。急性哮喘发作通常有自限性，但是临床上存在哮喘持续状态，表现出持续加重的哮喘。

对哮喘患者进行口腔治疗时，主要是预防哮喘的急性发作。一旦发现患者出现哮喘急性发作征象，应立即停止口腔治疗，尽快使患者处于舒适体位，应采取端坐位，手臂前伸。安抚患者使其保持冷静，给患者吸氧，通过口服、舌下含服、气雾吸入或注射等途径给予支气管扩张药以解除支气管痉挛症状。上述处理无效时使用糖皮质激素。

九、心肌梗死

心肌梗死是由冠状动脉供应区心肌缺血造成心肌细胞死亡和坏死所引起的综合征，该综合征以剧烈的延时性胸骨下疼痛为特征，与心绞痛相似，但是比心绞痛更加剧烈，持续时间更长。心肌梗死复发率较高，只要曾发生过心肌梗死，再次梗死的风险会很高。急性心肌梗死可导致休克、心力衰竭、心搏骤停等危及患者生命的严重并发症。

当患者出现胸部不适、烦躁、心悸、心绞痛等梗死前先兆症状时，立即停止口腔治疗，将诊椅调整到急救位（切勿移动患者），启动诊室急救程序。

十、休克

休克是由多种病因引起，最终以循环血容量减少、组织灌注不足、细胞代谢紊乱和功能受损为主要病理生理改变的综合征。在这种状态下，全身有效循环血容量减少，微循环出现障碍，导致重要的生命器官缺血缺氧、代谢紊乱、细胞损害甚至多器官功能衰竭。

休克的治疗原则是尽早去除病因，迅速恢复有效循环血量，纠正微循环障碍，增强心肌功能，恢复人体正常代谢。关键环节是恢复对组织细胞的供氧，促进其有效的利用，重新建立氧的供需平衡和保持正常的细胞功能。

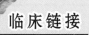

临床链接

心肺复苏术

心肺复苏术是针对呼吸、心搏停止的急症危重患者所采取的抢救措施，即通过胸外心脏按压形成暂时的人工循环并恢复自主心律，采用人工呼吸代替自主呼吸，快速电除颤转复心室颤动，以及尽早使用血管活性药物来重新恢复自主循环的急救技术，其目的是开放气道、重建呼吸和循环。

第二节 常用口腔急救药
Commonly Used Oral First Aid Medicine

口腔急救药在患者发生突发事件的救治中发挥着重要作用。口腔常用急救药有抗休克的血管活性药、抗心力衰竭药、抗心律失常药、抗心绞痛药、利尿药、呼吸兴奋药、平喘药、糖皮质激素、抗过敏药、电解质和酸碱平衡调节药、镇静催眠药等，其分类及其代表性药品见表16-1。

为满足口腔诊疗中突发事件的急救用药需求，口腔科急救药品往往在抢救车中集中存放，并做到定人管理、定期清点、定区存放、固定数量，医务人员还需经常性开展急救知识、急救技能的培训和演练。

一、抗休克的血管活性药

休克的治疗除进行病因治疗、补充血容量、纠正酸血症外，应用血管活性药以改变血管功能和改善微循环是治疗休克的一项重要措施。抗休克治疗中，肾上腺素类血管活性药占有重要的地位。主要作用于 α 受体的拟肾上腺素药如去甲肾上腺素等可引起皮肤、黏膜血管和内脏血管的收缩，使外周阻力增加，血压上升；主要作用于 β 受体的拟肾上腺素药如异丙肾上腺

表 16-1　口腔常用急救药分类及其代表性药品

急救药分类	代表性药品
抗休克的血管活性药	盐酸肾上腺素注射液、重酒石酸去甲肾上腺素注射液、盐酸多巴胺注射液、重酒石酸间羟胺注射液、盐酸异丙肾上腺素注射液
抗心力衰竭药	去乙酰毛花苷注射液
抗心律失常药	盐酸利多卡因注射液、盐酸普罗帕酮注射液、盐酸维拉帕米注射液、盐酸胺碘酮注射液
抗心绞痛药	硝酸甘油片、硝酸甘油注射液
利尿药	呋塞米注射液
呼吸兴奋药	尼可刹米注射液、盐酸洛贝林注射液、盐酸多沙普仑注射液
平喘药	氨茶碱注射液
糖皮质激素	地塞米松磷酸钠注射液
抗过敏药	盐酸苯海拉明注射液
电解质和酸碱平衡调节药	葡萄糖酸钙注射液、碳酸氢钠注射液
镇静催眠药	地西泮注射液

素等可使心肌收缩力增强，心率加快，心排血量增加，从而亦使血压上升，同时对某些血管有扩张作用，可改善微循环。

肾上腺素　adrenaline

【临床应用】　用于支气管痉挛所致严重呼吸困难，可迅速缓解药物等引起的过敏性休克，亦是各种原因引起的心搏骤停进行心肺复苏的主要抢救用药。

【用法用量】　常用量：皮下注射，1 次 0.25 ～ 1 mg；极量：皮下注射，1 次 1 mg。

（1）抢救过敏性休克：由于本品具有兴奋心肌、升高血压、松弛支气管等作用，故可缓解过敏性休克的心搏微弱、血压下降、呼吸困难等症状。可皮下注射或肌内注射 0.5 ～ 1 mg，也可用 0.1 ～ 0.5 mg 缓慢静脉注射（以 0.9% 氯化钠注射液稀释到 10 ml），如疗效不好，可改用 4 ～ 8 mg 静脉滴注（溶于 5% 葡萄糖注射液 500 ～ 1000 ml）。

（2）抢救心搏骤停：可用于麻醉和手术中的意外、药物中毒或心脏传导阻滞等原因引起的心搏骤停，可用 0.25 ～ 0.5 mg 以 10 ml 0.9% 氯化钠注射液稀释后静脉注射（或心内注射），同时进行心脏按压、人工呼吸、纠正酸中毒。对电击引起的心搏骤停，亦可用本品配合电除颤仪或利多卡因等进行抢救。

【不良反应】

（1）常见心悸、头痛、血压升高、震颤、无力、眩晕、呕吐、四肢发凉。

（2）有时可有心律失常，严重者可由于心室颤动而致死。

（3）用药局部可有水肿、充血、炎症。

【注意事项】　高血压、器质性心脏病、冠状动脉疾病、糖尿病、甲状腺功能亢进、洋地黄中毒、外伤性及出血性休克、心源性哮喘等患者禁用。

【制剂与规格】　盐酸肾上腺素注射液：① 0.5 ml：0.5 mg；② 1 ml：1 mg。

去甲肾上腺素　noradrenaline

【临床应用】

（1）用于急性心肌梗死、体外循环等引起的低血压。

（2）对血容量不足所致的休克、低血压或嗜铬细胞瘤切除术后的低血压，本品作为急救时补充血容量的辅助治疗，以使血压回升，暂时维持脑与冠状动脉灌注，直到补充血容量治疗发生作用。

（3）也可用于椎管内阻滞时的低血压及心搏骤停复苏后血压维持。

【用法用量】　用 5% 葡萄糖注射液或葡萄糖氯化钠注射液稀释后静脉滴注。

（1）成人常用量：开始以每分钟 8 ～ 12 µg 速度滴注，调整滴速以使血压升到理想水平；维持量为每分钟 2 ～ 4 µg。在必要时可按医嘱超越上述剂量，但需注意保持或补足血容量。

（2）小儿常用量：开始按体重以每分钟 0.02 ～ 0.1 µg/kg 速度滴注，按需要调节滴速。

【不良反应】

（1）药液外漏可引起局部组织坏死。

（2）本品强烈的血管收缩作用可以使重要器官血流减少，肾血流锐减后尿量减少，组织供血不足导致缺氧和酸中毒；持久或大量使用时，可使回心血流量减少，外周血管阻力升高，心排血量减少，后果严重。

（3）应重视的反应包括静脉输注时沿静脉径路皮肤发白，注射局部皮肤破溃，皮肤发绀、发红，严重眩晕。上述反应虽属少见，但后果严重。

（4）个别患者因过敏而有皮疹、面部水肿。

（5）在缺氧、电解质平衡失调、器质性心脏病患者中或逾量时，可出现心律失常；血压升高后可出现反射性心率减慢。以下反应如持续出现应注意：焦虑不安、眩晕、头痛、皮肤苍白、心悸、失眠等；逾量时可出现严重头痛及高血压、心率缓慢、呕吐、抽搐。

【注意事项】

（1）缺氧、高血压、动脉硬化、甲状腺功能亢进症、糖尿病、闭塞性血管炎、血栓病患者慎用。

（2）用药过程中必须监测动脉压、中心静脉压、尿量、心电图。

【制剂与规格】　重酒石酸去甲肾上腺素注射液：① 1 ml：2 mg；② 1 ml：5 mg；③ 2 ml：10 mg。

多巴胺　dopamine

【临床应用】　用于心肌梗死、创伤、内毒素败血症、心脏手术、肾衰竭、充血性心力衰竭等引起的休克综合征，以及补充血容量后休克仍不能纠正者，尤其有少尿及周围血管阻力正常或较低的休克。由于本品可增加心排血量，也用于洋地黄和利尿剂无效的心功能不全。

【用法用量】

（1）成人常用量：静脉注射，开始时每分钟按体重 1 ～ 5 µg/kg，10 分钟内以每分钟 1 ～ 4 µg/kg 速度递增，以达到最大疗效。

（2）用于慢性顽固性心力衰竭：静脉滴注，开始时，每分钟按体重 0.5 ～ 2 µg/kg 逐渐递增。多数患者按每分钟 1 ～ 3 µg/kg 给予即可生效。

（3）用于闭塞性血管病变患者：静脉滴注，开始时按 1 µg/kg，逐增至每分钟 5 ～ 10 µg/kg，直到每分钟 20 µg/kg，以达到最满意效应。

（4）用于危重病例：每分钟先按 5 µg/kg 静脉滴注，然后以每分钟 5 ～ 10 µg/kg 递增至每分钟 20 ～ 50 µg/kg，以达到满意效应；或本品 20 mg 加入 5% 葡萄糖注射液 200 ～ 300 ml 中静脉滴注，开始时按每分钟 75 ～ 100 µg 滴入，以后根据血压情况，可加快速度和加大浓度，但最大剂量不超过每分钟 500 µg。

【不良反应】

（1）常见的有胸痛、呼吸困难、心悸、心律失常（尤其用大剂量）、全身软弱无力感。

（2）心率缓慢、头痛、恶心、呕吐者少见。

（3）长期应用大剂量或小剂量用于外周血管病的患者，出现的反应有手足疼痛或手足发凉；外周血管长时期收缩，可能导致局部坏死或坏疽。

【注意事项】

（1）应用多巴胺治疗前必须先纠正低血容量。

（2）在滴注前必须稀释，稀释液的浓度取决于剂量及个体需要的液量，若不需要扩容，可用 0.8 mg/ml 溶液，如有液体潴留，可用 1.6 ～ 3.2 mg/ml 溶液。中、小剂量对周围血管阻力无作用，用于处理低心排血量引起的低血压；较大剂量则用于提高周围血管阻力以纠正低血压。

（3）选用粗大的静脉进行静脉注射或静脉滴注，以防药液外溢及产生组织坏死。如确已发生液体外溢，可用 5 ～ 10 mg 酚妥拉明稀释溶液在注射部位进行浸润。

（4）静脉滴注时应控制每分钟滴速，滴注的速度和时间需根据血压、心率、尿量、外周血管灌流情况、异位搏动出现与否等而定，可能时要做心排血量测定。

（5）休克纠正时应立即减慢滴速。

（6）遇有血管过度收缩引起舒张压不成比例升高和脉压减小、尿量减少、心率增快或出现心律失常，滴速必须减慢或暂停滴注。

（7）如在滴注多巴胺时血压继续下降或经调整剂量仍持续低血压，应停用多巴胺，改用更强的血管收缩药。

（8）突然停药可产生严重低血压，故停用时应逐渐递减。

【制剂与规格】 盐酸多巴胺注射液：2 ml：20 mg。

间羟胺 metaraminol

【临床应用】

（1）防治椎管内阻滞麻醉时发生的急性低血压。

（2）辅助性对症治疗由于出血、药物过敏，手术并发症及脑外伤或脑肿瘤合并休克而发生的低血压。

（3）也可用于心源性休克或败血症所致的低血压。

【用法用量】

（1）成人用量：①肌内或皮下注射，一次 2 ～ 10 mg，由于最大效应不是立即显现，在重复用药前对初始量效应至少应观察 10 分钟。②静脉注射，初始剂量为 0.5 ～ 5 mg，继而静脉滴注，用于重症休克。③静脉滴注，将间羟胺 15 ～ 100 mg，加入 5% 葡萄糖注射液或氯化钠注射液 500 ml 中滴注，调节滴速以维持合适的血压。成人极量为一次 100 mg，每分钟 0.3 ～ 0.4 mg。

（2）小儿用量：①肌内或皮下注射，按 0.1 mg/kg，用于严重休克。②静脉滴注，0.4 mg/kg 或按体表面积 12 mg/m^2，用氯化钠注射液稀释至每 25 ml 中含间羟胺 1 mg 的溶液，滴速以维持合适的血压水平为度。

药液配制后应于 24 小时内用完，滴注液中不得加入其他难溶于酸性溶液配伍禁忌的药物。

【不良反应】

（1）心律失常：发生率随用量及患者的敏感性而异。

（2）升压反应过快过猛：可致急性肺水肿、心律失常、心搏停顿。

（3）过量的表现：抽搐、严重高血压、严重心律失常，此时应立即停药观察，血压过高者可用 5 ～ 10 mg 酚妥拉明静脉注射，必要时可重复。

（4）静脉滴注时药液外溢：可引起局部血管严重收缩，导致组织坏死糜烂或红肿硬结形成脓肿。

（5）停药反应：长期使用骤然停药时可能发生低血压。

【注意事项】

（1）甲状腺功能亢进、高血压、冠心病、充血性心力衰竭、糖尿病患者和疟疾病史者慎用。

（2）血容量不足者应先纠正血容量后再用本品。

（3）本品有蓄积作用，如用药后血压上升不明显，须观察 10 分钟以上再决定是否增加剂量，以免突然增量致使血压上升过高。

（4）给药时应选用较粗大的静脉注射，并避免药液外溢。

（5）短期内连续使用，出现快速耐受性，作用会逐渐减弱。

【制剂与规格】　重酒石酸间羟胺注射液：① 1 ml：10 mg 间羟胺（相当于重酒石酸间羟胺 19 mg）；② 5 ml：50 mg 间羟胺（相当于重酒石酸间羟胺 95 mg）。

异丙肾上腺素　isoprenaline

【临床应用】　用于心搏骤停、完全房室传导阻滞、心源性休克、感染性休克、支气管哮喘急性发作。

【用法用量】

（1）静脉滴注：当心率低于每分钟 40 次，以本品 0.5 ～ 1 mg 溶于 5% 葡萄糖注射液 200 ～ 300 ml 中缓慢静脉滴注。

（2）心腔内注射：用于心搏骤停，心腔内直接注射 0.5 ～ 1 mg。

【不良反应】

（1）常见的不良反应有口咽发干、心悸不安。

（2）少见的不良反应有头晕、目眩、面部潮红、恶心、心率增快、震颤、多汗、乏力等。

【注意事项】

（1）心绞痛、心肌梗死、甲状腺功能亢进及嗜铬细胞瘤患者禁用。

（2）下述患者慎用：心律失常并伴有心动过速、心血管疾病（包括心绞痛、冠状动脉供血不足）、糖尿病、高血压、甲状腺功能亢进、洋地黄中毒所致的心动过速。

（3）遇有胸痛及心律失常应及早重视。

（4）对其他肾上腺素受体激动药过敏者，对本品也常过敏。

【制剂与规格】　盐酸异丙肾上腺素注射液：2 ml：1 mg。

二、抗心力衰竭药

心力衰竭的主要临床表现为呼吸困难、乏力和液体潴留。抗心力衰竭药能够增强心肌收缩力，使心肌收缩敏捷而有力、心排血量明显增加、左心室压力上升的最大速率加快，从而改善心力衰竭时的血流动力学状况，可用于治疗急、慢性心力衰竭。

去乙酰毛花苷　deslanoside

【临床应用】

（1）主要用于心力衰竭。由于其作用较快，适用于急性心功能不全或慢性心功能不全急性加重的患者。

（2）亦可用于控制伴快速心室率的心房颤动、心房扑动患者的心室率。

【用法用量】　静脉注射。

（1）成人常用量：用 5% 葡萄糖注射液稀释后缓慢注射，首剂 0.4 ～ 0.6 mg，以后每 2 ～ 4 小时可再给 0.2 ～ 0.4 mg，总量 1 ～ 1.6 mg。

（2）小儿常用量：按下列剂量分 2 ～ 3 次间隔 3 ～ 4 小时给予。早产儿和足月新生儿或肾功能减退、心肌炎患儿，肌内或静脉注射按体重 0.022 mg/kg，2 周～ 3 岁，按体重 0.025 mg/kg。

本品静脉注射获满意疗效后，可改用地高辛常用维持量以保持疗效。

【不良反应】

（1）常见的不良反应包括：新出现的心律失常、消化不良或恶心、呕吐（刺激延髓中枢）、下腹痛、异常的无力或软弱。

（2）少见的不良反应包括：视物模糊或黄视（中毒症状）、腹泻、中枢神经系统反应如精神抑郁或错乱。

（3）罕见的不良反应包括：嗜睡、头痛及皮疹、荨麻疹（过敏反应）。

【注意事项】 低钾血症、不完全性房室传导阻滞、高钙血症、甲状腺功能低下、缺血性心脏病、急性心肌梗死早期、心肌炎活动期、肾功能损害患者慎用。

【制剂与规格】 去乙酰毛花苷注射液：2 ml：0.4 mg。

三、抗心律失常药

心律失常是指心脏搏动节律和（或）频率的异常，其发生机制是由于冲动形成异常和冲动传导异常。一般情况下，在心动过速时需应用抑制心脏自律性的药物（如奎尼丁、普鲁卡因胺等），心房颤动时需应用抑制房室传导的药物（如奎尼丁、普萘洛尔等），房室传导阻滞时则需应用能改善传导的药物（如苯妥英钠、阿托品等），对于自律性过低所引起的心动过缓型心律失常则应采用肾上腺素或阿托品类药物。

利多卡因　lidocaine

【临床应用】 用于急性心肌梗死所致急性室性心律失常，包括室性期前收缩、室性心动过速及心室颤动。

【用法用量】 静脉注射，首次 50～100 mg，缓慢静脉注射 2～3 分钟，必要时每 5 分钟重复注射 1～2 次，但 1 小时之内的总量不得超过 300 mg。

【不良反应】

（1）本品可作用于中枢神经系统，引起嗜睡、感觉异常、肌肉震颤、惊厥、昏迷及呼吸抑制。

（2）可引起低血压及心动过缓。

（3）血药浓度过高，可引起心房传导速度减慢、房室传导阻滞，以及心肌收缩力和心排血量下降。

【注意事项】 严重心脏传导阻滞（包括Ⅱ度或Ⅲ度房室传导阻滞，双侧束支传导阻滞）及严重窦房结功能障碍者禁用。

【制剂与规格】 盐酸利多卡因注射液：① 5 ml：50 mg；② 5 ml：100 mg；③ 10 ml：200 mg；④ 20 ml：400 mg。

普罗帕酮　propafenone

【临床应用】

（1）用于阵发性室性心动过速、阵发性室上性心动过速及预激综合征伴室上性心动过速、心房扑动或心房颤动的预防。

（2）也可用于各种期前收缩的治疗。

【用法用量】

（1）静脉注射：成人常用量 1～1.5 mg/kg 或以 70 mg 加 5% 葡萄糖注射液稀释，于 10 分钟内缓慢注射，必要时 10～20 分钟重复一次，总量不超过 210 mg。

（2）静脉注射起效后改为静脉滴注，滴速每分钟 0.5～1 mg 或口服维持。

【制剂与规格】　盐酸普罗帕酮注射液：① 5 ml：17.5 mg；② 5 ml：35 mg；③ 10 ml：35 mg；④ 20 ml：70 mg。

维拉帕米　verapamil

【临床应用】　用于快速阵发性室上性心动过速的转复，心房扑动或心房颤动心室率的暂时控制。

【用法用量】

（1）静脉注射：初始剂量 5 ～ 10 mg（或按 0.075 ～ 0.15 mg/kg），稀释后缓慢静脉注射至少 2 分钟。如初反应不满意，首剂 15 ～ 30 分钟后再给一次 5 ～ 10 mg 或 0.15 mg/kg。

（2）静脉滴注：加入氯化钠注射液或 5% 葡萄糖注射液中静脉滴注，每小时 5 ～ 10 mg，一日总量不超过 50 ～ 100 mg。

【不良反应】

（1）发生率在 ≥ 1% 的不良反应：症状性低血压（1.5%）、心动过缓（1.2%）、眩晕（1.2%）、头痛（1.2%）、皮疹（1.2%）、严重心动过速（1.0%）。

（2）发生率 < 1% 的不良反应：恶心（0.9%）、腹部不适（0.6%）、静脉给药期间发作癫痫、精神抑郁、嗜睡、旋转性眼球震颤、眩晕、出汗、超敏患者发生支气管或喉部痉挛伴瘙痒和荨麻疹、呼吸衰竭等。

【注意事项】

（1）肝功能不全、肾功能不全患者慎用。

（2）孕妇避免使用，哺乳期妇女服用本品期间应暂停哺乳。

【制剂与规格】　盐酸维拉帕米注射液：2 ml：5 mg。

胺碘酮　amiodarone

【临床应用】　用于治疗严重的心律失常，尤其适用于下列情况：房性心律失常伴快速室性心律、W-P-W 综合征的心动过速、严重的室性心律失常、体外电除颤无效的心室颤动相关心脏停搏的心肺复苏。

【用法用量】　先静脉注射，负荷量按体重 3 mg/kg，稀释后 10 分钟给入。然后以每分钟 1 ～ 1.5 mg 静脉滴注维持，6 小时后减至每分钟 0.5 ～ 1 mg，一日总量 1.2 g，最大不超过 2 ～ 2.2 g，以后逐渐减量。静脉滴注胺碘酮持续不应超过 3 ～ 4 日。

【不良反应】

（1）心脏不良反应：常见心动过缓。

（2）注射部位反应：常见可能的炎症反应。例如，通过直接外周静脉途径给药时出现的浅表静脉炎、注射部位反应，如疼痛、红斑、水肿、坏死、渗出、浸润、炎症、硬化、静脉炎、血栓静脉炎、感染、色素沉淀及蜂窝织炎。

（3）血管不良反应：常见为中度的和一过性的血压下降。

【注意事项】　应注意监测低血压、重度呼吸衰竭、失代偿性或重度心力衰竭的发生。

【制剂与规格】　盐酸胺碘酮注射液：① 2 ml：150 mg；② 3 ml：150 mg。

四、抗心绞痛药

心绞痛是冠状动脉粥样硬化性心脏病的一个重要临床症状。其发生原因一般认为是冠状动脉粥样硬化，引起管腔狭窄，心肌血液供应不足，造成心肌需氧与供氧之间的平衡失调。抗心绞痛药的作用或者是减轻心脏的工作负荷，以降低心肌的需氧量，或者是扩张冠状动脉，促进侧支循环的形成，以增加心肌的供氧量，从而缓解心绞痛。

硝酸甘油   nitroglycerin

【临床应用】 用于治疗急性心绞痛、控制性降压或治疗心力衰竭。

【用法用量】

（1）用于治疗急性心绞痛：成人一次用 0.25 ～ 0.5 mg 舌下含服。每 5 分钟可重复 1 片，直至疼痛缓解。如果 15 分钟内总量达 3 片后疼痛持续存在，应立即就医。

（2）用于控制性降压或治疗心力衰竭：静脉滴注，开始剂量按每分钟 5 μg，可每 3 ～ 5 分钟增加一次以达到满意效果。如在每分钟 20 μg 时无效可以每分钟 10 μg 递增，以后可每分钟 20 μg，一旦有效则剂量渐减少和给药间期延长。

【不良反应】

（1）头痛：可于用药后立即发生，可为剧痛和呈持续性。

（2）偶可发生眩晕、虚弱、心悸和其他体位性低血压，尤其是直立、制动的患者。

（3）治疗剂量可发生明显的低血压反应，表现为恶心、呕吐、虚弱、出汗、苍白和虚脱。

（4）晕厥、面红、药疹和剥脱性皮炎均有报告。

【注意事项】

（1）应使用能有效缓解急性心绞痛的最小剂量，过量可能导致耐受现象。

（2）片剂用于舌下含服，不可吞服。

（3）小剂量可能发生严重低血压，尤其在直立位时。舌下含服用药时患者应尽可能取坐位，以免因头晕而摔倒。

（4）应慎用于血容量不足或收缩压低的患者。

（5）诱发低血压时可合并反常性心动过缓和心绞痛加重。

（6）可使肥厚梗阻型心肌病引起的心绞痛恶化。

（7）可发生对血管作用和抗心绞痛作用的耐受性。

（8）如果出现视物模糊或口干，应停药。

（9）剂量过大可引起剧烈头痛。

【制剂与规格】

（1）硝酸甘油片：① 0.5 mg；② 0.6 mg。

（2）硝酸甘油舌下含片：0.6 mg。

（3）硝酸甘油注射液：① 1 ml：1 mg；② 1 ml：2 mg；③ 1 ml：5 mg；④ 1 ml：10 mg。

五、利尿药

利尿药是一类促进体内电解质（Na^+ 为主）和水分的排出而增加尿量的药物，通过影响肾小球的滤过、肾小管的重吸收和分泌等功能而实现其利尿作用，但主要是影响肾小管的重吸收。利尿药主要用于治疗水肿性疾病，或与降压药合用治疗高血压。在某些经过肾排泄的药物或毒物中毒时，该类药物能促进这些物质的排泄。

呋塞米   furosemide

【临床应用】

（1）用于充血性心力衰竭、肝硬化、肾病（肾炎及各种原因所致的急、慢性肾衰竭），与其他药物合用治疗急性肺水肿和急性脑水肿等。

（2）预防急性肾衰竭。用于各种原因如失水、休克、中毒、麻醉意外及循环功能不全等导致的肾血流灌注不足，在纠正血容量不足的同时及时应用，可减少急性肾小管坏死的机会。

（3）高血压危象。

（4）高钾血症、高钙血症、稀释性低钠血症（尤其是当血钠浓度低于 120 mmol/L 时）。

（5）抗利尿激素分泌过多症。

（6）急性药物及毒物中毒。

【用法用量】

（1）成人：①水肿性疾病，紧急情况或不能口服者，可静脉注射，开始剂量为 20 ～ 40 mg，必要时每 2 小时追加剂量，直至出现满意疗效。维持用药阶段可分次给药。②急性左心衰竭，起始以 40 mg 静脉注射，必要时每小时追加 80 mg，直至出现满意疗效。③急性肾衰竭，可 200 ～ 400 mg 加入 100 ml 氯化钠注射液内静脉滴注，滴注速度不超过每分钟 4 mg。有效者可按原剂量重复应用或酌情调整剂量，一日总剂量不超过 1 g。利尿效果差时不宜再增加剂量，以免出现肾毒性，对急性肾衰竭恢复不利。④慢性肾功能不全，通常一日 40 ～ 120 mg。⑤高血压危象，起始剂量为 40 ～ 80 mg，伴急性左心衰竭或急性肾衰竭时，可酌情增加剂量。⑥高钙血症，一次 20 ～ 80 mg。

2. 儿童：治疗水肿性疾病，静脉注射起始剂量为 1 mg/kg，必要时每 2 小时追加 1 mg/kg。一日最大剂量可达 6 mg/kg。新生儿应延长用药间隔时间。

【不良反应】　常见者与水、电解质紊乱有关，尤其是大剂量或长期应用时，如体位性低血压、休克、低钾血症、低氯血症、低氯性碱中毒、低钠血症、低钙血症，以及与此有关的口渴、乏力、肌肉酸痛、心律失常等。

【注意事项】

（1）无尿或严重肾功能损害者慎用，后者因需加大剂量，故用药间隔时间应延长，以免出现耳毒性等不良反应。

（2）用药期间应定期检查血电解质、血压、肾功能、血糖、血尿酸、酸碱平衡情况、听力。

（3）药物剂量应从小剂量开始，然后根据利尿反应调整剂量，以减少水、电解质紊乱等不良反应的发生。

【制剂与规格】

（1）呋塞米注射液：2 ml ：20 mg。

（2）注射用呋塞米：20 mg。

六、呼吸兴奋药

呼吸兴奋药主要通过刺激外周感受器和（或）呼吸中枢起作用，以改善患者的通气量，可用于治疗药物引起的呼吸抑制。呼吸兴奋药多经静脉注射和静脉滴注给药，作用时间短。在呼吸兴奋药治疗呼吸衰竭时，需保证气道通畅，并给予恰当的氧疗，因呼吸兴奋药可以兴奋骨骼肌而增加机体的氧耗量，在气道阻塞、通气障碍、供氧不足条件下将加重低氧血症，使患者情况恶化。

尼可刹米　nikethamide

【临床应用】　用于中枢性呼吸抑制及各种原因引起的呼吸抑制。

【用法用量】　皮下注射、肌内注射、静脉注射。

（1）成人：常用量一次 0.25 ～ 0.5 g，必要时 1 ～ 2 小时重复用药，极量一次 1.25 g。

（2）儿童：6 个月以下婴儿一次 75 mg，1 岁者一次 0.125 g，4 ～ 7 岁者一次 0.175 g。

【不良反应】

（1）常见面部刺激征、烦躁不安、抽搐、恶心、呕吐等。

（2）大剂量时可出现血压升高、心悸、出汗、面部潮红、呕吐、震颤、心律失常、惊厥甚至昏迷。

【注意事项】

（1）大剂量可引起血压升高、心悸、出汗、呕吐、震颤及肌僵直，应及时停药以防惊厥。

（2）如出现惊厥，应及时静脉注射苯二氮草类药或小剂量硫喷妥钠。

【制剂与规格】　尼可剎米注射液：① 1.5 ml：0.375 g；② 2 ml：0.5 g。

洛贝林　lobeline

【临床应用】　用于各种原因引起的中枢性呼吸抑制。

【用法用量】

（1）静脉注射：成人常用量为一次 3 mg；极量为一次 6 mg，一日 20 mg。小儿一次 0.3～3 mg，必要时每隔 30 分钟可重复使用；新生儿窒息可注入脐静脉 3 mg。

（2）皮下或肌内注射：成人常用量为一次 10 mg；极量为一次 20 mg，一日 50 mg。小儿一次 1～3 mg。

【不良反应】　可有恶心、呕吐、呛咳、头痛、心悸等。

【注意事项】　剂量较大时，能引起心动过速、传导阻滞、呼吸抑制甚至惊厥。

【制剂与规格】　盐酸洛贝林注射液：① 1 ml：3 mg；② 1 ml：10 mg。

多沙普仑　doxapram

【临床应用】　用于呼吸衰竭。

【用法用量】

（1）静脉注射：按体重一次 0.5～1.0 mg/kg，不超过 1.5 mg/kg，如需重复给药，至少间隔 5 分钟。每小时用量不宜超过 0.3 g。

（2）静脉滴注：按体重一次 0.5～1.0 mg/kg，临用前加葡萄糖氯化钠注射液稀释后静脉滴注，直至获得疗效，总量不超过一日 3 g。

【不良反应】　头痛、无力、恶心、呕吐、出汗、感觉奇热、腹泻及尿潴留。

【注意事项】

（1）用药时常规测定血压和脉搏，以防止药物过量。

（2）静脉注射漏到血管外或静脉滴注时间太长，均能导致血栓静脉炎或局部皮肤刺激。

（3）剂量过大时，可引起心血管不良反应如血压升高、心率加快，甚至出现心律失常。

（4）静脉滴注速度不宜太快，否则可引起溶血。

【制剂与规格】　盐酸多沙普仑注射液：5 ml：100 mg。

七、平喘药

喘息是呼吸系统疾病的常见症状之一，尤多见于支气管哮喘和喘息性支气管炎，是支气管平滑肌痉挛和支气管黏膜炎症引起的分泌物增加和黏膜水肿所致的小气道阻塞的结果。平喘药是能作用于哮喘发病的不同环节，以缓解或预防哮喘发作的药物。

氨茶碱　aminophylline

【临床应用】

（1）用于支气管哮喘、慢性喘息性支气管炎、慢性阻塞性肺疾病等缓解喘息症状。

（2）也可用于心功能不全和心源性哮喘。

【用法用量】

（1）成人常用量：①静脉注射，一次 0.125～0.25 g，一日 0.5～1 g，每次 0.125～0.25 g

用 50% 葡萄糖注射液稀释至 20 ～ 40 ml，注射时间不得短于 10 分钟。②静脉滴注，一次 0.25 ～ 0.5 g，一日 0.5 ～ 1 g，以 5% ～ 10% 葡萄糖注射液稀释后缓慢滴注。注射给药极量为一次 0.5 g，一日 1 g。

（2）小儿常用量：静脉注射，一次按体重 2 ～ 4 mg/kg，以 5% ～ 10% 葡萄糖注射液稀释后缓慢注射。

【不良反应】　茶碱的毒性常出现在血清浓度为 15 ～ 20 μg/ml 时，特别是在治疗开始时。

（1）早期多见的有恶心、呕吐、易激动、失眠等。

（2）当血清浓度超过 20 μg/ml 时，可出现心动过速、心律失常。

（3）当血清浓度超过 40 μg/ml 时，可发生发热、失水、惊厥等症状，严重的甚至引起呼吸、心搏停止而致死。

【注意事项】

（1）肾功能或肝功能不全的患者、年龄超过 55 岁特别是男性和伴发慢性肺部疾病的患者、任何原因引起的心功能不全患者、持续发热患者、使用某些药物的患者及茶碱清除率减低者，血清茶碱浓度的维持时间往往显著延长。应酌情调整用药剂量或延长用药间隔时间。

（2）茶碱制剂可致心律失常和（或）使原有的心律失常加重。患者心率和（或）节律的任何改变均应进行监测。

【制剂与规格】　氨茶碱注射液：① 2 ml：0.125 g；② 2 ml：0.25 g；③ 2 ml：0.5 g；④ 10 ml：0.25 g。

八、糖皮质激素类药

糖皮质激素属于类固醇激素，生理剂量的糖皮质激素在体内作用广泛，不仅为糖、蛋白质、脂肪代谢的调控所必需，且具有调节钾、钠和水代谢的作用，对维持机体内外环境平衡起重要作用。药理剂量的糖皮质激素主要有抗炎、免疫抑制、抗毒和抗休克等作用。

地塞米松　dexamethasone

【临床应用】

（1）主要用于过敏性与自身免疫性炎症性疾病，多用于结缔组织病、活动性风湿病、类风湿性关节炎、红斑狼疮、严重支气管哮喘、严重皮炎、溃疡性结肠炎、急性白血病等。

（2）也用于某些严重感染及中毒、恶性淋巴瘤的综合治疗。

【用法用量】

（1）一般剂量：静脉注射每次 2 ～ 20 mg。

（2）静脉滴注时，应以 5% 葡萄糖注射液稀释，可 2 ～ 6 小时重复给药至病情稳定，但大剂量连续给药一般不超过 72 小时。

【不良反应】　糖皮质激素在应用生理剂量替代治疗时无明显不良反应，不良反应多发生在应用药理剂量时，而且与疗程、剂量、用药种类、用法及给药途径等有密切关系。常见不良反应如下。

（1）长期使用可引起医源性库欣综合征面容和体态、体重增加、下肢水肿、紫纹、易出血倾向、创口愈合不良、痤疮、月经紊乱、肱或股骨头缺血性坏死、骨质疏松及骨折、肌无力、肌萎缩、低钾血症、胃肠道刺激、胰腺炎、消化性溃疡或穿孔、儿童生长受到抑制、青光眼、白内障、良性颅内压升高综合征、糖耐量减退和糖尿病加重。

（2）出现精神症状。

（3）并发感染。

（4）糖皮质激素停药综合征。

【注意事项】

（1）对本品及肾上腺皮质激素类药物有过敏史患者禁用，特殊情况下权衡利弊使用，注意病情恶化的可能。

（2）高血压、血栓症、胃与十二指肠溃疡、精神病、电解质代谢异常、心肌梗死、内脏手术、青光眼等患者一般不宜使用。

（3）结核病、急性细菌性或病毒性感染患者应用时，必须给予适当的抗感染治疗。

（4）糖尿病、骨质疏松症、肝硬化、肾功能不良、甲状腺功能低下患者慎用。

【制剂与规格】 地塞米松磷酸钠注射液：① 1 ml：1 mg；② 1 ml：2 mg；③ 1 ml：5 mg。

九、抗过敏药

过敏反应（又称变态反应）是机体受抗原性物质刺激后引起的组织损伤或生理功能紊乱，属于异常的或病理性的免疫反应。抗过敏药可用于防治过敏性疾病。

苯海拉明　diphenhydramine

【临床应用】

（1）用于皮肤、黏膜的过敏，如荨麻疹、血管神经性水肿、各种皮肤瘙痒及过敏症。

（2）急性过敏反应，如输血或血浆所致的急性过敏反应。

（3）手术后药物引起的恶心、呕吐。

【用法用量】 深部肌内注射，一次 20 mg，一日 1 ～ 2 次。

【不良反应】

（1）常见的有中枢神经抑制作用、共济失调、恶心、呕吐、食欲缺乏等。

（2）少见的有气急、胸闷、咳嗽、肌张力障碍等。

（3）偶可引起皮疹、粒细胞减少、贫血及心律失常。

【注意事项】

（1）重症肌无力、闭角型青光眼、前列腺肥大、对本品过敏的患者及新生儿、早产儿禁用。

（2）幽门梗阻、十二指肠梗阻、消化性溃疡所致幽门狭窄、膀胱颈狭窄、甲状腺功能亢进、心血管疾病、高血压及下呼吸道感染（包括哮喘）者不宜用。

【制剂与规格】 苯海拉明注射液：1 ml：20 mg。

十、电解质和酸碱平衡调节药

电解质和酸碱平衡是人体细胞进行正常代谢所必需的条件，也是维持人体生命和各脏器生理功能所必要的条件。当人体因疾病、创伤、感染、物理化学因素及不恰当的治疗而使平衡失调时，如果机体缺乏能力进行调节或超过了机体的代偿能力，将会出现电解质和酸碱平衡紊乱。电解质和酸碱平衡紊乱一旦发生，除了调整失衡，还须针对原发病进行治疗，但是当疾病发展到一定阶段，电解质和酸碱平衡紊乱成为威胁生命的主要因素时，则必须及早发现和纠正以挽救患者的生命。

葡萄糖酸钙　calcium gluconate

【临床应用】

（1）用于治疗钙缺乏、急性血钙过低、碱中毒及甲状旁腺功能低下所致的手足搐搦症。

（2）过敏性疾患。

（3）镁中毒时的解救。

（4）氟中毒时的解救。

（5）心脏复苏时应用，如高血钾或低血钙或钙通道阻滞引起的心功能异常的解救。

【用法用量】　用 10% 葡萄糖注射液稀释后缓慢注射，每分钟不超过 5 ml。

（1）成人用于低钙血症，一次 1 g，需要时可重复。

（2）用于镁中毒时的解救，一次 1 ～ 2 g。

（2）用于氟中毒时的解救，静脉注射本品 1 g，1 小时后重复。如有搐搦可静脉注射本品 3 g；如有皮肤组织氟化物损伤，每平方厘米受损面积应用 10% 葡萄糖酸钙 50 mg。

【不良反应】

（1）静脉注射可有全身发热，静脉注射过快可产生恶心、呕吐、心律失常甚至心搏停止。

（2）可致高钙血症，早期可表现为便秘、疲倦嗜睡、持续头痛、食欲缺乏、口中有金属味、异常口干等，晚期征象表现为精神错乱、高血压、眼和皮肤对光敏感、恶心、呕吐、心律失常等。

【注意事项】

（1）静脉注射时如漏出血管外，可致注射部位皮肤发红、皮疹和疼痛，并可随后出现脱皮和组织坏死。若发现药液漏出血管外，应立即停止注射，并用氯化钠注射液局部冲洗注射，局部给予氢化可的松、1% 利多卡因和透明质酸，抬高局部肢体并热敷。

（2）不宜用于肾功能不全患者与呼吸性酸中毒患者。

（3）应用强心苷期间禁止静脉注射本品。

【制剂与规格】　葡萄糖酸钙注射液：10 ml∶1 g。

碳酸氢钠　sodium bicarbonate

【临床应用】

（1）用于治疗代谢性酸中毒：治疗轻至中度代谢性酸中毒，以口服为宜。重度代谢性酸中毒则应静脉滴注，如严重肾病、循环衰竭、心肺复苏、体外循环及严重的原发性乳酸性酸中毒、糖尿病酮症酸中毒等。

（2）碱化尿液：用于尿酸性肾结石的预防，减少磺胺类药物的肾毒性，以及急性溶血时防止血红蛋白沉积在肾小管。

（3）治疗某些药物中毒：静脉滴注对某些药物中毒有非特异性的治疗作用，如巴比妥类、水杨酸类药物及甲醇等中毒。

【用法用量】

（1）代谢性酸中毒：静脉滴注，所需剂量按下式计算。补碱量（mmol）＝（－ 2.3 － 实际测得的 BE 值）×0.25× 体重（kg），或补碱量（mmol）＝［正常的 CO_2CP －实际测得的 CO_2CP（mmol）］×0.25× 体重（kg）。除非体内丢失碳酸氢盐，一般先给计算剂量的 1/3 ～ 1/2，4 ～ 8 小时内滴注完毕。

（2）心肺复苏的抢救：首次 1 mmol/kg，以后根据血气分析结果调整用量（每 1 g 碳酸氢钠相当于 12 mmol 碳酸氢根）。

（3）碱化尿液：静脉滴注，2 ～ 5 mmol/kg，4 ～ 8 小时内滴注完毕。

【不良反应】

（1）大剂量静脉注射时可出现心律失常、肌肉痉挛、疼痛、异常疲倦虚弱等，主要由代谢性碱中毒引起低钾血症所致。

（2）剂量偏大或存在肾功能不全时，可出现水肿、精神症状、肌肉疼痛或抽搐、呼吸减慢、口内异味、异常疲倦虚弱等，主要由代谢性碱中毒所致。

【注意事项】

（1）对诊断的干扰：对胃酸分泌试验或血、尿 pH 测定结果有明显影响。

（2）下列情况慎用：少尿或无尿（因能增加钠负荷）、钠潴留并有水肿时（如肝硬化、充血性心力衰竭、肾功能不全、妊娠高血压综合征）、原发性高血压（因钠负荷增加可能加重病情）。

【制剂与规格】　碳酸氢钠注射液：① 10 ml：0.5 g；② 100 ml：5 g；③ 250 ml：12.5 g。

十一、镇静催眠药

镇静催眠药是一类对中枢神经系统具有抑制作用的药物。小剂量时，产生镇静作用，使患者安静、减轻或消除激动、焦虑不安等；中等剂量时，引起近似生理性睡眠；大剂量时则产生抗惊厥、麻醉作用。

地西泮　diazepam

【临床应用】　可用于抗癫痫和抗惊厥，静脉注射为治疗癫痫持续状态的首选药，对破伤风轻度阵发性惊厥也有效。

【用法用量】　静脉给药。

（1）成人常用量：①用于镇静、催眠或急性酒精戒断，开始剂量为 10 mg，以后按需每隔 3 ～ 4 小时加 5 ～ 10 mg。24 小时总量以 40 ～ 50 mg 为限。②用于癫痫持续状态和严重频发性癫痫，开始静脉注射 10 mg，每隔 10 ～ 15 分钟可按需增加甚至达最大限用量。③用于破伤风可能需要较大剂量。静脉注射宜缓慢，每分钟 2 ～ 5 mg。

（2）小儿常用量：①用于抗癫痫、癫痫持续状态和严重频发性癫痫，出生 30 天 ～ 5 岁，静脉注射为宜，每 2 ～ 5 分钟 0.2 ～ 0.5 mg，最大限用量为 5 mg。5 岁以上每 2 ～ 5 分钟 1 mg，最大限用量 10 mg。如需要，2 ～ 4 小时后可重复治疗。②用于重症破伤风解痉时，出生 30 天到 5 岁用量为 1 ～ 2 mg，必要时 3 ～ 4 小时后可重复注射，5 岁以上可注射 5 ～ 10 mg。小儿静脉注射宜缓慢，3 分钟内按体重不超过 0.25 mg/kg，间隔 15 ～ 30 分钟可重复。

【不良反应】

（1）常见的不良反应有嗜睡、头昏、乏力等，大剂量可有共济失调、震颤。

（2）罕见的有皮疹、白细胞减少。

（3）个别患者可发生兴奋、多语、睡眠障碍甚至幻觉，停药后，上述症状很快消失。

【注意事项】

（1）对苯二氮䓬类药物过敏者，可能对本药过敏。

（2）肝、肾功能损害者能延长本药消除半衰期。

（3）癫痫患者突然停药可引起癫痫持续状态。

（4）严重的精神抑郁者应用本药可使病情加重，甚至产生自杀倾向，应采取预防措施。

（5）对本类药耐受量小的患者初用量宜小。

【制剂与规格】　地西泮注射液：2 ml：10 mg。

Summary

Dentists encounter medical emergencies in their clinics which can be life-threatening. The dental professionals′ expertise and skills in basic life support，and the availability of essential emergency drugs and equipment can reduce the morbidity or mortality associated with medical emergencies.

Common emergencies in dental clinics include syncope, hypoglycemia, orthostatic hypotension，epilepsy，allergic reactions，hyperventilation，angina，acute asthma attacks，acute myocardial infarction，adverse drug reactions，etc. Oral and maxillofacial surgery patients may also experience surgical complications such as accidental bleeding，hematoma，and respiratory obstruction after the operation.

Emergency drugs play an important role in the treatment of the above-mentioned emergencies. Commonly used emergency drugs include anti-shock vasoactive drugs，anti-heart failure drugs，anti-arrhythmic drugs，anti-angina pectoris，diuretics，respiratory stimulants，anti-asthmatic drugs，glucocorticoids，anti-allergic drugs，electrolytes and acid-base balance regulating drugs，sedative hypnotic drugs，etc. The dentists should know how to use the emergency drugs in their dental practices.

参考文献

［1］Alhamad M，Alnahwi T，Alshayeb H，et al. Medical emergencies encountered in dental clinics：a study from the Eastern Province of Saudi Arabia［J］. Journal of Family and Community Medicine，2015，22（3）：175-179.

［2］Dym H，Barzani G，Mohan N. Emergency drugs for the dental office［J］. Dental Clinics of North America，2016，60（2）：287-294.

［3］姬爱平. 口腔急诊常见疾病诊疗手册［M］. 北京：北京大学医学出版社，2013.

［4］Malamed S F. 口腔急症处理［M］. 胡开进，译. 北京：人民卫生出版社，2010.

［5］国家药典委员会. 中华人民共和国药典临床用药须知：化学药和生物制品卷（2015年版）［M］. 北京：中国医药科技出版社，2017.

（郑利光）

第十七章　抗肿瘤药

Antitumor Drugs

肿瘤是机体在各种致癌因素作用下，组织细胞在基因水平上失去对生长的正常调控，导致其克隆性异常增生而形成的新生物。肿瘤一般分为良性和恶性两大类。恶性肿瘤是严重危害人类健康和生活质量的重大疾病，其三大治疗方法为外科手术、化学药物治疗（简称化疗）和放射治疗（简称放疗）。单一治疗效果并不理想，常需根据患者的机体状况、肿瘤的病理类型、肿瘤侵犯范围（病情）和发展趋势采取综合治疗措施。

抗肿瘤药（antitumor drugs）是可抑制肿瘤细胞生长，对抗和治疗恶性肿瘤的药物。抗肿瘤药在肿瘤的综合治疗中占有极为重要的地位。合理应用抗肿瘤药是提高疗效、降低不良反应发生率及合理利用卫生资源的关键。

第一节　抗肿瘤药概述
Overview of Antitumor Drugs

一、抗肿瘤药的种类

抗肿瘤药种类较多且发展迅速，分类尚未完全统一。传统上抗肿瘤药依据其性质和来源分为六类，即烷化剂（如氮芥、环磷酰胺、白消安等）、抗代谢物、抗生素、植物药、激素类和其他（包括铂类、门冬酰胺等），但此分类不能代表药物的作用机制，无法概括抗肿瘤药的发展现状，不足以指导临床应用。根据临床用药的实际情况，抗肿瘤药可分为细胞毒类药、激素类药、生物靶向治疗药、其他抗肿瘤药和治疗肿瘤辅助药五大类。根据作用机制，抗肿瘤药还可分为细胞毒类和非细胞毒类两大类。

传统细胞毒类抗肿瘤药在目前的肿瘤化疗中占主导地位，但近年来发展迅速的以分子靶向药物为代表的新型抗肿瘤药治疗已取得突破性进展，包括小分子靶向药物和大分子单克隆抗体类药物，常用的有吉非替尼、厄洛替尼、安罗替尼、索拉非尼、尼妥珠单抗、贝伐珠单抗、纳武利尤单抗、帕博利珠单抗、重组人血管内皮抑制素、依维莫司等。

根据药物适应证、药物可及性和肿瘤治疗价值，将抗肿瘤药分成普通使用级和限制使用级两个级别。普通使用级是指有明确的临床使用适应证、已列入《国家基本药物目录》《国家基本医疗保险药品目录》和国家谈判药品的抗肿瘤药物品种。限制使用级是指有明确的临床使用适应证、未列入《国家基本药物目录》或《国家基本医疗保险药品目录》或国家谈判药品的抗肿瘤药物品种。

二、抗肿瘤药的作用机制及耐药性

（一）作用机制

1. 细胞毒类抗肿瘤药的作用机制　几乎所有的肿瘤细胞都具有一个共同的特点，即与细胞增殖有关的基因被开启或激活，而与细胞分化有关的基因被关闭或抑制，从而使肿瘤细胞表现为不受机体约束的无限增殖状态。肿瘤细胞群包括增殖细胞群、静止细胞群（G0 期）和无增殖能力细胞群。肿瘤细胞从一次分裂结束到下一次分裂结束的时间称为细胞周期，历经 4 个时相：DNA 合成前期（G1 期）、DNA 合成期（S 期）、DNA 合成后期（G2 期）、有丝分裂期（M 期）。抗肿瘤药通过影响细胞周期的生化事件或细胞周期调控对不同周期或时相的肿瘤细胞产生细胞毒作用并延缓细胞周期的时相过渡。

药物对各周期或时相肿瘤细胞的敏感性不同。细胞周期非特异性药物能杀灭处于增殖周期各时相的细胞甚至包括 G0 期细胞，如直接破坏 DNA 结构及影响其复制或转录功能的烷化剂、抗肿瘤抗生素及铂类配合物等。此类药物对恶性肿瘤的作用通常较强，杀伤作用呈剂量依赖性，在机体能耐受的药物毒性限度内，作用随剂量增加而成倍增强。细胞周期（时相）特异性药物仅对增殖周期的某些时相敏感而对 G0 期细胞不敏感，如作用于 S 期细胞的抗代谢药物和作用于 M 期的长春碱类药物等。此类药物对肿瘤细胞的作用通常较弱，杀伤作用呈时间依赖性，需要一定时间才能发挥作用，达到一定剂量后即使剂量再增加其作用也不会增强。

2. 非细胞毒类抗肿瘤药的作用机制　非细胞毒类抗肿瘤药是一类发展迅速的具有新作用机制的药物，该类药物主要以肿瘤分子病理过程的关键调控分子等为靶点，如调节体内激素平衡药物和分子靶向药物等。分子靶向药物使用单克隆抗体、小分子化合物等特异性干预调节肿瘤细胞生物学行为的信号通路，从而抑制肿瘤的发展，对正常细胞和肿瘤细胞的作用相差较大，具有高选择性和高治疗指数的特点，临床应用优势明显，其重要性不断上升。尼妥珠单抗和索拉非尼是用于治疗头颈部肿瘤的两个新型靶向抗肿瘤药。

（二）耐药性

肿瘤细胞对抗肿瘤药产生耐药性是化疗失败的重要原因。耐药性产生的原因十分复杂，不同药物其耐药机制不同，同一种药物存在着多种耐药机制。有些肿瘤细胞对于某些肿瘤药具有天然耐药性，对药物开始就不敏感，如处于非增殖期的 G0 期肿瘤细胞一般对多数抗肿瘤药不敏感。有的肿瘤细胞对于原来敏感的药物，治疗一段时间后会不再敏感，此种现象称为获得性耐药性。表现最突出、最常见的耐药性是多药耐药性（multidrug resistance，MDR）或称多向耐药性（pleiotropic drug resistance），即肿瘤细胞在接触一种抗肿瘤药后，产生了对多种结构不同、作用机制各异的其他抗肿瘤药的耐药性。多药耐药性的共同特点有：一般为亲脂性药物，分子量为 300 ~ 900 kD；药物进入细胞是被动扩散；药物在耐药细胞中的积聚比在敏感细胞中少，结果敏感细胞内的药物浓度不足以产生细胞毒作用；耐药细胞膜上多出现一种称为 P- 糖蛋白（P-glycoprotein）的跨膜蛋白。

三、抗肿瘤药的临床应用

抗肿瘤药临床应用是否合理，基于两方面：一是有无抗肿瘤药应用指征；二是选用的品种及给药方案是否适宜。抗肿瘤药临床应用需考虑药物可及性和患者治疗价值两大要素。使用中需根据循证医学、规范化和个体化的原则减少失误，使患者获益。

新型抗肿瘤药临床应用的基本原则如下。

1. 病理组织学确诊后方可使用　只有经组织或细胞学病理确诊或特殊分子病理诊断成立的

恶性肿瘤，才有指征使用抗肿瘤药。单纯依据患者的临床症状、体征和影像学结果得出临床诊断的肿瘤患者，没有抗肿瘤药治疗的指征。但是，对于某些难以获取病理诊断的肿瘤，如胰腺癌，其确诊可参照相关指南或规范执行。

2. 靶点检测后方可使用　对于有明确靶点的药物，须遵循靶点检测后方可使用的原则。检测所用的仪器设备、诊断试剂和检测方法应当经过国家药品监督管理部门批准，特别是经过伴随诊断验证的方法。不得在未做相关检查的情况下盲目用药。

3. 严格遵循适应证用药　抗肿瘤药的药品说明书是抗肿瘤药临床应用的法定依据，其规定的适应证经过了国家药品监督管理部门批准。抗肿瘤药临床应用须遵循药品说明书，不能随意超适应证使用。

4. 体现患者治疗价值　在相同治疗成本前提下，使患者获得更长的生存时间和更好的生活质量。在抗肿瘤药临床应用中，应当充分考虑抗肿瘤药的效价比，优先选择有药物经济学评价和效价比高的药品。

5. 特殊情况下的药物合理使用　随着癌症治疗临床实践的快速发展，目前上市的抗肿瘤药尚不能完全满足肿瘤患者的用药需求，药品说明书也往往滞后于临床实践，一些具有高级别循证医学证据的用法未能及时在药品说明书中明确规定。在尚无更好治疗手段等特殊情况下，医疗机构应当制定相应管理制度、技术规范，对药品说明书中未明确、但具有循证医学证据的药品用法进行严格管理。特殊情况下抗肿瘤药使用采纳根据依次是：其他国家或地区药品说明书中已注明的用法，国际权威学协会或组织发布的诊疗规范、指南，国家级学协会发布的经国家卫生健康委员会认可的诊疗规范、指南。

6. 重视药物相关性不良反应　抗肿瘤药的相关性不良反应发生率较高，也容易产生罕见的不良反应，因此抗肿瘤药不良反应报告尤为重要。医疗机构应当建立药品不良反应、药品损害事件监测报告制度，并按照国家有关规定向相关部门报告。临床医师和临床药师应当密切随访患者的用药相关不良反应，并及时上报不良反应，尤其是严重的和新发现的不良反应。

第二节　常用抗肿瘤药
Commonly Used Antitumor Drugs

一、细胞毒类药物

细胞毒类药物是杀伤或抑制肿瘤细胞增殖的一类药物，对正常增殖细胞尤其是增殖活跃的骨髓、消化道上皮细胞具有不同程度的毒性。根据作用机制，该类药物可分为以下几类：①作用于 DNA 分子结构的药物，如多柔比星、博来霉素、氮芥、硝卡芥、环磷酰胺、顺铂、卡铂、阿柔比星、氯氧喹等；②影响核酸合成的药物，如盐酸阿糖胞苷、氟尿嘧啶、替吉奥、甲氨蝶呤、羟基脲等；③影响核酸转录的药物，如平阳霉素、放线菌素 D、美法仑等；④拓扑异构酶抑制药，如伊立替康、羟喜树碱、依托泊苷等；⑤影响蛋白质合成和干扰有丝分裂的药物，如长春碱、长春新碱、长春瑞滨、紫杉醇、多西他赛等。

多柔比星　doxorubicin

【药理作用】　本品既含有脂溶性的蒽环配基，又有水溶性的柔红糖胺，并有酸性酚羟基和碱性氨基，因此具有很强的抗癌药理活性。

本品可直接作用于 DNA，插入 DNA 的双螺旋链，使后者解开，改变 DNA 的模板性质，抑制 DNA 聚合酶，从而既抑制 DNA，也抑制 RNA 合成。此外，本品具形成超氧自由基的功能，并有特殊的破坏细胞膜结构和功能的作用。作为一种周期非特异性抗肿瘤药，本品对各期细胞均有作用，但对 S 期的早期最为敏感，M 期次之，而对 G_1 期最不敏感，对 G1、S 和 G2 期有延缓作用。

本品仅可静脉给药，血浆蛋白结合率很低，进入体内迅速分布于心、肾、肝、脾、肺组织中，但不能透过血脑屏障，主要在肝内代谢，经胆汁排泄，50% 以原型、23% 以具活性的 13 - 羟-多柔比星酮排出，仅 5% ～ 10% 在 6 小时内从尿液中排泄。

【临床应用】　用于急性白血病（淋巴细胞性和粒细胞性）、恶性淋巴瘤、乳腺癌、支气管肺癌（未分化小细胞性）、卵巢癌、软组织肉瘤、成骨肉瘤、横纹肌肉瘤、尤文肉瘤、肾母细胞瘤、神经母细胞瘤、膀胱癌、甲状腺癌、前列腺癌、头颈部鳞癌、睾丸癌、胃癌、肝癌等。

【不良反应】

（1）最常见的不良反应：骨髓抑制，几乎近一半患者发生。白细胞减少是最常见的表现，也可见贫血和血小板减少。这些反应一般在治疗早期便可见，是暂时的。临床试验中很少因骨髓抑制而停药。

（2）血液学毒性反应：出现后可能需要减少用量或暂停及推迟治疗。

（3）其他发生率较高（≥5%）的不良反应有：恶心、无力、脱发、发热、腹泻、与滴注有关的急性反应和口腔炎。滴注反应主要有潮红、气短、面部水肿、头痛、寒战、背痛、胸部和喉部收窄感、低血压。在多数情况下，这些不良反应发生在第一个疗程。采用对症处理，暂停滴注或减缓滴注速度后经过几个小时即可消除这些反应。

（4）其他不很常见的不良反应（5%）有：手掌-足底红斑性感觉迟钝、口腔念珠菌病、恶心、呕吐、体重下降、皮疹、口腔溃疡、呼吸困难、腹痛、过敏反应、血管扩张、头晕、食欲缺乏、舌炎、便秘、感觉异常、视网膜炎和意识模糊。一般患者在治疗 6 周或更多时间后会出现这些反应。这些反应似乎与剂量和用法有关，通过延长给药间期 1 ～ 2 周或减量后得以缓解。

【注意事项】

（1）本品在动物中有致癌作用，在人体也有潜在的致突变和致癌作用。

（2）肾功能不全者用本品后要警惕高尿酸血症的出现。痛风患者，如应用本品，别嘌呤醇用量要相应增加。

（3）老年患者、2 岁以下幼儿和原有心脏病患者要特别慎用。

（4）少数患者用药后可引起黄疸或其他肝功能损害，有肝功能不全者，用量应予酌减。

（5）用药期间需要检查的项目有：①用药前后要测定心脏功能、监测心电图、超声心动图、血清酶学和其他心肌功能试验；②随访检查周围血常规（每周至少 1 次）和肝功能试验；③应经常查看有无口腔溃疡、腹泻及黄疸等情况，患者应多饮水以减少高尿酸血症的可能，必要时检查血清尿酸或肾功能。

【制剂与规格】　注射用盐酸多柔比星：① 10 mg；② 50 mg。

博来霉素　bleomycin

【药理作用】　本品属细胞周期非特异性药物，作用于增殖细胞周期的 S 期，与铁的复合物嵌入 DNA，引起 DNA 单链和双链断裂，使 DNA 被破坏分解。第一步是本品的二噻唑环嵌入 DNA 的 G-C 碱基对之间，同时末端三肽氨基酸的正电荷和 DNA 磷酸基作用，使其解链。第二步是本品与铁的复合物导致超氧或羟自由基的生成，引起 DNA 链断裂。它不引起 RNA 链断裂。

本品口服无效。肌内注射或静脉注射后在血中消失较快，广泛分布到肝、脾、肾等各组织中，尤以皮肤和肺较多，因该处细胞中酰胺酶活性低，本品水解失活少。在其他正常组织则迅速失活。部分药物可透过血脑屏障。血浆蛋白结合率仅 1%。连续静脉滴注 4 ～ 5 日，一日 30 mg，

24 小时内血药浓度稳定在 146 ng/ml。

【临床应用】 用于头颈部、食管、皮肤、宫颈、阴道、外阴、阴茎癌，霍奇金病及恶性淋巴瘤，睾丸癌及癌性胸腔积液等，亦用于银屑病。

【不良反应】

（1）10% ～ 23% 的用药患者可出现肺毒性，表现为呼吸困难、咳嗽、胸痛、肺部啰音等，导致非特异性肺炎和肺纤维化，甚至快速死于肺纤维化。

（2）可引起手指、脚趾、关节处皮肤肥厚和色素沉着，引起趾甲变色脱落、脱发。

（3）引起骨髓抑制的作用较轻微。

（4）可能引起心电图改变、心包炎症状，但可自然消失，无长期的心脏后遗症。

（5）可能引起肝细胞脂肪浸润伴肝大。

（6）少数患者有食欲缺乏、恶心，少见呕吐、腹泻、口腔炎及口腔溃破。

（7）治疗期间可出现肿瘤坏死引起出血，应特别注意。

（8）还可出现肿瘤局部疼痛、头痛、头部沉痛感、恶性腹泻、残尿感、药物皮疹，偶见过敏性休克。

【注意事项】

（1）水痘患者、发热患者及白细胞低于 2.5×10^9/L 者禁用。

（2）妊娠期妇女与哺乳期妇女应谨慎给药，特别是妊娠初期的 3 个月。

（3）70 岁以上老年患者、肺功能损害者及肝、肾功能损害者应慎用。

（4）可引起肺炎样症状，肺纤维化、肺功能损害，应与肺部感染相鉴别。

（5）本药总剂量不可超过 400 mg。注射本药前，先服吲哚美辛 50 mg 可减轻发热反应。静脉注射应缓慢，每次时间不少于 10 分钟。用药后避免日晒。

【制剂与规格】 注射用盐酸博来霉素：① 10 mg；② 15 mg。

硝卡芥　nitrocaphane

【药理作用】 本品为细胞周期非特异性药物，对癌细胞分裂各期均有影响，其中以前期及中期的分裂象下降最为明显。抑制 DNA 及 RNA 的合成，对 DNA 的合成抑制更为显著。

本品注射后在血中维持时间较长，24 小时后减少 54%。分布以胆囊和肾中最多，瘤、肝、肺次之，脑中最少。主要通过肾排泄。

【临床应用】 主要用于肺癌、恶性淋巴瘤、头颈部癌、子宫颈癌及癌性腔内积液。

【不良反应】

（1）胃肠道反应：如恶心、呕吐、食欲缺乏等。

（2）骨髓抑制：多数病例有白细胞及血小板减少，少数较严重。

（3）少见脱发、乏力、皮疹等。

【注意事项】

（1）妊娠期妇女及哺乳期妇女禁用。

（2）骨髓抑制，严重感染，肿瘤细胞浸润骨髓，肝、肾功能不全，以前曾接受过化学治疗或放射治疗等情况者慎用。

【制剂与规格】 注射用硝卡芥：① 20 mg；② 40 mg。

环磷酰胺　cyclophosphamide

【药理作用】 本品为氮芥的衍生物，其作用与氮芥类似，但抗瘤谱比氮芥广，毒性亦比氮芥小，亦为细胞周期非特异性药物。

本品在体外无抗瘤活性，在体内经肝细胞微粒体多功能氧化酶细胞色素 P450 活化后方具有烷化活性。首先是其环中 N 原子邻近的 C 被氧化，生成 4- 羟基环磷酰胺，继而开环生成为醛磷酰胺，4- 羟基环磷酰胺与醛磷酰胺两者维持动态平衡，经可溶性酶分别氧化成 4- 酮基环磷酰胺和羧基磷酰胺，后两者无细胞毒作用，是从尿中排泄的失活性产物，约占本品用量的 80%。未经氧化的醛磷酰胺可自发生成丙烯醛和磷酰胺氮芥，磷酰胺氮芥是本品的活性代谢物，具有烷化活性和细胞毒作用。4- 羟基环磷酰胺和醛磷酰胺不具有烷化活性，是一种转运型化合物，将高度极性的磷酰胺氮芥转运到细胞内和血液循环中，磷酰胺氮芥和 DNA 形成交叉连接，影响 DNA 功能，抑制肿瘤细胞生长与繁殖。

本品口服后吸收完全，血药浓度 1 小时后达高峰，生物利用度为 74% ～ 97%。吸收后迅速分布到全身，在肿瘤组织中浓度较正常组织高，脏器中以肝浓度较高。本品能少量通过血脑屏障，脑脊液中的浓度仅为血浆浓度的 20%。本品本身不与血浆蛋白结合，其代谢物约 50% 与血浆蛋白结合。

【临床应用】　本品为目前广泛应用的抗癌药物，对恶性淋巴瘤、急性或慢性淋巴细胞白血病、多发性骨髓瘤有较好的疗效，对乳腺癌、睾丸肿瘤、卵巢癌、肺癌、头颈部鳞癌、鼻咽癌、神经母细胞瘤、横纹肌肉瘤及骨肉瘤均有一定的疗效。

【不良反应】

（1）骨髓抑制为最常见的毒性，白细胞往往在给药后 10 ～ 14 日最低，多在第 21 日恢复正常，血小板减少比其他烷化剂少见；常见的不良反应还有恶心、呕吐。严重程度与剂量有关。

（2）本品的代谢产物可引起严重的出血性膀胱炎，大量补充液体可避免。本品也可致膀胱纤维化。

（3）本品可引起生殖系统毒性，如停经或精子缺乏，妊娠初期用药可致畸胎。

（4）长期给予环磷酰胺可产生继发性肿瘤。

（5）可产生中等至严重的免疫抑制。

（6）用于白血病或淋巴瘤治疗时，易发生高尿酸血症及尿酸性肾病。

【注意事项】

（1）凡有骨髓抑制、感染及肝、肾功能损害者禁用或慎用。

（2）对本品过敏者禁用。

（3）妊娠及哺乳期妇女禁用。

（4）本品可使血中拟胆碱酯酶减少，血及尿中尿酸水平增加。

（5）用药期间须定期检查白细胞计数及分类、血小板计数、肾功能（尿素氮、肌酐清除率）、肝功能（血清胆红素、GPT）及血清尿酸水平。

【制剂与规格】

（1）环磷酰胺片：50 mg。

（2）注射用环磷酰胺：① 100 mg；② 200 mg。

顺铂　cisplatin

【药理作用】　本品分子中的中心铂原子对其抗肿瘤作用具有重要意义，只有顺式有效，反式则无效。

本品的作用与双功能烷化剂类似，可能与 DNA 有交叉连接而干扰其功能，在用药后持续数日之久；对 RNA 的影响较小。由于瘤细胞比正常细胞的增殖和合成 DNA 更为迅速，瘤细胞对本品的细胞毒作用则更为敏感。本品是细胞周期非特异性药，可能对宿主的免疫系统有刺激作用。

本品仅能由静脉、动脉或腔内给药。给药后迅速吸收，分布于全身各组织，肾、肝、卵巢、子宫、皮肤、骨等含量较多，脾、胰、肠、心、肌肉、脑中较少，瘤组织无选择性分布。

大部分与血浆蛋白结合，代谢呈双相性。药物自体内消除缓慢，5 日内尿中回收铂为给药量的 27% ～ 54%，胆道也可排除本品与其降解产物，但量较少。腹腔给药时腹腔器官的药物浓度较静脉给药时高 2.5 ～ 8 倍，对治疗卵巢癌有利。

【临床应用】

（1）本品对膀胱癌、卵巢癌、睾丸癌有较好的疗效，对乳腺癌、宫颈癌、子宫内膜癌、肾上腺皮质癌、胃癌、肺癌、前列腺癌、头颈部鳞癌及儿童的神经母细胞瘤、骨肉瘤、卵巢生殖细胞瘤均有一定疗效。

（2）本品与放射治疗联合应用时，有增敏作用。

【不良反应】

（1）肾毒性：一次注射顺铂 50 mg/m²，有 25% ～ 30% 患者出现氮质血症，较大剂量与连续用药，则可产生严重而持久的肾毒性，表现为血中尿素氮、肌酐升高，肌酐清除率可由 112 ml/min 至 63 ml/min。

（2）消化道毒性：包括恶心、呕吐、食欲缺乏和腹泻等，恶心、呕吐的发生率为 17% ～ 100%。

（3）骨髓抑制：表现为白细胞和（或）血小板的减少，一般与用药剂量有关。

（4）过敏样反应：少见，在给药后数分钟内发生，表现为脸面水肿、喘鸣、心动过速等。

（5）耳毒性：可出现耳鸣和高频听力降低，多为可逆性，不需要特殊处理。

（6）神经毒性：多见于总量超过 300 mg/m² 的患者，周围神经损伤多见，表现为肌痛、上下肢感觉异常等；亦可出现癫痫、球后视神经炎和运动失调等。

【注意事项】

（1）肾功能严重损害患者、妊娠期妇女和对本品过敏者禁用。

（2）既往有肾病史或中耳炎史者慎用。

（3）在治疗中，出现下列症状之一者停用：①周围白细胞低于 $3.5×10^9$/L 或血小板低于 $80×10^9$/L；②用药后持续性严重呕吐；③早期有肾毒性表现，如血清肌酐大于 2 mg/100 ml，或尿素氮大于 20 mg/100 ml，或尿镜检在每高倍视野中有白细胞 10 个、红细胞 5 个或管型 5 个。

（4）本品诱发的肾功能损害可导致博来霉素（甚至小剂量）的毒性反应，由于两药常合并应用，尤应注意。

（5）顺铂与各种骨髓抑制剂或放射治疗同用，可增加毒性反应，用量应减少。

【制剂与规格】　注射用顺铂：① 10 mg；② 20 mg；③ 50 mg。

氟尿嘧啶　fluorouracil

【药理作用】　本品在体内先转变为 5- 氟 -2- 脱氧尿嘧啶核苷酸，后者抑制胸腺嘧啶核苷酸合成酶，阻断脱氧尿嘧啶核苷酸转变为脱氧胸腺嘧啶核苷酸，从而抑制 DNA 的生物合成。此外，本品还能掺入 RNA，通过阻止尿嘧啶和乳清酸掺入 RNA 而达到抑制 RNA 合成的作用。本品为细胞周期特异性药，主要抑制 S 期瘤细胞。

本品主要经肝分解代谢，大部分分解为二氧化碳，经呼吸道排出体外，约 15% 在给药 1 小时内经肾以原型排出体外。大剂量用药能透过血脑屏障，静脉注射后于半小时内到达脑脊液中，并可维持 3 小时。

【临床应用】

（1）用于乳腺癌、消化道癌肿（包括原发性和转移性肝癌、胆道系统癌肿和胰腺癌）、卵巢癌。

（2）治疗恶性葡萄胎和绒毛膜上皮癌的主要化疗药物。

（3）浆膜腔癌性积液和膀胱癌的腔内化疗。

（4）头颈部恶性肿瘤和肝癌的动脉内插管化疗。

（5）局部治疗，如瘤内注射，其软膏用于皮肤癌及乳腺癌的胸壁转移等。

（6）外用治疗多种皮肤疾病。

【不良反应】

（1）食欲缺乏、恶心、呕吐，一般剂量多不严重。

（2）偶见口腔黏膜炎或溃疡、腹部不适或腹泻。

（3）常见周围血白细胞减少，罕见血小板减少。

（4）极少见咳嗽、气急或小脑共济失调等。

（5）脱发或注入药物的静脉上升性色素沉着相当多见。

（6）长期应用可导致神经系统毒性。

（7）长期动脉插管使用本品，可引起动脉栓塞或血栓形成、局部感染、脓肿形成或血栓性静脉炎等。

（8）偶见用药后心肌缺血，可出现心绞痛和心电图变化。

【注意事项】

（1）妇女妊娠初期3个月内、伴发水痘或带状疱疹者、衰弱患者禁用本药。

（2）治疗前及疗程中应每周定期检查周围血常规。

（3）静脉注射或静脉滴注处药物外溢可引起局部疼痛、坏死或蜂窝织炎，要及时处置。

（4）老年患者及肝、肾功能不全者，特别是有骨髓抑制者，剂量应减少。

【制剂与规格】

（1）氟尿嘧啶注射液：10 ml ： 0.25 g。

（2）注射用氟尿嘧啶：0.25 g。

甲氨蝶呤 methotrexate

【药理作用】 本品作为一种叶酸还原酶抑制药，主要抑制二氢叶酸还原酶而使二氢叶酸不能被还原成具有生理活性的四氢叶酸，从而使嘌呤核苷酸和嘧啶核苷酸的生物合成过程中一碳基团的转移作用受阻，导致DNA的生物合成明显受到抑制。此外，本品也有对胸苷酸合成酶的抑制作用，但抑制RNA与蛋白质合成的作用则较弱。本品主要作用于细胞周期的S期，属细胞周期特异性药物，对G1/S期的细胞也有延缓作用，对G1期细胞的作用较弱。

本品口服吸收良好，1～5小时血药浓度达最高峰；肌内注射后达峰时间为0.5～1小时。血浆蛋白结合率约为50%。本品透过血脑屏障的量甚微，但鞘内注射后则有相当量可达全身循环。部分经肝细胞代谢转化为多谷氨酸盐，部分通过胃肠道细菌代谢。

【临床应用】

（1）用于各类型急性白血病特别是急性淋巴细胞白血病、恶性葡萄胎、绒毛膜上皮癌、乳腺癌、恶性淋巴瘤特别是非霍奇金恶性淋巴瘤和蕈样肉芽肿、头颈部癌、卵巢癌、宫颈癌、睾丸癌、支气管肺癌、多发性骨髓瘤和各种软组织肉瘤，高剂量用于骨肉瘤。

（2）鞘内注射可用于预防和治疗中枢神经系统白血病及恶性淋巴瘤的神经系统侵犯。

（3）本品对银屑病也有一定疗效。

【不良反应】

（1）主要有胃肠道反应、肝功能损害、骨髓抑制等不良反应。

（2）鞘内注射后可能出现视物模糊、眩晕、头痛、意识障碍，甚至嗜睡或抽搐等。

（3）长期服用后，有潜在的导致继发性肿瘤的危险。

（4）对生殖功能的影响，较烷化剂类抗肿瘤药小，但可导致闭经和精子减少或缺乏。

（5）大剂量应用时可导致高尿酸血症性肾病，出现血尿、蛋白尿、尿少、氮质血症甚至尿毒症。

【注意事项】

（1）妊娠期妇女、全身极度衰竭者、恶病质或并发感染及心、肺、肝、肾功能不全者禁用。

（2）大剂量甲氨蝶呤易致严重不良反应，须住院并随时监测其血药浓度时才能谨慎使用。

（3）滴注时不宜超过 6 小时，太慢易增加肾毒性。

（4）乙醇和其他对肝有损害药物与本品同用可增加对肝的毒性。

【制剂与规格】

（1）甲氨蝶呤片：2.5 mg。

（2）甲氨蝶呤注射液：10 ml ： 1000 mg；

（3）注射用甲氨蝶呤：5 mg。

平阳霉素　bleomycin A5

【药理作用】　本品为博来霉素多组分中的单一组分 A5。其作用机制与博来霉素相同，主要抑制胸腺嘧啶核苷掺入 DNA，与 DNA 结合使之被破坏；另外也能使 DNA 单链断裂，破坏 DNA 模板，阻止 DNA 复制。

本品静脉注射后 30 分钟血药浓度达高峰，以后迅速下降，半衰期为 1.5 小时。24 小时内由尿中排出 25% ～ 50%。

【临床应用】

（1）本品主治唇癌、舌癌、齿龈癌、鼻咽癌等头颈部鳞癌。

（2）亦可用于治疗皮肤癌、乳腺癌、宫颈癌、食管癌、阴茎癌、外阴癌、恶性淋巴癌和坏死性肉芽肿等。

（3）对肝癌也有一定疗效。

（4）对翼状胬肉有显著疗效。

【不良反应】

（1）主要有发热、胃肠道反应、肝功能损伤、肾功能损伤、指（趾）关节皮肤肥厚、色素沉着、指（趾）感觉过敏、指（趾）甲变形、轻度脱发等常见不良反应。

（2）少见肺炎样症状和肺纤维化。

（3）极个别患者可发生过敏性休克。

【注意事项】

（1）对本品过敏者禁用。

（2）本品不宜用于肺功能差或做肺部放疗的患者。肺部放疗可增加本品肺毒性。

（3）给药时应预防发热，密切监视过敏反应，特别注意肺毒性。一旦发生肺毒性应立即停药。给药后如患者出现发热现象，可给予退热药；对出现高热的患者，在以后的治疗中应减少剂量，缩短给药时间，并在给药前后给予解热药或抗过敏药以预防发热，仍有高热者则应停用本药。患者出现皮疹等过敏症状时应停止给药，停药后症状可自然消失。偶尔出现休克样症状（血压低下、发冷发热、喘鸣、意识模糊等），应立即停止给药，对症处理。

【制剂与规格】　注射用盐酸平阳霉素：① 4 mg；② 8 mg；③ 15 mg。

紫杉醇　paclitaxel

【药理作用】　本品为新型的抗微管药物，可促进微管双聚体装配成微管，并通过干扰去多聚化过程而使微管稳定，从而抑制微管网正常动力学重组，导致细胞分裂受阻。另外，此药还具有放射增敏效应，可促进离子照射所致细胞损害。

本品静脉滴注后，血浆中药物呈双相消除，有广泛的血管外分布和组织结合的效应。本品

89% ~ 98% 可与血浆蛋白结合。本品仅有少量以原型从尿中排出，约占给药剂量的 13%，体内转化可能以肝内代谢为主，经胆道排泄。

【临床应用】 用于卵巢癌、乳腺癌、肺癌、头颈部肿瘤、食管癌、胃癌及软组织肉瘤等。

【不良反应】

（1）过敏反应：发生率为 39%，其中严重过敏反应发生率为 2%。多数为Ⅰ型变态反应，表现为支气管痉挛性呼吸困难、荨麻疹和低血压。

（2）骨髓抑制：主要为剂量限制性毒性，表现为中性粒细胞减少，血小板降低少见。

（3）神经毒性：周围神经病变发生率为 62%，最常见的表现为轻度麻木和感觉异常。

（4）心血管毒性：可有低血压和无症状的短时间心动过缓。

（5）肌肉关节疼痛：发生率为 55%，发生于四肢关节，发生率和严重程度呈剂量依赖性。

（6）其他：胃肠道反应、肝毒性、脱发和局部反应。

【注意事项】

（1）妊娠期及哺乳期妇女、严重骨髓抑制患者禁用。

（2）育龄妇女和心脏传导功能异常患者慎用。

（3）为避免出现严重的过敏反应，本品治疗前应先给予相应处理：治疗前应用地塞米松、苯海拉明和 H_2 受体阻断药进行预处理。

（4）用药期间应定期检查白细胞计数、血小板计数、肝功能、肾功能和心电图等。

【制剂与规格】

（1）紫杉醇注射液：① 5 ml ∶ 30 mg；② 10 ml ∶ 60 mg。

（2）注射用紫杉醇脂质体：30 mg。

（3）注射用紫杉醇（白蛋白结合型）：100 mg。

二、非细胞毒类药物

根据作用机制，非细胞毒类药物可分为：①调节体内激素平衡的激素类药物，包括性激素、抗雌激素药、芳香化酶抑制药、孕激素、黄体生成素释放激素激动药和拮抗药、抗雄激素药，如己烯雌酚、甲睾酮、丙酸睾酮、他莫昔芬、托瑞米芬、氟维司群、氨鲁米特、福美斯坦、来曲唑、阿那曲唑、甲羟孕酮、甲地孕酮、戈舍瑞林、醋酸亮丙瑞林、氟他胺等；②生物靶向药物治疗药物，包括生物反应调节药、单克隆抗体、酪氨酸激酶抑制药、其他靶点抑制药，如干扰素、白介素 -2、胸腺素类、尼妥珠单抗、利妥昔单抗、西妥昔单抗、曲妥珠单抗、贝伐珠单抗、帕妥珠单抗、吉非替尼、厄洛替尼、索拉非尼、舒尼替尼、凡德他尼、拉帕替尼等；③其他抗肿瘤药，如维 A 酸类、亚砷酸等细胞分化诱导药。

尼妥珠单抗 nimotuzumab

【药理作用】 表皮生长因子受体（EGFR）是一种跨膜糖蛋白分子，当它与其特异性配体表皮生长因子（EGF）结合后，导致胞内酪氨酸激酶及其下游一系列信号传递通路的活化，并通过多种机制引起基因转录和蛋白质活性的改变，从而影响细胞的增殖、凋亡及细胞分化等多种功能。本品能够与 EGFR 特异性结合，并通过占据 EGFR 分子的表位，竞争性抑制 EGFR 的天然配体 EGF、TGF-α（转化生长因子 -α）等与 EGFR 的结合，有效地阻断经 EGFR 介导的信号传递和细胞学效应，进而抑制肿瘤细胞的增殖、诱导肿瘤细胞的凋亡、抑制肿瘤新生血管生成。在古巴、德国、加拿大等国家进行过本品单药或联合放、化疗治疗头颈部肿瘤、神经胶质瘤、胰腺癌、结直肠癌和非小细胞肺癌等肿瘤的临床试验，均显示有一定疗效。

本品在人体内生物学分布的主要器官为肝、脾、心脏、肾和胆囊，其中肝摄取量最高。动物药动学数据证实，给药后 24 小时肿瘤组织药物浓度最高。

【临床应用】　与放疗联合用于治疗表皮生长因子受体（EGFR）表达阳性的Ⅲ或Ⅳ期鼻咽癌。

【不良反应】

（1）主要表现为轻度发热、血压下降、头晕、恶心、皮疹。

（2）罕见不良反应有吞咽困难、口干、潮红、心前区痛、嗜睡、定向障碍、肌痛、血尿、氨基转移酶升高、肌酐升高。

【注意事项】

（1）对本品过敏者禁用。

（2）妊娠期妇女或没有采取有效避孕措施的妇女应慎用。

（3）本品应在具有同类药品使用经验的临床医师指导下使用，并具备相应抢救措施。

（4）冻融后抗体的大部分活性丧失，故本品在储存和运输过程中严禁冷冻。

（5）本品稀释于氯化钠注射液后，在 2 ～ 8℃可保持稳定 12 小时，在室温下可保持稳定 8 小时。储存时间超过上述时间，不宜继续使用。

（6）使用前，建议先确认肿瘤组织的 EGFR 基因表达水平，针对 EGFR 基因中、高表达的患者推荐使用本品。

（7）治疗期间因毒性不可耐受时可在同一代药物之间替换，因疾病进展不能在同一代药物之间替换。

（8）首次给药应在放射治疗的第一天，并在放射治疗开始前完成。之后每周给药 1 次，共 8 周，患者同时接受标准的放射治疗。

（9）用药期间必须注意常见的皮肤反应和腹泻。

（10）18 岁以下患者使用本品的安全性和疗效尚未确定。

【制剂与规格】　尼妥珠单抗注射液注射液：50 mg ∶ 10 ml。

索拉非尼　sorafenib

【药理作用】　本品是一种多激酶抑制剂。临床前研究显示，本品能同时抑制多种存在于细胞内和细胞表面的激酶活性，包括 RAF-1、B-RAF 的丝氨酸 / 苏氨酸激酶活性，以及血管内皮细胞生长因子受体 -2（VEGFR-2）、血管内皮细胞生长因子受体 -3（VEGFR-3）、血小板衍生生长因子受体 β（PDGFR β）、c-kit 受体和 FLT-3 等多种受体的酪氨酸激酶活性。由此可见，本品具有双重抗肿瘤效应，一方面，它可以通过抑制 RAF/MEK/ERK 信号转导通路，直接抑制肿瘤生长；另一方面，它又可通过抑制 VEGFR 和 PDGFR 而阻断肿瘤新生血管的形成，间接抑制肿瘤细胞的生长。本品抑制肿瘤细胞增殖，包括小鼠肾细胞癌、RENCA 肿瘤模型和无胸腺小鼠移植多种人肿瘤模型，并抑制肿瘤血管生成。

与口服溶液相比，本品片剂平均相对生物利用度为 38% ～ 49%。中度脂肪饮食与禁食状态下的生物利用度相似。高脂饮食时，本品的生物利用度较禁食状态时降低 29%。本品口服后约 3 小时达血药浓度峰值。与单剂量给药相比，重复给药 7 日可达到 2.5 ～ 7 倍的蓄积。给药 7 日后，索拉非尼血药浓度达到稳态，平均血药浓度峰谷比小于 2。在体外，本品与人血浆蛋白结合率为 99.5%。本品主要在肝内通过 CYP3A4 介导的氧化作用代谢，除此之外，还有尿苷二磷酸葡醛酸转移酶 UGT1A9 介导的糖苷酸代谢。本品有 8 个已知代谢产物，其中 5 个在血浆中被检出。本品在血浆中的主要循环代谢产物为吡啶类 -N- 氧化物。体外试验表明，该物质的效能与索拉非尼相似。

【临床应用】　用于治疗不能手术的晚期肾细胞癌、无法手术或远处转移的原发肝细胞癌、局部复发或转移的进展性的放射性碘难治性分化型甲状腺癌。

【不良反应】

（1）最常见的不良反应：腹泻、乏力、脱发、感染、手足皮肤反应和皮疹。

（2）很常见的不良反应（>10%）：淋巴细胞减少、低磷血症、出血（包括胃肠道出血、呼吸道出血及脑出血）、高血压、恶心、呕吐、瘙痒、红斑、疼痛（包括口痛、腹痛、骨痛、头痛和癌性疼痛）、淀粉酶升高、脂肪酶升高。

（3）常见的不良反应（1%～10%）：白细胞减少、中性粒细胞减少、贫血、血小板减少、畏食、抑郁、外周感觉神经病变、耳鸣、声嘶、便秘、口腔炎（包括口干和舌痛）、消化不良、吞咽困难、皮肤干燥、剥脱性皮炎、痤疮、脱屑、关节痛、肌痛、勃起功能障碍、虚弱、发热、流行性感冒症状、体重减轻、氨基转移酶短暂升高。

（4）不常见的不良反应（0.1%～1%）：毛囊炎、感染、过敏反应（包括皮肤反应和荨麻疹）、甲状腺功能减退、低钠血症、脱水、可逆性后部脑白质病、心肌缺血和心肌梗死、充血性心力衰竭、高血压危象、鼻溢、胃食管反流、胰腺炎、胃炎、胃肠道穿孔、胆红素升高和黄疸、湿疹、轻微多形性红斑、角化棘皮瘤、皮肤鳞状上皮细胞癌、男性乳房发育、碱性磷酸酶短暂升高、凝血时间国际标准化比值（INR）异常、凝血酶原异常。

【注意事项】

（1）对索拉非尼或药物的非活性成分有严重过敏症状的患者禁用。

（2）空腹给药，用药前不需要进行基因检测。

（3）存在可疑的药物不良反应时，可能需要暂停和（或）减少索拉非尼剂量。

（4）与UGT1A1途径代谢（清除）的药物联合应用时，需谨慎；与多西他赛联合应用时，需谨慎；与CYP3A4诱导剂联合应用时可导致索拉非尼的药物浓度降低；与新霉素联合应用可导致索拉非尼的暴露量下降。

【制剂与规格】　甲苯磺酸索拉非尼片：0.2 g。

Summary

Antitumor Drugs are drugs that can inhibit the growth of tumor cells and fight and treat malignant tumors. They play an extremely important role in the comprehensive treatment of tumors. The rational application of anti-tumor drugs is the key to improving the efficacy，reducing the incidence of adverse reactions and rationally using health resources. Whether the clinical application of anti-tumor drugs is reasonable is based on two aspects：whether there are indications for the use of anti-tumor drugs and whether the selected varieties and dosage regimens are appropriate.

According to the mechanism of action，anti-tumor drugs can be divided into two categories：cytotoxic and non-cytotoxic. Currently，the commonly used anti-tumor drugs include doxorubicin，bleomycin，nitrocaphane，cyclophosphamide，cisplatin，fluorouracil，methotrexate，bleomycin A5，paclitaxel，nimotuzumab and sorafenib. Nimotuzumab and sorafenib are two new targeted anti-tumor drugs for the treatment of head and neck tumors.

参考文献

［1］杨宝峰，陈建国. 药理学［M］.9 版.北京：人民卫生出版社，2018.

［2］国家药典委员会. 中华人民共和国药典临床用药须知：化学药和生物制品卷（2015 年版）［M］.北京：中国医药科技出版社，2017.

［3］国家卫生健康委. 国家卫生健康委办公厅关于印发新型抗肿瘤药物临床应用指导原则（2020 年版）的通知［EB/OL］.（2020-12-30）［2021-10-25］. http://www.nhc.gov.cn/yzygj/s7659/202012/6c00e8559ee54cd295

85c7f39e8a23c4.shtml.

［4］张震康. 口腔颌面外科学［M］. 北京：北京大学医学出版社，2013.

［5］Chen J X，Cheng C S，Chen J，et al. Sorafenib for treating head and neck adenocarcinoma of unknown primary site：a case report［J］. Journal of International Medical Research，2020，48（11）：1-9.

［6］Zhang S，Huang X P，Zhou L Y，et al. An open-label，single-arm phase Ⅱ clinical study of induction chemotherapy and sequential nimotuzumab combined with concurrent chemoradiotherapy in N3M0 stage nasopharyngeal carcinoma［J］. J BUON，2018，23（6）：1656-1661.

（赵电红）

第三篇　口腔专科用药
Medications for Oral Diseases

第十八章　牙体牙髓病用药

Medications for Dental Pulp Diseases

牙体牙髓病是指发生于牙体硬组织和牙髓组织的一些相关疾病，包括龋病、非龋性疾病、牙髓病和根尖周病等。在进行牙体牙髓病的治疗过程中，常局部或全身应用一些药物。局部用药是医师将药物直接置于牙面或根管内，使药物直接在局部发挥作用。局部用药是牙体牙髓病主要用药特点，是其系统治疗过程中重要的治疗环节，发挥着重要作用。牙体牙髓病用药包括防龋药、抗牙本质敏感药、牙漂白药、活髓保存治疗药和根管治疗药等。本章重点介绍在牙体牙髓病治疗过程中局部应用的常见药物。

第一节　防龋药
Anti-carious Agents

龋病（dental caries）是一种以细菌为主要病原体，在多因素作用下，导致牙体硬组织慢性、进行性破坏的疾病。龋病患病率高，严重危害患者口腔健康，做好龋病预防工作具有重要意义。龋病的病因学理论目前应用最广的是化学细菌致龋理论、三联因素论及在此基础上补充的四联因素论。根据较为全面的四联因素论，即细菌因素、食物因素、宿主因素和时间因素，龋病的预防主要是针对前三个关键因素，即控制牙面菌斑生物膜中的致龋菌生长、限制糖类的摄取和增强牙的抗龋能力三个方面。

防龋药（anti-carious agent）的主要作用是增强牙的抗龋能力及控制牙面菌斑，抑制细菌生长，主要有五类：①含氟药剂，可增强牙质强度、抗龋蚀；②含银药剂，有消毒、腐蚀性，能提高抗蚀性；③氯己定，可抑制菌斑形成；④碱性药剂，可中和酸性分泌物；⑤其他，如微量元素、天然药物等。

其中，氟化物是经过科学研究和临床实践证明的、最有效的预防龋齿的药物，其防龋作用主要是通过局部加强牙齿结构、抑制脱矿过程和增强再矿化实现的。氟化物防龋至今已有百年历史。早在20世纪初已有含氟牙膏问世，到了20世纪30年代，氟化物已被证明具有预防龋病的作用。目前氟化物的防龋应用途径有两种形式，即全身应用和局部应用。氟化物的全身应用是机体通过消化道摄入的氟化物经胃肠道吸收进入血液循环，然后传输至牙体及唾液等组织，达到防龋目的。全身应用主要包括饮水加氟、食物加氟和口服氟化物片剂等。氟化物的局部应用是采用不同方法将氟化物直接用于牙的表面，目的是抑制牙齿表面的溶解脱矿和促进牙齿再矿化，以提高牙齿的抗龋能力。局部应用包括局部牙面涂氟、使用氟化物牙膏或氟化物溶液漱口等。

氟化钠 sodium fluoride

氟化钠为白色、无味的粉末，易溶于水，不溶于醇。其水溶液较稳定，不刺激牙龈组织，对牙不着色，能缓慢腐蚀玻璃，因此需贮存于聚乙烯塑料瓶内。因其无异味，容易为儿童所接受。

【处方组成】 局部使用溶液剂和糊剂，全身使用片剂。溶液剂推荐浓度为 2%，糊剂常用 75% 的氟化钠甘油糊剂。另外还有含较高浓度氟化物的氟涂料，如 2.26% 氟化钠涂料。溶液剂、糊剂和片剂的处方组成如下。

溶液剂： 氟化钠   2 g
         纯化水   加至 100 ml
糊剂：   氟化钠   75 g
         甘油   25 g
片剂：   含中性氟化钠   0.25 mg，0.5 mg

【药理作用】 氟化钠主要通过降低釉质的溶解度，增强釉质对口腔微生物产生的有机酸的抵抗力，而发挥其防龋作用，其机制如下。

（1）氟化物降低釉质的溶解度：在釉质矿化期间，氟化物进入釉质后，氟离子能取代羟基磷灰石中的羟基形成氟磷灰石，从而增强了釉质的抗酸能力。另外，氟离子还能与羟基磷灰石中的钙离子形成强烈的静电引力，增加了羟基磷灰石晶体结构的稳定性，使晶格排列更加有序和致密，降低了釉质的溶解性，从而增强了釉质对口腔微生物所产生有机酸的抵抗力。氟磷灰石和羟基磷灰石的初期溶解率可能是相同的，但是，氟磷灰石中氟化钙能再度沉积在釉质晶体表面，从而降低了氢离子移入晶体的速度，减慢了晶体进一步的溶解。氟磷灰石晶体较大，表面积减少，晶格较稳定，同时碳酸盐含量较少，溶解性降低。

（2）氟化物促进釉质再矿化：氟化物不仅能降低釉质在酸中的溶解度，而且能促进釉质初期龋的再矿化。在矿化液中加入 0.001‰氟就能明显增加白垩状釉质再矿化的程度和速度。

（3）氟化物对口腔细菌的影响：氟化物可通过抑制和影响细菌的糖酵解过程，影响细胞内和细胞外多糖的合成等多种途径抑制口腔中细菌的生长。

氟化物可通过抑制糖酵解过程中的重要酶即烯醇酶的活性而影响糖酵解过程，烯醇酶对氟十分敏感，一旦烯醇酶受到抑制，糖酵解过程中的中间产物 2- 磷酸甘油酸转化成磷酸烯醇式丙酮酸进而生成丙酮酸这一过程就会受到影响，从而干扰细菌产酸过程。

氟化物能抑制细菌对葡萄糖的摄入，从而影响细胞内多糖和细胞外多糖的合成。细胞内多糖为细菌代谢提供营养物质和能量来源，细胞外多糖作为菌斑的基质，其合成受到抑制也就抑制了菌斑的形成。当氟浓度高于 0.01‰时，就能对生物膜中的变异链球菌产生抑制作用。氟化物还能反馈性抑制细菌的产酸能力。

【临床应用】 包括全身应用和局部应用。

（1）全身应用：自来水加氟是最广泛的全身用氟法，也是最经济和安全有效的防龋方法。在缺乏中心水源的农村，儿童不可能从自来水中摄取氟，可采用更能针对龋病敏感期儿童的食物加氟，如牛奶、食盐等加氟防龋方法。

（2）局部应用：局部应用氟化物是非常重要的行之有效的防龋方法，尤其对儿童新萌出的牙，局部用氟效果更好。含氟漱口液适用于龋高发的人群、龋活跃性较高或易感人群、戴正畸固定矫治器者及一些不能实行自我口腔护理的残疾人。局部用氟的方法包括局部涂擦和局部含漱。

1）局部涂擦：最佳应用时间为牙萌出后的 2 ～ 3 年内。使用前清洁牙面，隔湿，吹干牙面，用浸泡药液的棉球涂擦牙面，保持湿润 4 分钟。涂擦后 30 分钟内不漱口，不进食。每周涂 1 次，4 次为一疗程。根据乳、恒牙萌出的时间和患龋规律，可在 3 岁、7 岁、10 岁和 13 岁各进行一疗程，直到恒牙全部萌出。1 次最大用量以 1～2 ml 为宜。

2）局部含漱：使用 0.2% 的氟化钠漱口液，每周含漱 1 次；或 0.05% 氟化钠漱口液，每日含漱 1 次；或 0.02% 的氟化钠漱口液，每日含漱 2 次。根据儿童年龄，5～6 岁儿童每次用 5 ml，6 岁以上儿童每次用 10 ml，嘱儿童将溶液含入口中，含漱 1 分钟后吐出，30 分钟内不进食或漱口。

【不良反应】

（1）急性氟中毒：氟为细胞原浆毒物，若 1 次使用剂量过大、浓度过高或误吞氟化物，则可导致急性氟中毒。氟化钠的成人急性中毒致死量为 2.5～10 g，平均致死剂量为 4～5 g。可能中毒剂量（probable toxic dose，PTD）为 5 mg/kg。儿童急性氟中毒致死量为 0.5 g 左右。

过量氟对机体损害的机制包括：①氟盐接触潮湿的皮肤或黏膜后形成氢氟酸，引起化学性烧伤；②作为全身性原浆毒抑制酶系统；③与神经活动需要的钙结合；④发生高钾血症，导致心脏中毒。但是临床上常见的急性氟中毒主要由氟乙酰胺（灭鼠灵）引起的急性氟中毒。急性氟中毒初期表现出恶心、呕吐、腹泻等胃肠症状，继之四肢感觉异常疼痛，反射亢进，甚至抽搐痉挛。此时血中钙离子与氟结合使血钙急剧下降，患者出现血压下降、心力衰竭，严重者可致死亡。

（2）慢性氟中毒：长期摄入过量的氟可导致骨骼和牙的慢性氟中毒。慢性氟中毒的发生率比急性氟中毒高，而且不易发现，一旦发现则已造成不可逆转的病损。慢性氟中毒通常发生在长期摄入较多氟化物的人群中，如饮水含氟量过高地区的人群。慢性氟中毒以牙和骨的损害最突出。

牙慢性氟中毒称为氟牙症，或称氟斑牙。氟牙症多发生于饮水含氟量过高地区的儿童，对牙的损害主要表现在恒牙。如儿童长期摄取过量氟（地区饮水氟含量高过 0.002‰～0.004‰），处于发育矿化期的牙体硬组织会发生釉质发育不全、钙化不良，釉质表面呈白垩色或黄褐色甚至暗棕色斑块，严重者出现釉质缺损。

骨的慢性氟中毒表现为骨质密度增加，韧带和肌腱有钙质沉积，骨关节僵硬、疼痛、变形，脊柱侧弯，运动受限，甚至截瘫，称为氟骨症。

【注意事项】

（1）使用氟化钠时应严格控制每日摄氟量，防止氟中毒的发生。

（2）氟化钠溶液或凝胶应放置于塑料容器内。

氟化亚锡 stannous fluoride

氟化亚锡为白色、无臭的吸湿性结晶性粉末，具苦咸金属味，易溶于水，不溶于醇、醚和氯仿中。

【处方组成】 包括氟化亚锡溶液和氟化亚锡凝胶两种剂型。

氟化亚锡溶液的浓度为 8%，组成如下：

氟化亚锡	8 g
纯化水	加至 100 ml

氟化亚锡凝胶浓度为 0.4%，由 0.4% 氟化亚锡加羧甲基纤维素、甘油和香料配制而成。

【药理作用】 氟化亚锡具有氟离子和亚锡离子的双重抗龋作用。亚锡离子可阻止细菌黏附于牙面，从而减少菌斑的形成。亚锡离子可与变异链球菌细胞膜上的酸性物质发生作用，选择性抑制变异链球菌的生长。氟化亚锡与牙接触时间延长后，锡与正磷酸作用，形成一层不溶性磷酸锡、氟化钙和磷酸氟化物，对釉质具有一定的保护作用。另外，亚锡离子具有预防牙本质龋的作用，其主要机制是亚锡离子被深层的矿化组织吸收，有效地封闭牙本质小管，提高牙本质的耐酸性能。

【临床应用】 局部使用。

（1）常使用的涂擦溶液为 8% 氟化亚锡溶液。其防龋效果优于 2% 氟化钠溶液，涂擦方法同 2% 氟化钠溶液。

（2）也可配制成 0.1% 溶液漱口，每日 1 次。

（3）凝胶剂的用法是用等量去离子水稀释凝胶，然后用牙刷蘸凝胶稀释液刷于各牙面。

【注意事项】

（1）氟化亚锡溶液不稳定，易水解和氧化形成氢氧化锡和锡离子，减弱其作用。因此，每次使用时必须新鲜配制，在 1 小时内用完，否则将变成白色沉淀而失效。

（2）氟化亚锡溶液有时对牙龈有刺激作用，使牙龈组织发白，也易使釉质脱矿区、发育不全区和充填物边缘变为棕黄色或黑色，可能是由于形成了亚硫酸锡。

（3）氟化亚锡溶液有特殊的苦涩味。

酸性磷酸氟   acidulated phosphate fluoride（APF）

酸性磷酸氟是由氟化钠和磷酸组成的防龋剂，由 Brudevold 等于 20 世纪 60 年代提出用于防龋。它的剂型有溶液剂和凝胶剂两种。常用的涂擦溶液为 1.23% 氟化钠溶于 0.1 mol/L 磷酸液中配制而成。漱口液由 0.05% 氟化钠与 0.01 mol/L 磷酸配制而成。酸性磷酸氟凝胶即在酸性磷酸氟溶液中加入甲基纤维素或羟甲基纤维素使之成半固体凝胶状。近年来也有泡沫剂型的酸性磷酸氟商品使用。

【处方组成】 酸性磷酸氟溶液的处方组成如下：

氟化钠	2.0 g
8.5% 正磷酸	1.15 g（0.68 ml）
4.6% 氢氟酸	0.72 g
纯化水	加至 100 ml

也可用下列配方：

氟化钠	2.0 g
8.5% 正磷酸	1.73 g（1.02 ml）
纯化水	加至 100 ml

配制时先取正磷酸，加入纯化水内，再加氟化钠，使之充分溶解。其有效期长，pH 为 3.5。

酸性磷酸氟凝胶的处方组成如下：

正磷酸	0.68%
羧甲基纤维素钠	5%
左旋薄荷脑	适量

【药理作用】 酸性磷酸氟的 pH 为 3.2。由于其弱酸性，可使釉质中的钙、磷溶解呈多孔状，有助于氟化物进入釉质深层并滞留于其中。酸性磷酸氟溶液比氟化亚锡和氟化钠溶液更容易被釉质吸收。溶解的钙、磷与氟结合沉淀生成氟磷灰石，因此使用酸性磷酸氟溶液可明显增加釉质中氟磷灰石的含量。酸性磷酸氟中的磷酸根离子有稳定磷灰石的作用，其酸性可使釉质释放钙离子和磷酸根离子，而有磷酸盐存在时可阻止钙离子、磷酸根离子的过度释放。

酸性磷酸氟的防龋效果比中性氟化钠和氟化亚锡明显，性质也很稳定，可保存使用，对口腔组织无刺激性，不引起牙变色。

【临床应用】 主要使用凝胶形式，包括专业人员使用和个人保健使用两种。专业人员使用的酸性磷酸氟凝胶含氟浓度为 1.23%，个人使用的酸性磷酸氟凝胶含氟浓度为 0.5%。

酸性磷酸氟凝胶一般用托盘局部应用。使用时先清洁牙面、隔湿、吹干，选择合适的泡沫塑料托盘装入适量凝胶，分别置于上下颌弓，轻轻咬动，使凝胶布满牙面并挤入牙间隙及窝沟内，停留 4～5 分钟后取下托盘，30 分钟内不漱口、不进食饮水，以延长药物在牙面上停留的时间。第一年每季度使用 1 次，第二年每半年使用 1 次。

酸性磷酸氟溶液涂擦的用法同 2% 氟化钠溶液。0.02% 酸性磷酸氟溶液含漱，每日 1 次。

【注意事项】　使用凝胶制剂前告诉使用者正确的使用方法，勿吞食。

附：其他防龋药

1. 银化合物　硝酸银、氨硝酸银和氟化氨银等，与还原剂（如丁香油、碘酊、10% 甲醛）作用，生成金属银沉淀在点隙裂沟处，预防龋病的发生。

2. 氯己定　氯己定在口腔中滞留时间长，并与口腔黏膜上的黏蛋白可逆性结合，可以不断释放，维持约 24 小时之久的抗菌作用，抑制菌斑形成。

3. 碱性药剂　可中和酸性分泌物。

（1）壳聚糖（chitosan，CS）：是甲壳素脱乙酰化的衍生物，自然界中唯一的碱性多糖。独特的分子结构使其具有抑菌、抗肿瘤、增强免疫力、促进组织再生等功能。其特有的生物黏附性，有助于抵御唾液的冲刷和稀释。壳聚糖在龋病的预防和治疗方面，具有巨大的应用潜力。

（2）口香糖：其基胶中加入偏碱性的药物（柠檬酸钙、磷酸钙、磷酸铝等），使口腔 pH 升高，可以清洁口腔。常嚼口香糖不仅能消除口臭，提神醒脑，促进唾液分泌而有助消化功能，还能预防龋病和牙周炎。

4. 微量元素　如钼、锶和镧等。

（1）钼：可促进氟磷灰石和氟化钙的生成，降低磷灰石中的碳酸根离子的含量，因此能增强牙齿的抗酸能力，并有促进釉质再矿化和抑制胶原酶的作用，阻碍了胶原酶对牙本质中胶原的破坏，从而有预防龋病的作用。

（2）锶：高浓度的锶能抑制致龋菌的生长代谢，并能减少釉质中碳酸盐的含量，从而增强釉质的抗酸能力。

（3）镧：镧能与钙发生离子交换而进入牙釉质，增强釉质晶体的稳定性，并能促进脱矿釉质对氟的摄入。镧和氟合并使用的防龋效果更佳。

5. 天然药物　厚朴、红花、茶叶、五倍子、金银花、蜂胶等，大多能抑制变异链球菌生长和菌斑形成，预防龋病的发生。

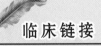
临床链接

龋齿的临床表现

1. 牙齿颜色的改变　牙齿表面色泽改变是临床上最早可以注意到的龋齿的变化。

2. 外形缺损　龋齿最显著的临床特征是形成了不可为自体修复的、牙体组织的实质性缺损。临床上所看到的龋洞大小不一定反映病变的实际大小。

3. 质地的改变　龋洞中充满感染脱矿的牙体组织和食物碎屑，质地松软，容易与正常组织区别。

4. 患者感觉的变化　牙釉质浅层的早期龋损，可以完全没有临床症状；龋损发展到牙本质层并出现龋洞时，会出现一过性的敏感症状；发展到牙本质深层时，症状会明显一些。

第二节　抗牙本质敏感药
Anti–dentin Sensitive Drugs

牙本质敏感症（dentin sensitivity）又称过敏性牙本质，是指牙齿上暴露的牙本质部分在受到外界刺激，如温度（冷、热）、化学物质（酸、甜）及机械作用（摩擦或咬硬物）等所引起的酸、"软"、疼痛的症状。因磨耗、酸蚀、楔状缺损、牙周刮治、外伤、龋病、牙周萎缩致牙颈部暴露等原因导致牙颈部或牙本质暴露，均可发生牙本质敏感症。敏感症状可随修复性牙本质的形成而自行缓解。

抗牙本质敏感药（anti-dentin sensitive desensitizer）能减轻或消除牙本质敏感症所引起的疼痛或不适，同时对牙髓组织不造成损害。理想的抗牙本质敏感药应具备以下条件：①对口腔软组织和牙髓组织没有刺激性，使用时无痛；②能消除或减轻牙本质敏感症所引起的疼痛，起效迅速、疗效稳定而持久；③不使牙齿变色；④操作简单方便。

根据牙本质敏感症发生的流体动力学学说，抗牙本质敏感药的作用机制包括以下两方面。①封闭牙本质小管：通过化学反应产生不溶性物质，沉积在牙本质小管内，或通过磷灰石再矿化封闭牙本质小管，以减少或避免牙本质小管内的液体流动，达到抗敏感的目的；②镇静牙髓神经，降低牙髓神经的敏感性。

目前临床上常用的抗牙本质敏感药物有氟化物类、钾盐类及复合脱敏剂等，多数只能暂时缓解疼痛，疗效不持久。

氟化钠甘油　sodium glycerine fluoride

氟化钠甘油是较早应用于临床的抗牙本质敏感药。

【处方组成】　常用75%氟化钠甘油糊剂。

【药理作用】　氟离子可渗透到牙本质中与钙盐结合，形成氟磷灰石，封闭牙本质小管或者减少牙本质小管的直径。

【临床应用】　氟化钠糊剂不使牙齿变色，对局部无刺激性，适用于牙颈部的脱敏。使用时，隔湿、擦干牙面，用75%乙醇棉球涂擦以脱水、脱脂，吹干，用小棉球蘸糊剂涂擦牙面2～3分钟，每周涂1次，4次为一疗程。

草酸钾　potassium oxalate

1985年Pashley发现草酸钾可以治疗牙本质敏感症。在草酸钾应用前，氟化钠是主要的抗牙本质敏感药物。

【处方组成】　常用25%、30%草酸钾溶液或凝胶。

【药理作用】　草酸钾同时具有阻塞牙本质小管和降低牙髓神经敏感性的双重作用。草酸钾作用于牙面后，钾离子可穿过牙本质小管，通过增强局部神经细胞外钾离子的浓度、抑制牙髓神经的去极化、降低牙髓神经的敏感性来达到抗敏感的作用。同时草酸根离子与牙本质中的钙离子发生反应，产生草酸钙晶体。草酸钙晶体体积较小，可以进入牙本质小管内并将其完全阻塞。

研究证实，草酸盐可以降低95%的牙本质通透性，临床结果也加以证实。电生理研究发现，钾离子是最有效的降低感觉神经敏感性的离子，而钠离子、锂离子和铝离子对感觉神经的敏感性没有显著效果。

有脱敏效果的钾盐包括草酸钾、硝酸钾、氯化钾及柠檬酸钾等。

【临床应用】　使用草酸钾时，隔湿、擦干牙面，用 75% 乙醇棉球涂擦以脱水、脱脂，吹干。使用小棉球蘸 25% 或 30% 草酸钾在牙面反复涂擦或敷在牙面上 2～5 分钟，去除，漱口。

【注意事项】　草酸钾溶液具有易流失、易受唾液影响、在牙面上滞留时间短等缺点，有文献报道将其制成凝胶剂（卡波姆 -940 为基质），效果更佳。

硝酸钾　potassium nitrate

【处方组成】　以一种含硝酸钾的水性凝胶为例：

硝酸钾	3%
氟离子	0.11%

【药理作用】　钾离子可降低感觉神经敏感性。凝胶剂型可持续钾离子的作用时间。

【临床应用】　使用患者定制的托盘，将凝胶注入托盘内，戴入口内 2～4 小时。

复合脱敏剂　compound desensitizer

将脱敏药物和高分子化合物 2- 羟乙基甲基丙烯酸酯（2-hydroxyethyl methacrylate，HEMA）混合，共同发挥作用，故称为复合脱敏剂。

【处方组成】　以 Prep-Eze 和 Gluma 为例。

Prep-Eze：

苯扎氯铵	5%
氟化钠	0.5%
HEMA	35%

Gluma：

HEMA	361 mg
戊二醛	51 mg
纯化水	588 mg

【药理作用】　复合脱敏剂的主要药理作用是通过 HEMA 与暴露的牙本质小管内的蛋白质发生化学聚合，导致牙本质小管物理性封闭。苯扎氯铵为快速作用的抗菌药，可抑制暴露于牙面上的细菌；氟离子也具有脱敏作用。戊二醛可作用于牙本质小管中的蛋白质，使之变性、凝固，进而产生沉淀，堵塞牙本质小管，发挥抗牙本质敏感的作用。

【临床应用】　清洁牙面后，将复合脱敏剂在敏感的牙面上涂擦 30～60 秒，用气枪轻轻吹干牙面，然后用水冲洗。如果效果不明显，可重复使用。为了增强效果，可在涂擦复合脱敏剂后再使用牙本质封闭剂。

临床链接

牙本质敏感程度与治疗原则

根据机械探诊和冷刺激敏感部位的疼痛程度，将牙本质敏感程度分为 4 度：0 度，无痛；1 度，轻微痛；2 度，可忍受的痛；3 度，难以忍受的痛。疼痛是患者的主观反应，探诊所用力量和器械均应有严格规定才有可比性。

症状较轻者、敏感区广泛或位于龈下者，可首选家中自用脱敏剂，如抗牙本质过敏牙膏或漱口液等；中、重度患者，可由医师使用药物脱敏治疗或激光治疗；长期不愈的重症患者，必要时采取有创性的治疗如根管治疗等。

第三节　牙漂白药
Tooth Bleaching Agents

着色牙（discoloration of teeth）是口腔中常见的疾病，在各个年龄组人群中均可见，既可发生在乳牙，也可发生在恒牙。根据病因的不同，着色牙可分为内源性着色牙（intrinsic discoloration of teeth）和外源性着色牙（extrinsic discoloration of teeth）两大类。内源性着色牙主要是由于受到疾病（如遗传性疾病、氟牙症、儿童期高热等）或药物（如四环素类药物）的影响，牙内部结构包括牙釉质、牙本质等发生着色，常伴有牙发育异常。活髓牙和无髓牙均可受累。外源性着色牙主要是由于药物、香烟、有色食物、饮料中的色素沉积在牙面引起牙着色，也包括附着在牙表面的菌斑，其牙内部组织结构完好、只影响牙的美观，常规通过龈上洁治和喷砂抛光等治疗可有效地清除。

前牙着色严重影响美观，目前被广泛接受的治疗方式为牙齿漂白术。牙齿漂白术是通过使用化学药物氧化牙体结构内的有机色素而使牙体颜色变白的一种方法。在临床上根据牙髓情况分为活髓牙漂白术（vital bleaching technique）和无髓牙漂白术（non-vital bleaching technique），根据是否在诊室内完成分为诊室内漂白术（in-office bleaching technique）和家庭漂白术（in-home bleaching technique）。牙漂白可能出现牙根外吸收（发生率 7%）、牙齿敏感（约 2/3 患者）、软组织损伤等并发症，需要密切关注。下面主要介绍临床上常用的过氧化氢、过硼酸钠、过氧化脲等牙漂白药。

过氧化氢　hydrogen peroxide

【处方组成】　过氧化氢是最有效的漂白剂，常用 30% ～ 35% 的过氧化氢溶液或含有 35% 过氧化氢的凝胶。

【药理作用】　过氧化氢是一种强氧化剂，分子量为 34.01，由于其低分子量可穿透牙体硬组织，释放活性氧分子和过氧化氢阴离子，发生氧化-还原反应，活跃的过氧化离子转变为活跃的自由基，自由基可氧化或还原其他的分子，分解有机色素分子，改变其吸收光谱，使牙齿表面颜色变淡，而无机分子不受影响。

过氧化氢的漂白作用受 pH、温度和光等因素的影响。在中性和碱性条件下，漂白效果明显且无牙体硬组织损害，但过氧化氢不稳定、易降解。酸性和中性漂白效果相同，但中性比酸性对牙齿表面损伤更小。虽然酸性条件对釉质有脱矿作用，但为了保持活性成分的稳定，促进漂白进程，诊室内的漂白仍然在酸性条件下进行。冷光、激光或加热可激发过氧化氢的氧化过程。一般认为，活髓牙漂白术安全有效，其副作用可能引起暂时性牙本质敏感症，但对牙髓没有长期损害。

【临床应用】　主要用于诊室内漂白。

（1）四环素牙、氟牙症的脱色：将蘸有 30% 过氧化氢溶液的与牙面着色区大小相应的滤纸片贴敷于牙面上，用红外线灯照射 15 分钟。治疗过程中需用该药液保持滤纸湿润。

（2）变色的无髓牙漂白：取小的医用棉球蘸 30% 过氧化氢溶液于饱和状态，置于已根管充填的窝洞内，表面加热，2 ～ 3 分钟后用氧化锌丁香油糊严密封闭。3 ～ 5 次为一疗程，每次间隔 3 ～ 7 日。

【注意事项】

（1）由于过氧化氢具有刺激性，要注意对患者和医护人员的保护。

（2）诊室漂白温度越高，氧释放速度越快，牙齿漂白速度也加快。当温度过高时会引起牙齿敏感甚至不可复性的牙髓炎症。

（3）个别患者如出现牙本质敏感情况，可使用氟保护剂涂擦牙面，保持 3 ～ 5 分钟进行预防。

（4）漂白过程中过氧化氢发挥效果的最佳 pH 为 9.5 ～ 10.8。

（5）强光过敏者、过氧化氢过敏者、16 岁以下儿童、孕妇和哺乳期妇女切勿漂白。

过氧化脲 carbamide peroxide

【处方组成】 常用剂型为凝胶剂，浓度为 5% ～ 20%，也有浓度高达 35% 的制剂。

【药理作用】 过氧化脲的药理作用在于释放低浓度的过氧化氢，通过过氧化氢发挥氧化-还原作用。与此同时释放的尿素可以增加釉质对过氧化物和自由基的渗透性，促进过氧化氢的漂白作用，此外还能够克服漂白剂本身的酸性性质，起到缓冲作用，使 pH 远高于釉质的溶解界值，进而起到潜在的防龋作用。10% 过氧化脲能降解为 3% 过氧化氢和 7% 尿素，尿素最终分解成二氧化碳和氨。

【临床应用】 过氧化脲主要用于家庭漂白术，即将药物置于特制的托盘中在夜间进行漂白，也称为夜间漂白术（night guard vital bleaching）。首先取印模、灌制模型及制备托盘，然后将预制的托盘放入患者口腔内，检查是否合适，并告知患者如何使用托盘。托盘内加入适量的过氧化脲凝胶，轻压托盘，使其就位，勿将凝胶挤到托盘外面，清除多余凝胶。不同浓度凝胶戴用时间不同，一般选择夜间治疗，15% 凝胶戴用时间为 4 ～ 6 小时，如果白天使用，每 1.5 ～ 2 小时更换 1 次凝胶，每 3 ～ 5 日检查漂白效果，2 ～ 4 周为一个疗程。

【注意事项】

（1）操作过程中，请勿吞咽凝胶。

（2）嘱患者治疗期间内勿饮水、漱口、吸烟或进食。

（3）偶有牙本质敏感症发生，可选择加有氟化物和钾离子的制剂。

（4）对牙髓及其周围软组织有刺激，主要用于冠外漂白。

过硼酸钠 sodium perborate

【处方组成】 过硼酸钠呈粉末状，含有 95% 过硼酸，相当于 9.9% 可利用氧。过硼酸钠为含四水化合物，不同形式水合物因其含氧量不同而具有不同的漂白效力。在干燥条件下稳定，在酸性、热空气或水中降解为偏硼酸钠、过氧化氢和新生态氧。

【药理作用】 过硼酸钠是一种弱氧化剂，降解后形成过硼酸和过氧化氢，氧化反应持续时间较长。

【临床应用】 过硼酸钠相对安全，容易操作，是冠内漂白的首选。

根管充填完成后，橡皮障隔离治疗牙，去除髓腔内的充填牙胶和糊剂，将根充物降低至龈缘以下水平（临床牙冠根方下 2 mm 处），利用玻璃离子粘固剂垫 2 mm 以上的保护基。将过硼酸钠与 35% 过氧化氢调拌为均匀的糊状，利用充填器将糊剂送入髓腔内并压紧，用棉球吸出多余的水分，用暂封材料封闭髓腔。3 ～ 5 日后复诊，更换糊剂。如果单独用过硼酸钠，可 2 周后复诊。治疗 1 ～ 3 次后，观察漂白效果，并决定是否需要重复治疗，直到达到满意效果。

【注意事项】 为了避免对牙周膜组织造成损害，放入药物前一定要制备保护基，防止氧化剂通过牙本质小管进入牙颈部的牙周膜，使其防御功能减弱，细菌在暴露的牙本质小管内繁殖，引起牙周组织感染，从而继发牙颈部外吸收。

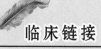

牙漂白并发症与处理措施

1. 牙根外吸收　是无髓牙内漂白技术的主要并发症，发生率为 7%。出现牙根外吸收的患者年龄多在 25 岁以下，且牙齿变色原因多为牙外伤。采取使用封闭性强的材料垫底形成保护层、用过硼酸钠等弱氧化剂代替强氧化剂、不使用热催化技术等措施，有助于减少此类并发症。

2. 牙齿敏感　是活髓牙外漂白技术的主要并发症，约 2/3 的患者会出现轻微、短暂的牙齿敏感症状，一般不会对牙髓造成实质性损伤，终止治疗后基本可恢复。于漂白术前后使用氟化物可预防此类并发症。

3. 软组织损伤　诊室内使用高浓度过氧化氢容易造成软组织损伤，烧伤深度通常较浅，大量水冲洗后在创面涂抹防腐抗炎类药物，通常会很快恢复。

4. 釉质表面显微硬度下降　漂白后使用氟化物可以促进再矿化。

第四节　盖髓术药
Pulp Capping Agents

牙髓（pulp）是富含血管和神经的疏松结缔组织，位于由牙本质所形成的髓腔内，其主要功能是形成牙本质、营养、感觉、修复和再生。盖髓术（pulp capping）是一种保存活髓的方法，即在接近牙髓的牙本质表面或已暴露的牙髓创面上，覆盖能使病变牙髓组织恢复的药物，以保护牙髓及恢复牙髓功能，消除病变。盖髓术又可分为直接盖髓术和间接盖髓术。直接盖髓术是用药物覆盖露髓处，以保护牙髓、保存牙髓活力的方法。间接盖髓术是将盖髓剂覆盖在近牙髓的牙本质表面，以保存牙髓活力的方法。用于覆盖牙髓保存其活力的药物称为盖髓剂（pulp capping agent），其主要作用是隔绝外界理化因素对牙髓的刺激，保护牙髓健康，提供牙髓修复的微环境，激发诱导牙髓细胞的分化，从而形成修复性牙本质，促进牙髓组织愈合。

理想盖髓剂应具备的条件：①能促进牙髓组织的修复再生；②有良好的生物相容性，无毒性和刺激作用；③有较强的杀菌或抑菌作用；④有消炎作用；⑤有较强的渗透性；⑥药效稳定、持久；⑦有一定强度，使用方便。许多药物和材料可作为盖髓剂用于盖髓治疗，包括消毒防腐药、抗炎药、抗生素、矿物三氧化物聚合物等，其中氢氧化钙和矿物三氧化物聚合物是目前最具疗效的盖髓剂。

氢氧化钙　calcium hydroxide

氢氧化钙是最早应用的盖髓剂，1930 年 Herman 首先将其作为盖髓剂，至今已有 70 多年的历史，仍是最为成熟、应用最广泛的盖髓剂。目前主要用于直接盖髓术、间接盖髓术和活髓切断术。

【处方组成】　氢氧化钙是一种白色无味的粉末，分子式为 $Ca(OH)_2$，分子量为 74.08，微溶于水，呈强碱性（pH $12.5 \sim 12.8$）。氢氧化钙可少量离解成 Ca^{2+} 和 OH^-。氢氧化钙有多种处方，均由氢氧化钙、赋形剂和添加剂组成。可在使用前调拌，也可使用商品化产品。氢氧化钙的赋形剂可分为水性赋形剂（无菌纯化水、生理盐水、林格液、局部麻醉药、甲基纤维素和羧甲基纤维素等溶液）、黏性赋形剂（甘油、聚乙二醇、丙二醇等）和油性赋形剂（樟脑对氯酚和醋酸间甲酚酯）。赋形剂可以决定离子解离速度，因此在氢氧化钙的药理作用方面发挥重要作用。理想赋形剂应具备的性质：①能逐渐缓慢释放钙离子和氢氧根离子；②能允许氢氧化钙在组织内缓慢扩散，在组织液中的溶解度低；③对氢氧化钙的药理作用没有影响。为了能在 X 线摄片上显示，通常在糊剂中添加硫酸钡、碳酸铋、碘仿等 X 线阻射材料。下面介绍几种商品化制剂。

（1）氢氧化钙水性糊剂：直接用氢氧化钙水溶液与氢氧化钙粉剂混匀调拌而成，是最简单的配置方法，也是配方和改良最多的一类糊剂。已有多种商品化糊剂可供使用。氢氧化钙在粉剂中的比例通常大于 50%，最高者可达 78.5%。

（2）氢氧化钙黏性糊剂：用黏性赋形剂材料调和氢氧化钙粉剂。黏性赋形剂材料包括甘油、聚乙二醇、丙二醇等，其优点是无色无味，易调和成均匀的糊剂，有吸湿性，可溶于水，易清除。

Dycal 是氢氧化钙黏性糊剂的代表产品，由两组分组成，用时取甲、乙组分等量混匀。

甲组分：	氢氧化钙	51.0%
	氧化锌	9.2%
	硬脂酸锌	0.3%
	氨磺酰乙基甲苯	39.5%
乙组分：	二氧化钛	45.1%
	钨酸钙	15.2%
	硫酸钙	0.6%
	1,3- 二醇丁酯	39.1%

（3）氢氧化钙油性糊剂：用于调和氢氧化钙的油性材料包括橄榄油、樟脑对氯酚、醋酸间甲酚酯等。使用樟脑对氯酚后可增强氢氧化钙糊剂的抗菌性，因此多用于根管消毒、根尖诱导成形术等，而不直接用于盖髓治疗。

粉剂：	氢氧化钙、碳酸铋	2 g、1 g
	还原松香	0.05 g
液剂：	橄榄油	0.16 ml

【药理作用】　氢氧化钙的药理作用取决于其化学性能，即强碱性和释放氢氧根离子。强碱性为牙髓组织的修复提供了一种良好的微环境；氢氧根离子可能释放了牙本质中的有效生物活性分子，表现在诱导矿化组织形成和抗菌作用两方面。

对于氢氧化钙诱导矿化、促进牙髓组织修复的机制目前研究认为：①氢氧化钙能溶解牙本质基质活性成分，并通过其溶解释放的生长因子等有效成分达到调控成牙本质细胞分化和形成修复性牙本质的作用；②氢氧化钙可供给大量钙离子，再加上由牙髓血运供给的钙离子进入牙本质基质，钙化后形成修复性牙本质；③氢氧化钙可促使磷酸钙沉淀，继而形成牙本质桥，使露髓孔得以封闭，保护牙髓。

当氢氧化钙作用于牙髓组织后，直接接触的牙髓组织发生坏死形成一层坏死层，邻近的牙髓组织可能出现炎症反应。经过一段时间后，在坏死层下方形成新的矿化组织沉积，即形成修复性牙本质，在组织切片上表现出牙本质桥样结构，牙髓封闭。修复性牙本质的形成表明牙髓细胞受到信号刺激后发生分化，新分化的细胞分泌牙本质基质并发生矿化。

【临床应用】

（1）将氢氧化钙粉剂与合适的赋形剂混合后均匀调拌，用器械将糊剂直接覆盖于牙髓穿孔处或牙髓切断面。

（2）也可直接使用商品化的糊剂，使用方法见生产厂家的说明书。

（3）使用注射型糊剂可以简化调和过程，方便使用。

（4）如果是光固化剂型，则需要进行光照固化。

【注意事项】

（1）盖髓术和活髓切断术均需无菌操作，严格防止细菌污染。

（2）氢氧化钙糊剂需新鲜配制，尽量减少污染。

（3）盖髓后窝洞应用暂封材料严格密封。

矿物三氧化物聚合物　mineral trioxide aggregate（MTA）

矿物三氧化物聚合物于 1993 年由 Torabinejad 等研发，是一种由多种亲水氧化矿物质混合而成的制剂，1998 年已被美国食品药品监督管理局批准临床使用。MTA 具有良好的封闭性及生物相容性，化学性质稳定，组成和牙本质矿物质构成相似，最初用于根尖封闭材料，随后发现还具有优良的诱导矿化组织作用，可用作盖髓剂，能刺激牙髓形成修复性牙本质。

【处方组成】　MTA 由粉剂和纯化水组成。粉剂主要由氧化钙、二氧化硅等组成，这两种成分占重量比的 70% ～ 95%。当粉剂与水调和后，产生硅酸二钙、硅酸三钙、铝酸三钙、铝铁酸四钙等无机物，形成硅酸盐水凝胶。

【药理作用】　MTA 粉剂与水调和后形成 pH 为 12.5 的凝胶状胶体，并可维持高 pH 达 24 小时以上，在湿润的环境下固化，其固化时间约为 4 小时。

MTA 因其具有良好的生物相容性、生物活性和抗菌性，能够促进软、硬组织的再生。

MTA 粉剂发生水合反应，释放钙离子，形成氢氧化钙，形成碱性 pH 环境，释放的钙离子与组织液接触后形成羟基磷灰石晶体。此外，MTA 与细胞的直接接触能增加血管内皮生长因子的表达，诱导血管新生，另外，MTA 还可使人牙髓细胞分化成牙本质细胞样细胞，促进牙本质样结构的形成。MTA 的固化不受血液存在的影响，固化后不溶于水。

【临床应用】　将 MTA 粉剂与纯化水按比例混匀调拌，用器械将糊剂直接覆盖于牙髓穿孔处或牙髓切断面。

【注意事项】　材料在调拌后必须尽快放入作用部位，防止在操作过程中脱水硬固。

氧化锌丁香油　zinc oxide eugenol（ZOE）

【处方组成】　使用糊剂剂型，由液剂和粉剂调和而成。

液剂：	丁香油	37.5%
	乙氧苯甲酸	62.5%
粉剂：	氧化锌	80%
	聚甲基丙烯酸甲酯	20%

【药理作用】　氧化锌丁香油糊剂又称氧化锌丁香油粘固剂，由氧化锌粉末和丁香油溶液调拌而成。氧化锌为白色粉末，无味、无臭，具有弱防腐作用与缓和的收敛作用，能保护创面。丁香油的主要成分为丁香油酚，味芳香，有刺激性，为无色或微黄的液体，接触空气后，颜色变深，有防腐和镇痛作用。

【临床应用】

（1）氧化锌丁香油糊剂因对牙髓有安抚作用而作为间接盖髓剂，临床上较少应用.

（2）也可作为牙髓病治疗过程中窝洞的暂封材料。

【注意事项】　氧化锌丁香油糊剂不能用于直接盖髓术。有研究表明，氧化锌丁香油糊剂与牙髓直接接触，可能导致牙髓慢性炎症，最终牙髓坏死而无修复性牙本质形成，造成盖髓治疗失败。

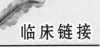

牙髓炎（pulpitis）

1. 可复性牙髓炎（reversible pulpitis）　牙髓受到刺激后，最初始的病理表现是血管扩张、血液充盈，称为牙髓充血（pulp hyperemia），多为牙髓炎症的初期表现。若及时去除病源刺激物，此种充血状态可缓解，牙髓可恢复到原来状态，临床上称为可复性牙髓炎。

2. 急性牙髓炎（acute pulpitis）　可由牙髓充血发展而来，也可由牙髓的慢性炎症急性发作而来。其病理变化根据炎症发展过程分为急性浆液性牙髓炎（acute serous pulpitis）和急性化脓性牙髓炎（acute suppurative pulpitis）。主要症状是剧烈疼痛，具有自发性阵发性痛、夜间痛、温度刺激加剧疼痛和疼痛不能自行定位等特点。

3. 慢性牙髓炎（chronic pulpitis）　临床症状不典型，是临床最常见的牙髓炎，有些病例没有自发性痛。依据病理变化可分为慢性闭锁性牙髓炎（chronic closed pulpitis）、慢性溃疡性牙髓炎（chronic ulcerative pulpitis）和慢性增生性牙髓炎（chronic hyperplastic pulpitis），以及特殊的残髓炎（residual pulpitis）。

4. 逆行性牙髓炎（retrograde pulpitis）　是指感染通过牙周袋内的侧支根管开口或根尖孔引起的牙髓炎症。

第五节　牙髓切断术药
Pulpotomy Agents

牙髓切断术（pulpotomy）是指在局部麻醉下切除冠部的炎症牙髓组织，用药物处理牙髓创面以保存根部健康牙髓组织的治疗方法。牙髓切断术包括氢氧化钙牙髓切断术和甲醛甲酚切断术。前者是切断冠髓后覆盖氢氧化钙，使根髓断端愈合，保存根髓的活性，也称为活髓切断术；后者是用酚醛类药物处理牙髓创面，使断端下的牙髓组织固定，也称为半失活牙髓切断术，只适合乳牙治疗。活髓切断术所用的氢氧化钙药物已在上节中介绍。本节只介绍用于甲醛甲酚牙髓切断术的药物。

甲醛甲酚溶液　formocresol solution（FC）

甲醛甲酚作为牙髓病治疗药物于 1905 年由 Buckley 提出，用于牙髓切断术，目的是利用甲醛甲酚的杀菌性和渗透性使牙髓组织成为非感染性的无害物质，以控制牙髓感染和炎症。目前临床应用的是 1930 年 Sweet 改进的甲醛甲酚牙髓切断术。尽管目前临床上仍用于乳牙牙髓切断术，但甲醛甲酚的毒性和免疫原性受到了越来越多的关注。

【**处方组成**】　常用剂型包括甲醛甲酚溶液剂和糊剂。

溶液剂：　　甲酚　　　　　　　　10 ml

　　　　　　甲醛　　　　　　　　10 ml

　　　　　　无水乙醇　　　　　　5 ml

临床通常使用 1/5 浓度的稀释液，其组成及配制方法如下：

　　　　　　甘油　　　　　　　　3 份

　　　　　　纯化水　　　　　　　1 份

　　　　　　甲醛甲酚溶液　　　　1 份

先将 3 份甘油与 1 份纯化水混合为稀释液，然后加入 1 份甲醛甲酚溶液混合均匀。

糊剂：由氧化锌与等量的甲醛甲酚、丁香油混合液调制而成。

氧化锌	2 份
甲醛甲酚溶液	1 滴
丁香油	1 滴

【药理作用】 由于甲醛甲酚具有凝固蛋白的作用，与牙髓断面接触区牙髓组织发生凝固坏死，形成一层无菌性的凝固屏障，保护屏障以下的根髓组织，使其逐渐凝固、退变、吸收，维持乳牙到替换时期。与年轻恒牙氢氧化钙活髓切断术不同，甲醛甲酚作用下不产生修复性牙本质。

甲醛甲酚的毒性目前引起广泛关注。甲醛甲酚可聚集分布于治疗牙的牙髓、牙本质、牙周膜及周围牙槽骨。甲醛可与细胞的蛋白质发生反应，是主要的细胞毒性成分。甲醛甲酚作用后迅速被吸收，并能进入血液循环。动物研究发现，全身摄入的甲醛甲酚可分布于全身，一部分通过肾和肺代谢和排泄，其他部分可结合至肾、肝和肺等组织上，引起组织损伤。甲醛甲酚具有半抗原性，可导致根尖周、牙周组织的免疫学反应，近年来引起学者们的关注。

【临床应用】 用于乳牙的牙髓切断术。使用时，将原液按 1：5 稀释。将蘸有甲醛甲酚稀释液的棉球置于乳牙牙髓切断面上，使药物与牙髓组织接触 5 分钟，移去棉球，将甲醛甲酚糊剂覆盖于牙髓断面上，磷酸锌黏固剂垫底后充填。

【注意事项】

（1）严格控制适应证，只可使用于乳牙的活髓切断术，不能用于年轻恒牙。

（2）使用过程中勿将甲醛甲酚液接触到牙龈等口腔软组织和颜面部皮肤。

戊二醛   glutaraldehyde

戊二醛是一种强有力的组织固定剂，固定效果较好，作用缓慢，刺激性小，术后根髓可保持良好活力，不易发生根吸收，更适宜于乳牙牙髓切断术。

【处方组成】 常用剂型包括戊二醛溶液剂和糊剂。戊二醛溶液浓度为 2% 或 4%；戊二醛糊剂由 2% 戊二醛与氧化锌调制而成。

【药理作用】 2% ～ 4% 戊二醛水溶液可对接触的牙髓组织产生快速的固定作用。与甲醛甲酚相比，戊二醛具有固定效果更好、作用缓慢、刺激性小、毒性低等优点，其作用下的牙髓组织大部分保持活力，未发生明显炎症反应。牙髓在药物作用下形成一个狭窄的固定组织层。随时间延长，固定组织层被致密胶原组织替代，根部牙髓仍保持活力。

与甲醛甲酚相比，戊二醛在牙髓组织内的扩散局限，很少通过根尖孔分布于全身，对恒牙胚也没有明显影响。戊二醛对组织结合力低，绝大部分在肾和肺代谢，通过尿和呼吸排出体外，3 日后 90% 的戊二醛被排出体外。戊二醛的毒性较低，2.5% 戊二醛的细胞毒性也比 19% 甲醛小 15 ～ 20 倍。戊二醛可以产生抗原性，但抗原性较甲醛甲酚低。

【临床应用】 替代甲醛甲酚用于乳牙牙髓切断术，临床应用方法与甲醛甲酚相同。

【注意事项】

（1）戊二醛溶液性质不稳定，保存困难，需要使用前新鲜配制。

（2）与口腔组织的接触会导致局部损伤，使用中需特别注意。

第六节   根管治疗药
Root Canal Therapy Agents

根管治疗（root canal therapy，RCT）是治疗牙髓病和根尖周病最有效、最常用的治疗手段，其基本步骤包括根管预备、根管消毒和根管充填。根管治疗过程中除了对根管进行机械性的预备外，尚需要用化学药物对根管进行有效的冲洗和消毒。临床根管用药始于 18 世纪中叶美国，当时在根管治疗中使用药物的主要目的是镇痛。19 世纪末 Miller 和 Black 相继阐述了根管治疗中所用药物的作用及机制，即主要是抑制感染根管内的微生物。19 世纪 90 年代开始使用樟脑对氯酚和甲醛甲酚，但当时未能足够重视这些药物的毒性，现今已被更安全有效的药物替代。

根据根管治疗步骤中所用药物的作用及目的，将根管治疗药分为根管冲洗剂（root canal irrigant）和根管消毒剂（root canal disinfectant）。

一、根管冲洗剂

在根管预备前，首先要对根管进行冲洗，即通过冲洗把根管内可能残存的异物或松散的坏死牙髓组织移到根管外，防止根管预备时将其推入根尖部，造成根尖感染或疼痛。在根管治疗的整个过程中需要对根管进行反复冲洗，以达到以下目的：①对整个根管系统进行消毒灭菌；②去除牙本质碎屑、微生物；③溶解残余的牙髓组织；④去除牙本质玷污层（smear layer）；⑤润滑管壁并有利于根管成形。

目前临床上常用的根管冲洗剂包括次氯酸钠溶液、过氧化氢溶液、乙二胺四乙酸钠螯合剂等。

次氯酸钠 sodium hypochlorite

次氯酸钠水溶液为较强的碱性溶液，具有较强的杀菌作用及漂白作用，常用于水的消毒。文献报道，1920 年次氯酸钠即被用于根管冲洗。次氯酸钠是目前使用最广泛、最理想的根管冲洗液。

【处方组成】 推荐使用浓度为 0.5% ~ 5.25%，浓度越高溶解有机组织的能力越强，但对机体的刺激性也越大。

【药理作用】 次氯酸钠溶于水后生成次氯酸及氢氧化钠。次氯酸具有氯的强杀菌和强氧化漂白作用；氢氧化钠可有效地溶解坏死的牙髓组织，并能渗透到牙本质小管中。单独使用次氯酸钠溶液不能彻底去除根管内壁的玷污层。

由于次氯酸分子小且不带电荷，故易进入细菌细胞内与蛋白质的氨基发生氧化反应，或破坏细菌的磷酸脱氢酶，使糖代谢失调而导致细菌死亡。次氯酸不稳定，易进一步分解为盐酸及新生态的氧原子，新生态的氧具有较强的杀菌作用。此外，次氯酸钠中的氯仍然活泼，易与有机碎屑结合而抑制次氯酸的生成，降低其药效，因此必须彻底清除根管内的有机碎屑，次氯酸钠才能达到最大的杀菌能力。

次氯酸钠的杀菌作用受 pH、温度等因素的影响。在酸性环境中，次氯酸钠的杀菌力增强；增加温度可增加次氯酸钠溶解及相应的抗菌作用。次氯酸钠的临床效果还受到根管内生物膜和牙本质玷污层的影响，即生物膜和牙本质玷污层妨碍药物在根管内的扩散和进入牙本质小管内。粪肠球菌是持续性和继发性根管感染的主要致病菌，在根管治疗失败的根管系统中检出率极高。粪肠球菌对次氯酸钠有抵抗力。

【临床应用】 次氯酸钠溶液作为根管冲洗剂，最常使用的浓度为 5.25%，为了减少刺激性，也可稀释至较低浓度如 1.25% 时使用。次氯酸钠通常与 17% EDTA、3% 过氧化氢或 2% 氯己定交替使用，其效果更佳。

【注意事项】

（1）高浓度次氯酸钠溶液有刺激性，建议在橡皮障隔离条件下使用。

（2）根管冲洗的次数和冲洗液的量是有效清除根管内碎屑十分重要的因素。每次冲洗液的量应至少有 1 ～ 2 ml。

氯己定　chlorhexidine

氯己定是一种表面活性剂类消毒防腐药，因具有较强的抑菌能力和较低的毒性，近年也常作为根管冲洗剂使用。

【处方组成】　常用浓度为 0.2% ～ 2% 溶液。

【药理作用】　氯己定有广谱杀菌及抑菌作用，详见第十五章消毒防腐药。此外，氯己定对牙表面带负电荷的无机物和有机物（即羟基磷灰石、葡萄糖、酸性糖蛋白等成分）有高度的亲和力，可以较长时间停留在牙体组织上，使其抑菌时间可持续 1 周，这个作用也被称为直接抑菌性。氯己定与次氯酸钠联合使用可获得到更强的抑菌效果。氯己定对根尖周组织无毒性。

【临床应用】

（1）临床上常用 0.2% ～ 2% 氯己定溶液直接冲洗根管。

（2）根管充填前，使用 2% 氯己定溶液冲洗，可以更有效地抑制粪肠球菌。

乙二胺四乙酸　ethylene diamine tetraacetic acid（EDTA）

EDTA 是含有 4 个羧基的四元酸，为螯合剂，白色晶状固体，难溶于水，但溶于氢氧化钠溶液，通常作为次氯酸钠的辅助冲洗剂。1957 年由 Nygaard-Østby 将其引进牙科领域。

【处方组成】　常用浓度为 17% 溶液，处方如下。

乙二胺四乙酸	17 g
5M 氢氧化钠溶液	9.25 ml
纯化水	加至 100 ml

乙二胺四乙酸也可与其他制剂联合使用，如 REDTA，处方如下。

乙二胺四乙酸	17 g
溴化十六烷基三甲铵	0.84 ml
5M 氢氧化钠溶液	9.25 ml
纯化水	加至 100 ml

【药理作用】　EDTA 的 4 个羧基能与各种 2 价和 3 价金属离子形成稳定的螯合物。作为冲洗剂，其与根管牙本质壁羟磷灰石中的钙离子结合生成螯合物，导致根管壁部分脱矿，进而软化根管牙本质壁，故能去除牙本质玷污层。此外，由于 EDTA 可螯合细菌生长所必需的金属离子，因而其具有抑制微生物生长作用。EDTA 溶液基本无毒性，不刺激根尖周组织。

【临床应用】

（1）EDTA 与次氯酸钠联合应用效果更好。先用 5.25% 次氯酸钠冲洗根管后，再用 17%EDTA 冲洗根管，可有效去除根管预备过程中产生的玷污层，能使根管充填材料和粘结性根管充填糊剂渗透到牙本质小管，增强根管充填的密合性。

（2）EDTA 尚可用于狭窄根管、钙化根管或根管内异物。

【注意事项】

（1）EDTA 的螯合作用非常强，使用 5 分钟后可穿透和软化牙本质深度 20 ～ 30 μm。因此，不宜作为最后一遍的冲洗剂；使用时，不宜时间过长，以防止根管壁侧穿或根管偏移。

（2）被软化的牙本质必须及时清除，以免存留在根管内封闭根管，影响最后的根管充填。

过氧化氢　hydrogen peroxide

【处方组成】　常用浓度为 3% 溶液。

【药理作用】　其药理作用见第十五章消毒防腐药。

临床上使用 3% 过氧化氢溶液直接冲洗根管，其遇到组织中的过氧化氢酶时，立即分解释放出新生态氧，进而形成氧气发泡。新生态氧具有杀菌、消毒、防腐、除臭和除污的作用。发泡形成的缓和机械力，可将坏死组织或牙本质碎屑带出至表面便于清除。新生态氧尚起到止血和减轻充血的作用。

【临床应用】　临床上使用 3% 过氧化氢液直接冲洗根管。

【注意事项】　在冲洗细窄根管时，不宜压力过大，应保持气泡逸出的通道，以免大量气泡进入根尖孔外的组织，引起疼痛或根尖周炎。

二、根管消毒药

根管消毒是根管治疗中重要的步骤之一，目的是用药物杀灭根管预备后仍残留在根管内的微生物。理想的根管消毒剂应具备的条件：①能快速消除和破坏根管内的细菌，不易产生耐药性，对多种细菌均有效；②能中和或破坏根管内的毒性物质；③能有助于降解根管内残留的有机残屑和生物膜；④能在血液、浆液、脓液或其他有机物中保持有效浓度，药效维持时间长；⑤对根尖周组织无刺激和毒性作用，不危害宿主组织的生理功能；⑥能有效地渗透到根管、牙本质小管、侧支根管内和根尖周组织；⑦能预防或减轻术后疼痛；⑧能诱导根尖周组织再生；⑨具有 X 线阻射特点；⑩性质稳定，便于贮存；⑪不使牙着色。

目前在临床上，没有一种根管消毒剂能完全符合上述所有条件。过去常用的根管消毒剂甲醛甲酚和樟脑苯酚等酚醛类制剂，由于其能引起细胞结构破坏或功能损伤，细胞毒性较大。如果医师使用不当，可能造成严重的根尖周组织损伤，形成药物性根尖周炎。因此，临床上现多用氢氧化钙糊剂作为根管消毒的首选药物，已经放弃使用酚醛类作为根管消毒剂。

氢氧化钙　calcium hydroxide

【处方组成】　通常为糊剂，有关配方详见本章第四节。目前有商品化的糊剂。商品化糊剂的赋形剂是甲基纤维素水溶液，但添加了硫酸钡以增加 X 线阻射性，糊剂可以通过 22、25、27 号注射针头直接注射入根管内，不需调拌，方便使用。

氢氧化钙糊剂处方如下。

氢氧化钙	52.5%
甲基纤维素水溶液	47.5%
硫酸钡	少量

【药理作用】　氢氧化钙糊剂作为根管消毒剂具有如下作用。

（1）抗菌作用

1）释放氢氧根离子：氢氧化钙遇水后可释放氢氧根离子。氢氧根离子是一种较强的氧化自由基，可与多种生物大分子发生反应，具体机制包括以下三方面。①细菌细胞膜损伤：氢氧根离子可氧化脂质，导致细胞膜结构成分磷脂发生破坏。②细菌蛋白质变性：氢氧化钙的强碱性或氢氧根可以导致蛋白质变性，即蛋白质三维结构的离子键断裂，从而使与代谢相关的各种酶活性丧失，细胞结构破坏，细菌死亡。③ DNA 损伤：氢氧根离子可以与细菌 DNA 反应，导致 DNA 断裂、基因丢失或突变，细菌死亡。

2）灭活细菌毒性产物：氢氧化钙还能灭活残留在根管壁上的细菌毒性产物脂多糖。

（2）扩散作用：氢氧根离子可以扩散进入牙本质内及残余的牙髓组织内。研究显示，使用氢氧化钙糊剂后 4 周，根管内 pH 为 12.2，与根管直接接触的牙本质壁 pH 从 8 升至 11，在外周牙本质 pH 从 7.4 升至 9.6。

（3）诱导矿化生物活性：研究显示，氢氧化钙能抑制破骨细胞活性，抑制根尖周组织炎性吸收,阻止硬组织的进一步破坏,并可诱导硬组织矿化修复。

(4)赋形剂的影响:氢氧化钙与不同的赋形剂调制成糊剂后,其中的 Ca^{2+} 和 OH^- 的解离度会发生改变,影响其释放速率。加入合适的赋形剂可以有效地提高氢氧化钙的抗菌活性、生物相容性、离子的分解和扩散速度。

【临床应用】

(1)使用前将氢氧化钙与生理盐水混匀调拌,用螺旋输送器将糊剂导入根管内,分布于全根管。

(2)也可使用商品化的产品,用注射器直接注入根管内。

【注意事项】

(1)氢氧化钙调拌成糊剂时,氢氧化钙量要多。

(2)导入根管内时,要注意将糊剂均匀充填至全根管,以发挥最大效果。

碘仿　iodoform

碘仿具有防腐、防臭、镇痛、减少渗出物等作用,常与氧化锌混合,以丁香油调和,适用于渗出液较多的感染根管。

【处方组成】 1979 年推出一种商品化注射型碘仿氢氧化钙糊剂,处方组成如下。

氢氧化钙	30.3%
碘仿	40.4%
硅油	22.4%
其他物质	6.9%

【药理作用】 碘仿的药理作用详见第十五章消毒防腐药物。

【临床应用】

(1)多用于根尖区有较多渗出物的感染根管,将碘仿糊剂封入根管中 10～14 天,可减少渗出。使用前以粉和液调拌,用扩孔钻或螺旋形根管充填器将调好的糊剂送入根管内。

(2)碘仿糊剂也可用作乳牙根管充填材料。

【注意事项】 少数患者对碘有过敏反应。

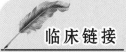

临床链接

根管预备过程中的冲洗流程

1.完成开髓和髓腔初预备后,使用次氯酸钠冲洗剂充盈髓腔和根管,然后使用根管器械进入。次氯酸钠的冲洗、浸泡应贯穿根管预备的全过程。

2.根管机械预备过程中,髓腔内应一直注满次氯酸钠冲洗剂。扩锉根管时可用根管蘸取 EDTA 凝胶进入根管伴随操作,以起到润滑作用。

3.机械预备全部完成后,使用足量次氯酸钠冲洗剂充分冲洗每个根管,再用 5 ml EDTA 溶液冲洗 1 分钟以清除玷污层。

4.根管充填前,可选择 95% 乙醇进行冲洗,每个根管用量 3 ml,以干燥根管并降低管壁的表面张力,利于根管封闭剂充分渗透,发挥封闭作用。

第七节 牙髓失活剂
Pulp Devitalizers

在治疗牙髓病时，一般在局部麻醉下摘除牙髓。偶有对局部麻醉药过敏者或其他原因者，可采用牙髓失活法，即用化学药物覆盖于尚有活力的牙髓创面，使其发生化学性坏死，失去活力，达到拔除牙髓时患者无痛觉的目的。使牙髓失活的药物称为牙髓失活剂（pulp devitalizer）。为了保证牙髓失活的安全性，理想的失活剂应具备如下条件：①在牙髓失活过程中不引起疼痛；②对牙髓、牙本质无损害；③牙髓失活效果好，拔髓时无痛；④对周围组织安全，封药无吸收或吸收缓慢。目前无完全符合以上条件的牙髓失活剂。尽管目前临床上仍有使用牙髓失活剂的情形，但因其为剧毒物质，对组织有强腐蚀性，建议慎用，尤其砷剂已基本废用。

多聚甲醛 paraformaldehyde

多聚甲醛作为牙髓失活剂的浓度较高，为 35% ～ 60%。

【处方组成】 多聚甲醛失活剂处方组成如下。

多聚甲醛	2.0 g
盐酸可卡因	1.0 g
石棉粉	0.4 g
羊毛脂	适量
伊红	适量

【药理作用】 高浓度多聚甲醛具有原生质毒性及神经毒性，能引起毛细血管内皮细胞发生损害，平滑肌麻痹、充血、扩张、出血，神经麻痹，最终牙髓逐渐坏死。由于甲醛有凝固蛋白作用，牙髓为干性坏死，可保持无菌。

【临床应用】 多聚甲醛作用缓慢，封药时间为 2 周左右。

【不良反应】

（1）多聚甲醛的渗漏会导致牙周组织的坏死，若神经损伤可引发感觉异常。

（2）释放的甲醛通过根尖孔，可引起根尖周炎症反应或组织坏死。

（3）若应用在乳牙列，有可能损害相应的恒牙胚。

（4）多聚甲醛失活剂释放的甲醛可能导致患者出现过敏反应。

Summary

Medications for dental pulp diseases include anti-carious agents, anti-dentin sensitive desensitizers, tooth bleaching agents, vital pulp therapy agent and root canal therapy agents. It is necessary to master the pharmacological action, indications and precautions of each representative drug.

The main function of anti-carious agents are to enhance the anti-carious ability of teeth and control dental plaque to inhibit the growth of bacteria. Representative drugs include sodium fluoride, stannous fluoride, and fluorine acid phosphate.

Anti-dentin sensitive desensitizers can alleviate or eliminate pain or discomfort caused by dentin sensitivity without damage to pulp tissue. The commonly used drugs are fluoride, potassium salt and compound desensitizer.

The commonly used tooth bleaching agents are hydrogen peroxide, sodium perborate and urea peroxide.

The main function of pulp capping agents is to isolate the stimulation of external physical and chemical factors on pulp, protect dental pulp health, provide a microenvironment for pulp repair, stimulate and induce the differentiation of dental pulp cells, thus forming restorative dentin and promoting pulp tissue healing. The representative drugs are calcium hydroxide, mineral trioxide polymer and zinc oxide clove oil.

Formaldehyde cresol is only suitable for deciduous teeth.

Root canal therapy agents are divided into root canal irrigants and root canal disinfectants. at present, the commonly used root canal irrigants include sodium hypochlorite solution, hydrogen peroxide solution, EDTA chelating agent, etc. calcium hydroxide paste is often used as the preferred drug for root canal disinfection, but phenolic resin has been abandoned.

Pulp devitalizer is highly toxic and corrosive to tissues, so it is recommended to be used with caution.

参考文献

［1］国家药典委员会. 中华人民共和国药典临床用药须知：化学药和生物制品卷（2015 年版）［M］. 北京：中国医药科技出版社，2017.

［2］高学军，岳林. 牙体牙髓病学［M］. 2 版. 北京：北京大学医学出版社，2013.

［3］王晓娟. 口腔临床药物学［M］. 5 版. 北京：人民卫生出版社，2020.

［4］邱滢，李祥伟. 牙髓切断术与冠髓再生的研究进展［J］. 口腔疾病防治，2019，27（12）：813-816.

［5］Suhag K, Duhan J, Tewari S, et al. Success of direct pulp capping using mineral trioxide aggregate and calcium hydroxide in mature permanent molars with pulps exposed during carious tissue removal：1-year follow-up［J］. Journal of Endodontics，2019，45（7）：840-847.

［6］Aniketh T N, Idris M, Geeta I B, et al. Root canal irrigants and irrigation techniques：a review［J］. Journal of Evolution of Medical and Dental Sciences，2015，4（27）：4694-4700.

（赵电红　甘业华）

第十九章　牙周病用药

Medications for Periodontal Diseases

牙周病的药物治疗是牙周病的辅助治疗手段之一，主要为预防或减少牙菌斑的形成，阻断牙周病的病理过程，以达到治疗牙周病的目的。牙周病用药（medications for periodontal diseases）分为全身用药和局部用药，治疗时应针对患者病情特点，并遵循循证医学的原则合理用药。

牙周病是人类口腔常见病、多发病，包括仅累及牙龈组织的牙龈病和波及深层牙周组织（牙周膜、牙槽骨、牙骨质）的牙周炎两大类疾病。牙周病不仅严重危害人类的口腔健康，而且与全身系统性疾病（比如血液系统疾病、糖尿病等）密切相关。由于菌斑微生物及其产物是牙周病发生的始动因子，直接和间接地参与牙周病发生、发展的全过程，因此有效清除牙菌斑、防止菌斑的再聚集是成功治疗牙周病并防止其复发的关键。

对于大多数牙周病而言，通过传统的龈上洁治和龈下刮治的机械方法、患者的自我菌斑控制及定期复查复治，即可使牙周炎症得到控制。但是，对于牙周组织的急性感染、侵袭性牙周炎、重度慢性牙周炎，以及伴有糖尿病、风湿性心脏病等全身疾病的牙周炎，若仅实施单纯的机械治疗，效果往往欠佳，需要在牙周基础治疗的基础上，辅以局部或全身药物治疗。

药物治疗可在一定程度上克服牙周机械治疗的局限性，杀灭侵入牙周袋壁组织内的病原微生物，消除深牙周袋底部、根分叉区等刮治器械难以操作的部位及口腔内其他部位的病原微生物，防止病原微生物在牙周袋内再定植而导致疾病复发；牙周袋内使用的缓释、控释制剂还具有药物浓度高、作用时间长、减少给药剂量和频率、治疗效果佳等优点，可以获得较好的治疗效果；某些药物还具有抗炎、抑制胶原酶活性、阻止牙槽骨吸收及促进牙周组织修复再生等作用；传统中药还可以调节宿主免疫反应，对延缓牙周病进程有一定的疗效；对于一些易感者或伴全身疾病患者，通过药物治疗可达到控制感染、预防并发症、减少复发的目的。

当然，药物治疗是牙周病的辅助治疗手段之一，不可代替常规的基础治疗，应当遵循牙周基础治疗为主，药物治疗为辅的原则；尤其在使用抗菌药物之前或同时，必须通过机械的方法尽量彻底地清除牙石、菌斑，破坏生物膜的结构之后，辅助性使用药物作用于残余细菌。临床医师应根据患者的全身和口腔病史、临床症状、经济状况等因素，充分考虑药物使用的适应证、禁忌证、不良反应和注意事项，决定是否需要用药、全身用药还是局部用药。本章主要介绍在牙周病治疗过程中的全身用药和局部用药，仅介绍与牙周病治疗相关的内容。

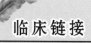

牙周基础治疗

　　牙周基础治疗是牙周治疗的第一阶段，又称为消除病因的治疗，目的在于消除牙周病的致病因素，从而控制炎症、终止疾病的进展，包括口腔卫生指导、龈上洁治、龈下刮治和根面平整、菌斑滞留因素的去除、咬合调整以消除咬合创伤、药物治疗、食物嵌塞的治疗、消除不良习惯、戒烟治疗和控制全身疾病等。

第一节　全身用药
Systemic Medication

　　牙周病是菌斑微生物膜引发的感染性疾病。宿主-微生物之间的平衡关系是牙周组织健康的必要条件。宿主-微生物之间的失衡会导致牙周组织炎症的发生。因此，通过药物杀灭或抑制病原微生物，或者调节宿主免疫炎症反应，可以有助于恢复宿主-微生物之间的平衡关系，从而达到治疗牙周病的目的。牙周病全身用药主要包括抗菌药物和宿主调节药。

一、抗菌药物

　　全身应用抗菌药物治疗牙周炎，不仅可直接抑制或杀灭侵入牙周袋壁的微生物，清除口腔中牙周微生态系以外，如舌背、颊黏膜及扁桃体等处的病原微生物，还可避免牙周机械清除菌斑、牙石后病原菌在牙周袋内的再定植，重建对牙周有益的微生态系统。全身应用抗菌药物治疗牙周炎时，须注意以下几点。

　　1. 应在有明确的应用指征的基础上合理使用　应根据患者的发病情况、临床症状、基础疾病、药物过敏史、牙周局部菌斑微生物的种类特性、宿主的易感性、药物到达感染部位的能力、可能的疗效和风险，提出合理用药方案。一般情况下，牙龈炎和轻、中度牙周炎不应使用抗菌药物，应以洁治、刮治彻底清除菌斑、牙石为主。只有在下述情况下，可考虑全身应用抗菌药物。

　　（1）常规机械治疗疗效不佳，或常规机械治疗后病情仍未明显缓解的牙周病，如侵袭性牙周炎、某些重度慢性牙周炎、种植体周围炎等。

　　（2）牙周组织急性感染，如急性牙周脓肿、多发性牙周脓肿、多发性龈脓肿、急性坏死溃疡性龈炎等，可用非甾体抗炎药和（或）弱阿片受体激动药镇痛。只有在伴有全身症状（如发热、淋巴结肿大等）时，可在应急处理基础上，酌情口服抗菌药物。待急性炎症缓解后，再进行彻底的牙周洁治和刮治。

　　（3）伴有全身系统疾病的牙周炎患者，如伴有糖尿病、HIV 感染、先天性心脏病、风湿性心脏病和心脏瓣膜病等，需在牙周检查和洁治、刮治之前或同时使用抗菌药物，以控制感染和预防并发症。

　　（4）牙周手术后，根据牙周手术类型和患者全身状况，酌情口服抗菌药物。

　　2. 用药前应尽量清除牙齿表面菌斑及牙石　牙菌斑生物膜结构对于牙周致病菌有保护作用，抗菌药物治疗前或治疗的同时，应尽量彻底地清除菌斑、牙石，破坏龈下菌斑生物膜的结构，使药物作用于残留的细菌，达到辅助治疗的目的。

3. 抗菌药物的联合应用 牙周病是多种细菌的混合感染，可考虑联合用药。如将对革兰氏阳性菌及部分革兰氏阴性菌有强力杀菌作用的青霉素类与治疗厌氧菌感染的硝基咪唑类联合应用。

4. 给药途径 对于有明确的抗菌药物应用指征的牙周病患者，应首选口服给药，不必采用静脉或肌内注射给药。

5. 给药次数 为保证药物在体内能发挥最大药效，杀灭感染灶病原菌，应根据药动学和药效学相结合的原则给药。青霉素类和头孢菌素类等时间依赖性抗菌药应一日多次给药。

6. 疗程 抗菌药物疗程因感染不同而异，一般宜用至牙周局部感染灶控制或完全消散。局部严重红肿疼痛，伴有发热等全身症状或患有糖尿病等基础疾病的患者一般短期口服抗菌药物3～7日。

阿莫西林 amoxicillin

【药理作用】 阿莫西林对革兰氏阳性菌和革兰氏阴性菌均有强而迅速的杀灭作用。

【临床应用】

（1）常规机械治疗效果不佳，或常规机械治疗后病情仍未明显缓解的牙周病。

（2）急性牙周脓肿切开引流术后的辅助治疗。急性牙周脓肿如伴有蜂窝织炎、发热、局部淋巴结肿大、免疫功能不全，可考虑口服阿莫西林。

（3）预防性用药。感染性心内膜炎高危患者，可在接受任何损伤牙龈组织的牙周诊疗操作前1小时口服阿莫西林。

【用法用量】 口服。

（1）成人：一次0.5 g，每6～8小时1次，一日剂量不超过4 g。

（2）小儿：一日剂量按体重20～40 mg/kg，每8小时1次。

阿莫西林克拉维酸钾 amoxicillin and clavulanate potassium

【药理作用】 本品为复方制剂，其中的克拉维酸钾能抑制葡萄球菌、大肠埃希菌、脆弱拟杆菌等微生物产生的β-内酰胺酶对阿莫西林的破坏作用，增强阿莫西林的抗菌作用。

【临床应用】 对局限型侵袭性牙周炎和常规牙周治疗无效的牙周炎治疗有效。

【用法用量】 成人及体重大于40 kg（或年龄大于12岁）的儿童，根据病情的需要，每次2～4片（每片含阿莫西林200 mg和克拉维酸28.5 mg），每12小时一次。

克林霉素 clindamycin

【药理作用】 克林霉素对厌氧菌、敏感的革兰氏阳性菌有较好的抗菌活性，用于对青霉素过敏患者。克林霉素和牙槽骨骨组织有较强的亲和性。

【临床应用】

（1）辅助治疗牙周炎，尤其是可以考虑应用于使用四环素类药物后疗效不佳的病例。

（2）急性牙周脓肿切开引流术后的辅助治疗。

（3）感染性心内膜炎高危患者预防性用药。

【用法用量】 成人一次0.15～0.3 g，一日4次口服，重症感染可增至一次0.45 g，一日4次口服。

多西环素 doxycycline

【药理作用】 多西环素抗菌作用比四环素强2～10倍，具有速效、强效、长效的特点。对大多数牙周致病菌有明显的抑制作用，耐药性少见。小剂量的多西环素还具有调节宿主反应的作用，能显著抑制牙周组织胶原酶和其他基质金属蛋白酶的活性；还可阻止牙槽骨吸收，促进成纤维细胞的增殖、分化及结缔组织的附着，有利于破坏的牙周组织获得再附着。糖尿病伴有肾功能损害患者应用本品时，药物自胃肠道的排泄量增加，成为主要排泄途径，故小剂量、长疗程应用多西环素可辅助治疗伴有糖尿病的牙周炎。

【临床应用】　辅助治疗牙周炎。

【用法用量】　口服。成人第一日 100 mg，每 12 小时 1 次，继以 100～200 mg，一日 1 次，或 50～100 mg，每 12 小时 1 次。

罗红霉素　roxithromycin

【药理作用】　罗红霉素对革兰氏阳性菌有良好抑菌作用，对革兰氏阴性菌也有一定疗效。它能有效地抑制黏性放线菌、产黑色素拟杆菌及螺旋体等牙周致病微生物。

【临床应用】　辅助治疗牙周炎。

【用法用量】　空腹口服。

（1）成人：一次 0.15 g，一日 2 次；也可一次 0.3 g，一日 1 次。

（2）儿童：一次按体重 2.5～5 mg/kg，一日 2 次。

甲硝唑　metronidazole

【药理作用】　甲硝唑广泛应用于抗厌氧菌感染，对牙周可疑致病微生物如牙龈卟啉单胞菌、中间普氏菌、具核梭形杆菌、螺旋体、消化链球菌等均有杀灭作用。

【临床应用】

（1）治疗急性坏死性溃疡性龈炎。无全身症状的急性坏死性溃疡性龈炎者不建议全身应用抗菌药物。中、重度急性坏死性溃疡性龈炎伴局部淋巴结肿大或乏力不适等全身症状或体征者，可口服甲硝唑。

（2）辅助治疗牙周炎。

（3）控制人类免疫缺陷病毒（human immunodeficiency virus，HIV）相关性牙周炎急性期症状。

【用法用量】　口服。

（1）成人：每日 0.6～1.2 g，分 3 次服。

（2）小儿：每日按体重 20～50 mg/kg，分 3 次服。

替硝唑　tinidazole

【药理作用】　与甲硝唑相比，替硝唑具有疗效更高、半衰期更长、疗程更短、不良反应少见而轻微的优点，并对微需氧菌、幽门螺杆菌也有一定的抗菌作用。

【临床应用】

（1）治疗急性坏死性溃疡性龈炎。

（2）辅助治疗牙周炎，常与阿莫西林合用。

【用法用量】　口服。成人每日服用 1 次，每次 1 g，首次加倍，连服 3 天。

二、调节宿主防御反应的全身用药

细菌引起牙周病，主要是通过激活宿主的反应机制，导致牙周支持组织的破坏。在牙周炎的破坏过程中，大多数的细胞外基质和骨的破坏是宿主来源的酶、细胞因子和炎症介质等直接作用的结果。因此，近年来有学者提出了各种调节宿主防御功能的治疗方法，即宿主调节治疗，以阻断牙周组织的破坏。调节宿主防御反应的全身用药主要包括非甾体抗炎药（Non-steroid anti-inflammatory drug，NSAID）、四环素类、中成药和预防骨质疏松药。

（一）非甾体抗炎药

非甾体抗炎药可通过抑制环氧合酶和脂氧化酶活性，降低花生四烯酸代谢，阻止前列腺素和白三烯等的合成、释放，从而具有抗炎和抑制骨吸收的作用。由于非甾体抗炎药可抑制宿主在进行防御应答时所产生的炎症反应，使牙周组织的炎症缓解，同时还可阻止牙槽骨吸收，因此，非甾体抗炎药被认为是一类具有潜力的宿主反应调节药。文献报道的用于牙周治疗性研究的非甾体抗炎药包括氟比洛芬、吲哚美辛、布洛芬等。由于该类药物有明显的副作用，目前主要用于消炎镇痛，对牙周炎治疗的确切疗效尚待进一步证实。

（二）四环素类

近年研究显示，当低于抗菌浓度，小剂量应用多西环素和化学修饰性四环素可有效降低牙周炎症过程中的宿主反应。研究证实，各类牙周炎患者机械治疗辅以小剂量多西环素可明显减少探诊深度，增加临床附着获得，且不引起细菌的耐药性。

多西环素　doxycycline

【用法用量】　口服。一次 20 mg，每日 2 次，服用 3 个月，也可至 9 个月。饭后服用可减轻胃肠道不良反应。

【注意事项】

（1）低剂量长期服用，不良反应少而轻微。

（2）四环素类药物过敏者、8 岁以下儿童、孕妇、哺乳期妇女禁用。

（3）不适用于牙周脓肿患者。

（三）中成药

中医药学对于疾病的认识有着独特的理论体系和辨证论治规律，几千年来有效地指导着临床实践。中成药作为宿主免疫调节的一种方法，对延缓牙周病进程有一定的疗效。按照中医"肾虚则齿豁，精固则齿坚"的理论，用于治疗牙周病的中成药主要由具有补肾、滋阴、凉血等作用的成分组成。

六味地黄丸

【成份】　熟地黄、酒萸肉、牡丹皮、山药、茯苓、泽泻。

【临床应用】　可滋阴补肾，用于肾阴亏损，头晕耳鸣，腰膝酸软，骨蒸潮热，盗汗遗精。

【用法用量】　口服，大蜜丸一次 1 丸，一天 2 次。

【制剂与规格】　大蜜丸每丸重 9 g。

补肾固齿丸

【成份】　熟地黄、地黄、鸡血藤、紫河车、盐骨碎补、漏芦、酒丹参、酒五味子、山药、醋郁金、炙黄芪、牛膝、野菊花、茯苓、枸杞子、牡丹皮、盐泽泻、肉桂。

【临床应用】　具有补肾固齿、活血解毒作用，用于肾虚火旺所致的牙齿酸软、咀嚼无力、松动移位、龈肿齿衄，以及慢性牙周炎见上述证候者。

【用法用量】　口服，每次 4 g，每日 2 次，连续用药 3～6 个月。

【注意事项】

（1）忌烟、酒及辛辣、油腻食物。

（2）不要吃过硬食品。

（3）服药时最好配合口腔科治疗。

【制剂与规格】　丸剂，每 30 丸重 1 g。

（四）预防骨质疏松药

双膦酸盐类药物是一类用于预防骨质疏松的药物，主要有阿仑膦酸钠、帕米膦酸钠、替鲁膦酸钠等。双膦酸盐类药物应用于牙周炎动物模型后发现，其可明显抑制牙槽骨的吸收，促进骨的重建。但该类药物的副作用较多，应用于牙周炎患者的临床治疗还处于起步阶段，尚有待进一步研究。

第二节　局部用药
Topical Medication

牙周病局部用药是牙周病药物治疗的重要方面。对于某些特定类型的牙周病，应局部用药联合全身用药。但对于较局限的或仅个别部位受累的牙周病损，建议在进行常规机械治疗后仅局部用药。牙周病局部用药克服了全身用药的诸多缺点，具有用药剂量小、局部药物浓度高、毒性和副作用小、疗效较好等优点。因此，对牙周局部用药的研究越来越受到重视，且在剂型、药品种类等方面取得了较大进展。目前，牙周病局部用药方式包括含漱、牙周袋用药、根面处理和牙周塞治等。

一、含漱

口腔含漱能改善口腔微生态环境，减少细菌数量，并能抑制龈上菌斑的堆积，阻止致病菌重新在牙面上定植，防止牙龈炎症复发。但药液在口腔内停留时间较短，疗效短暂，且药物进入龈下的深度不超过 1 mm，故对牙周袋内的菌群没有直接影响。因此，在机械清除菌斑和牙石的基础上，口腔含漱仅作为辅助措施以进行药物性菌斑控制。

醋酸氯己定溶液　chlorhexidine acetate solution

【药理作用】　氯己定对革兰氏阳性细菌和革兰氏阴性细菌都有较强的抗菌作用，并可抑制菌斑形成，在牙周病的预防和治疗方面应用较广泛。

含漱液中氯己定浓度范围是 0.1% ～ 0.2%。

【临床应用】

（1）辅助治疗各类牙龈炎及牙周炎。在牙周洁治、刮治后含漱，每日 3 ～ 4 次，5 ～ 10 日为一疗程。

（2）牙周手术后使用，减少菌斑形成，消炎、降低术后感染风险。含漱，每日 3 ～ 4 次，代替术区机械性菌斑控制。

（3）可用于超声洁治术前患者口内消毒，减少洁治时气雾中的微生物，减少对诊室空气的污染。选用 0.2% 溶液，一次 10 ml，含漱 1 分钟。

（4）预防牙龈炎症的复发，减少牙菌斑的形成。用于机械清除牙菌斑有困难者，预防发生口腔感染。含漱，一日 2 次。

过氧化氢溶液　hydrogen peroxide solution

【药理作用】　过氧化氢为强氧化剂，具有消毒、防腐、除臭及清洁作用。1% ～ 3% 过氧化氢可作为含漱剂。

【临床应用】

（1）辅助治疗急性坏死性溃疡性龈炎。选用 3% 过氧化氢溶液，拭洗坏死区。再以 3% 过氧化氢溶液与温水等量混合后，含漱，一次 10 ml，一日 3 次。

（2）用于超声洁治术前患者口内消毒，可大大减少洁治时喷雾中的细菌数，减少对诊室环境的污染。选用 3% 过氧化氢溶液，鼓漱 1 分钟。

西吡氯铵溶液　cetylpyridinium chloride solution

【药理作用】　西吡氯铵是一种阳离子季铵化合物，可与细菌细胞壁上带负电荷的基团作用而杀灭细菌。体外试验结果提示，西吡氯铵对多种口腔致病菌和非致病菌有抑制和杀灭作用。有报道用该药含漱后，可使菌斑的量减少 25% ～ 35%。市售的一些含漱液中含有此成分。

【临床应用】　辅助治疗各类龈炎及牙周炎。刷牙前后使用，每次 15 ml，含漱 1 分钟，每天 2 次。其含片也可辅助治疗牙龈炎、牙周炎，一次 1 片，每天 3 ～ 4 次，在口中慢慢溶解。

西吡氯铵抗菌作用不如氯己定，副作用（牙面着色）比氯己定弱，但可能出现皮疹等过敏反应，口腔、喉头偶可出现刺激感。

西吡氯铵不宜与含有阴离子型表面活性剂的药物或产品合用，否则会降低杀菌效果。

二、牙周袋用药

局部应用于牙周袋内的药物包括牙周袋内冲洗药物、牙周局部涂布药物。

（一）牙周袋内冲洗药物

牙周袋内冲洗是临床常用的牙周辅助治疗手段之一，具有机械清洁作用，也有助于搅乱龈下菌斑微生态。该方法的缺点是袋内有效药物浓度持续时间短，因此疗效短暂。

过氧化氢溶液　hydrogen peroxide solution

【药理作用】　过氧化氢与组织、血液、脓液中的过氧化氢酶接触，迅速分解，释放新生态氧，产热和大量气泡，可改变牙周袋内厌氧环境，并有止血、抗菌、除臭、促进血液循环的作用。但由于分解速度快，作用弱而短暂。

【临床应用】　辅助治疗急性坏死性溃疡性龈炎、牙周炎及冠周炎等。3% 本品用于龈袋或牙周袋内冲洗。

聚维酮碘溶液　povidone iodine solution

【药理作用】　聚维酮碘溶液对各种革兰氏阳性菌、革兰氏阴性菌、病毒、真菌、螺旋体等均有杀灭作用。本品性质稳定，毒性低，对黏膜无刺激性。但在高 pH 下杀菌活性降低，有机物也会降低其作用。

【临床应用】　辅助治疗各类龈炎及牙周炎。0.5% ～ 1% 聚维酮碘常用于牙周冲洗，也可放在超声洁牙机附带的冲洗药盒内，在洁治的同时冲洗牙周袋。

（二）牙周局部涂布药物

洁治和刮治术后，局部牙周组织常规不需要涂布药物，因为彻底的牙周机械治疗已可以使炎症消退，牙周袋变浅。如牙龈炎症很重，有肉芽增生或急性脓肿，可考虑局部牙周组织涂布以下药物。

碘甘油　iodine glycerin

【药理作用】　本品具有防腐、收敛和轻微腐蚀作用。其中的碘能氧化细胞质的活性基团，并与蛋白质的氨基结合，使之变性，从而杀死病原微生物。本品对细菌、真菌、病毒均有杀灭作用。

【临床应用】　用于牙龈炎、牙周炎及冠周炎等。

【用法用量】

（1）在进行牙周冲洗后，擦干局部组织，隔湿，用探针或镊子取药液放入龈袋或牙周袋内。

（2）本品也可让患者自用，用棉签蘸取少量本品涂于患处。一日2～4次。

【不良反应】　偶见过敏反应。

【注意事项】　用药部位如有烧灼感、瘙痒、红肿等情况应停药，并将局部药物洗净。

【制剂与规格】　碘甘油（溶液剂）：20 ml：200 mg

甲硝唑棒　metronidazole stick

【药理作用】　甲硝唑对大多数厌氧菌具有强大抗菌作用，但对需氧菌和兼性厌氧菌则无作用。

【临床应用】　用于牙周炎、牙周脓肿、冠周炎等。

【用法用量】　洁治、根面平整、牙周冲洗等牙周基础治疗后，拭干牙龈，用镊子将药棒插入患牙的牙周袋内，一次1～2 cm，多余的药棒折断，供再插入牙周袋内或弃去。1～2日一次，共放置2～3次即可。本药可在牙周袋内自行软化、溶解释药。

【不良反应】　少数患者有苦味感。

【注意事项】

（1）用镊子将药棒轻轻插入患牙的牙周袋内即可，多余的药棒折断，供再插入牙周袋内或弃去。

（2）经洁治、根面平整、牙周冲洗等牙周基础治疗后，再使用本品，疗效更为理想。

【禁忌证】

（1）孕妇及哺乳期妇女禁用。

（2）有活动性中枢神经系统疾患和血液病者禁用。

盐酸米诺环素软膏　minocycline hydrochloride ointment

【药理作用】　本药能够改善对盐酸米诺环素敏感的牙龈卟啉菌、中间型普氏菌、产黑色素普氏菌、侵蚀艾肯菌、核梭形杆菌、伴放线放线杆菌所致牙周炎（慢性边缘性牙周炎）的各种症状。

【临床应用】

（1）中、重度牙周炎在龈下刮治后，牙周袋内放入本品，可提高疗效，减少复发。

（2）急性冠周炎在局部清洗后，盲袋内放入本品。

【用法用量】　洁治或龈下刮治后，将软膏注满患部牙周袋内，每周1次，连续用4次，效果最好。

【不良反应】　少见放药后短时间有局部胀痛、不适，数分钟内可自动缓解。

【注意事项】

（1）用药前去除软垢、龈上菌斑及牙石。

（2）为了使药物充满牙周袋，需将注射器的头部轻插至牙周袋底部。

（3）注药后不得立即漱口及进食。

（4）注药时，患部可能出现一时刺激或疼痛，缓慢注药可明显减轻此症状。

【制剂与规格】　盐酸米诺环素软膏：0.5 g：10 mg。

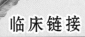

牙周袋

牙周袋是病理性加深的龈沟，是牙周炎最重要的临床表现之一。由于牙龈的肿胀或增生使龈缘位置向牙冠方向移动，龈沟加深，形成假性牙周袋；结合上皮向根方增殖，其冠方部分与牙根表面分离而使龈沟加深，则形成真性牙周袋。

三、根面处理药物

根面处理是牙周治疗特有的局部用药方式。根面处理药物是指在牙周手术过程中，为促进牙周新附着形成，对根面进行化学性处理，暴露胶原纤维，提高生物相容性，促进牙周膜细胞对根面的贴附和增殖的药物。目前使用较多的根面处理药物有乙二胺四乙酸、四环素类、釉基质蛋白衍生物等。

乙二胺四乙酸　ethylene diamine tetraacetic acid（EDTA）

【药理作用】　EDTA 是一种螯合剂，可去除根面玷污层、降解病变根面内毒素、螯合钙离子使根面脱矿、暴露穿通纤维，有利于新附着的形成，并具有消毒抗菌作用。

【临床应用】　常用于牙周手术中，根面平整后化学性处理根面。

【用法用量】　创面止血、隔湿，用浸有 24% EDTA 的小棉球敷于牙根表面 4 分钟后，用生理盐水冲净根面。

四环素类　tetracyclines

【药理作用】　四环素、米诺环素等水溶液可用于结缔组织移植术等根面覆盖手术中，提高结缔组织与根面的附着，促进新附着的形成。有研究证实，盐酸米诺环素软膏除可牙周袋内用药外，还可应用于结缔组织移植术等根面覆盖手术中，能够去除根面玷污层、降解内毒素、使根面脱矿、暴露胶原纤维、促进牙周膜细胞在根面贴附和增殖，以提高结缔组织与根面附着，并可吸附于根面，缓慢释放，具有抗菌、抑制胶原酶作用。

【临床应用】　盐酸米诺环素软膏可用于牙周手术中化学性处理根面。

本品从冰箱中取出后放置 10 分钟，至其温度达室温。使用时，隔湿，用浸有本品的小棉球擦拭根面 1 分钟，生理盐水冲洗，重复 3 次。

釉基质蛋白衍生物　enamel matrix derivative（EMD）

【药理作用】　EMD 是从幼猪牙胚中提取的釉基质蛋白（enamel matrix protein，EMP）的衍生物，具有促进牙周组织再生、诱导骨组织形成和生物矿化等生物学特性。国外已有商品化产品，属于低免疫原性的生物制剂，常用于牙周再生治疗。有研究证实，牙槽骨呈垂直型骨吸收的病例，翻瓣术中联合使用 EMD 处理根面与单纯翻瓣手术相比较，可以明显提高临床附着获得。

【临床应用】　本品可用于牙周手术中化学性处理根面。

使用前 15 分钟，冻干的 30 mg EMD 溶解在 1 ml 藻酸丙二醇酯中，制成匀浆，备用。使用时，止血、隔湿，浸有 EDTA（pH6.7）的小棉球处理根面 2 分钟，无菌生理盐水冲洗，将 EMD 匀浆注入骨下袋内，直至注满。瓣复位，缝合。

四、牙周塞治剂

牙周塞治剂（periodontal dressing）是用于牙周手术后的特殊敷料，在牙周手术后将其覆盖在术区表面，可以保护创面、压迫止血、镇痛和固定龈瓣。现临床上主要有含丁香油和不含丁香油的两类塞治剂。

（一）含丁香油的塞治剂

含丁香油的塞治剂一般是粉剂和液剂两种成分调和后使用，其处方组成如下。

粉剂：氧化锌40 g，松香粉60 g，鞣酸10 g，白陶土2.5 g。

液剂：麝香草酚2 g，丁香油100 ml。

用时局部止血、隔湿，取适量粉剂及液剂调成糊状，用塞治剂覆盖创面，用湿棉球轻压成形，使其均匀地贴合创面，并使表面光滑，数分钟后即可硬固。

对丁香油过敏者禁用本品。

（二）不含丁香油的塞治剂

不含丁香油的塞治剂一般由氧化锌、油脂、胶类、不饱和脂肪酸和抑菌剂等组成，对牙周组织无刺激，可塑性好，固化后表面光滑，有一定的柔韧性。

本品可用于对丁香油过敏者。

填塞牙周塞治剂时应注意用力不宜过大，用量不宜过多，应注意避免妨碍咬合、影响唇颊及舌体的运动等。注意勿将塞治剂挤入龈瓣下方而影响愈合。

Summary

Drug therapy is one of the adjuvant treatments of periodontal diseases, mainly to prevent or reduce the formation of dental plaque and block the pathological process of periodontal disease to achieve the purpose of treating periodontal diseases. Medications for periodontal diseases are divided into systemic medications and topical medications. For periodontal lesions that are more limited or involve only individual parts, topical medications are usually required after conventional mechanical treatment. For certain types of periodontal diseases, topical medications should be combined with systemic medications.

Systemic medications mainly include antibacterial drugs and host regulators. Antibacterial drugs for systemic use include amoxicillin, amoxicillin and clavulanate potassium, clindamycin, doxycycline, roxithromycin, metronidazole, tinidazole, etc. Host regulators for systemic use mainly include non-steroidal anti-inflammatory drugs, tetracyclines, Chinese patent medicines, etc.

Topical medications for periodontal diseases includes gargle, periodontal pocket medication, root surface treatment, periodontal plug treatment, etc. Oral gargles include chlorhexidine acetate solution, hydrogen peroxide solution, cetylpyridinium chloride solution, etc. Periodontal pocket medications include periodontal pocket irrigations and topical coating drugs, the former include hydrogen peroxide solution and povidone iodine solution, and the latter include iodine glycerin, metronidazole stick, and minocycline hydrochloride ointment. Root surface treatment drugs include ethylene diamine tetraacetic acid, tetracyclines, enamel matrix derivatives, etc. Periodontal dressings are divided into two categories according to whether they contain clove oil.

参考文献

［1］Mombelli A. Microbial colonization of the periodontal pocket and its significance for periodontal therapy［J］. Periodontology，2018，76（1）：85-96.

［2］Steinberg D，Friedman M. Sustained-release delivery of antimicrobial drugs for the treatment of periodontal diseases：fantasy or already reality［J］. Periodontology，2020，84（1）：176-187.

［3］Nastri L，De Rosa A，De Gregorio V，et al. A new controlled-release material containing metronidazole and doxycycline for the treatment of periodontal and peri-implant diseases：formulation and in vitro testing［J］. International Journal of Dentistry，2019，（2019）：1-10.

［4］Caffesse R G，Echeverría J J.Treatment trends in periodontics［J］. Periodontology，2019，79（1）：7-14.

［5］李佳薇. 牙周病药物治疗的研究进展［J］. 吉林医药学院学报，2018，39（3）：204-206.

［6］张婷，张宝东. 牙周病的临床治疗进展探讨［J］. 中国处方药，2017，15（5）：20-21.

［7］米梦梦，夏海斌，王敏. 釉基质蛋白衍生物在口腔种植中的研究进展［J］. 国际口腔医学杂志，2018，45（5）：522-526.

（郑利光）

第二十章 口腔黏膜病用药

Medications for Oral Mucosal Diseases

口腔黏膜病病因复杂、类型各异、迁延难愈，对患者身心健康造成较大危害。药物治疗是口腔黏膜病最主要的治疗手段，常用药物主要分为全身用药、局部用药。

口腔黏膜病药物治疗特点：①同病异治。针对同一种疾病的不同原因、不同时期或不同个体给予不同的药物治疗。如不同病因的复发性阿弗他溃疡，有的采用免疫抑制药治疗，有的采用免疫增强药治疗。②异病同治。针对不同疾病可能具有相似的发病因素或致病机制而给予相同的药物治疗。如某些药敏性口炎及糜烂型口腔扁平苔藓均可采用免疫抑制药进行治疗。③局部疾病全身治疗。口腔黏膜病的发生常有全身性诱因，故对严重口腔黏膜病，除局部治疗外，还须针对可能的全身因素进行治疗。④中西医结合治疗。对某些慢性疾病，如灼口综合征、口腔扁平苔藓等，若结合中医药治疗可能获得良好的协同效应。

口腔黏膜病药物治疗原则：①病情较轻者以局部用药为主，较严重者则采用局部和全身联合用药。②遵循用药个体化原则。③注意药物的合理选择和搭配，避免滥用药物。④注意监测药品不良反应。⑤注意合理停药。⑥采用药物治疗的同时，重视心理治疗的作用。

本章主要介绍在口腔黏膜病治疗过程中的全身用药和局部用药，仅介绍与口腔黏膜病治疗相关的内容。

第一节 全身用药
Systemic Medication

大多数口腔黏膜病的病因较复杂，包括微生物感染、免疫功能紊乱、神经精神因素、内分泌失调、维生素及微量元素缺乏等，而有些口腔黏膜病的病因目前仍不明确。因此，口腔黏膜病的全身用药具有多样化、系统化的特点。常用的全身用药包括抗真菌药、糖皮质激素类药、免疫调节药、维生素类药和中成药等。

一、抗真菌药

抗真菌药主要用于治疗口腔念珠菌感染，应遵循以下原则。

（1）轻、中度病情以局部用药为主，病情较严重者可考虑局部和全身联合用药，但婴幼儿、孕妇、哺乳期妇女及严重系统疾病患者等特殊人群不宜全身用药。

（2）用药疗程应足够长，即使短期用药后症状、体征消失，仍需持续用药 1～3 周，避免复发。

（3）对婴幼儿患者，还应注意奶具及产妇乳房的清洁消毒，避免交叉感染。

氟康唑　fluconazole

【药理作用】　本品具有广谱抗真菌作用，对白念珠菌、近平滑念珠菌、热带念珠菌等念珠菌具有良好抗菌作用。

【临床应用】　口腔念珠菌病。

【用法用量】　口服：第 1 天 200 ～ 400 mg，以后每天 100 ～ 200 mg，疗程 7 ～ 21 日，直至口腔念珠菌病缓解。重度免疫功能受损患者需要使用更长时间。

【不良反应】　常见不良反应为头痛、腹痛、腹泻、恶心、呕吐、谷丙转氨酶（GPT）升高、谷草转氨酶（GOT）升高、血碱性磷酸酶升高和皮疹。

【注意事项】

（1）肝、肾功能不全患者慎用。

（2）有潜在引起心律失常病情的患者慎用。

（3）偶有患者出现剥脱性皮肤反应，如史-约综合征（Stevens-Johnson syndrome）及中毒性表皮坏死松解症等，应停药。

【禁忌证】　对氟康唑或其他吡咯类药物过敏者禁用本品。

【制剂与规格】　氟康唑胶囊：① 0.05 g；② 0.1 g；③ 0.15 g。氟康唑片：① 0.05 g；② 0.1 g；③ 0.15 g。

二、糖皮质激素类药

由于大部分口腔黏膜病与免疫功能紊乱密切相关，因此，具有抗炎、抗过敏及免疫抑制作用的糖皮质激素类药是口腔黏膜病临床常用药物之一。病情轻者，局部使用糖皮质激素类药即可达到治疗目的，仅少数病情较严重者需联合全身用药。而药物种类、剂量及疗程则应视病种、患者全身状况等因素而定。尽管应用该类药物能缓解急性炎症、延缓病情发展，但同时也可能产生较大的不良反应。因此，应严格掌握其适应证和禁忌证，并注意定期监测，特别是对于需长期服用糖皮质激素类药的患者，应严密观察，定期随访。

泼尼松　prednisone

【药理作用】　本品具有抗炎及抗过敏作用，能抑制结缔组织的增生，降低毛细血管壁和细胞膜的通透性，减少炎性渗出，并能抑制组胺及其他毒性物质的形成与释放。本品须在肝内转化为泼尼松龙后方具有药理活性。详见第十三章糖皮质激素类药。

【临床应用】

（1）天疱疮：糖皮质激素类药是目前治疗天疱疮的首选药，合理使用糖皮质激素类药是治疗成功的关键。使用时应遵循"早期应用，足量控制，逐渐减量，小量维持，忌骤然停药"的基本原则。口服，应综合考虑病情及患者个体情况选择首剂量，若病损主要累及口腔且范围较局限、尚无皮肤损害者，起始量一般为一日 30 ～ 50 mg，待口腔损害控制 2 ～ 3 周后开始减量，每 2 ～ 4 周减量 1 次，一次减掉原剂量的 10% 或 5 mg。当剂量低于一日 30 mg 时，减量应更谨慎。维持量不低于一日 5 mg。

（2）良性黏膜类天疱疮：当损害累及眼部或皮肤时，可选用。

（3）白塞综合征：分为短期疗法和长期疗法。口服，短期疗法适用于急性发病或较严重病例，起始量一日 30 ～ 50 mg，1 周后减为一日 20 ～ 30 mg，随后每隔 3 ～ 4 日减少 5 mg 至一日 5 ～ 10 mg 的维持量或停药。长期疗法适用于复发迁延的顽固病例，起始量一日 30 ～ 40 mg，病情控制后每 7 日减少 5 ～ 10 mg 至维持量。

（4）复发性阿弗他溃疡：仅用于严重病例如重型阿弗他溃疡或溃疡发作此起彼伏、无间歇期者。口服，第 1 周，一日 20 ～ 30 mg，第 2 周剂量减半。一日剂量应在早晨 7 ～ 8 时一次性服完。疗程一般不超过 4 周。

（5）口腔扁平苔藓：仅用于急性加重的大面积糜烂或糜烂迁延不愈病例，采用小剂量、短疗程方案。口服，一日 15 ～ 30 mg，疗程 1 ～ 2 周。

（6）盘状红斑狼疮：常与羟氯喹合用。口服，一日 5 ～ 15 mg。

（7）变态反应性口炎、光化性唇炎：口服，一日 15 ～ 30 mg。

（8）血管神经性水肿：用于症状较严重、伴有喉头水肿者。口服，一日 10 ～ 30 mg，且同时皮下注射 0.1% 肾上腺素 0.25 ～ 0.5 ml，注意有心血管系统疾病的患者慎用。

（9）多形性红斑：口服，一日 25 ～ 45 mg，待病情控制后逐渐减量。

（10）三叉神经带状疱疹：在早期可考虑使用小剂量、短疗程的泼尼松，可降低宿主炎性反应，减少组织损伤，尤其对防止持久性脑神经麻痹和严重的眼部疾患有积极意义。应同时进行抗感染治疗，若有严重并发症或有相关禁忌证者不宜使用，以免感染扩散。

【不良反应】 本品较大剂量易引起糖尿病、消化道溃疡和库欣综合征，对下丘脑-垂体-肾上腺轴抑制作用较强，并发感染为其主要的不良反应。

【注意事项】

（1）结核病、急性细菌性或病毒性感染患者应用时，必须给予适当的抗感染治疗。

（2）长期服药后，停药时应逐渐减量。

（3）糖尿病、骨质疏松症、肝硬化、肾功能不良、甲状腺功能减退患者慎用。

（4）本品用于肝功能不全者效果差。

【禁忌证】

（1）高血压、血栓症、胃与十二指肠溃疡、精神病、电解质代谢异常、心肌梗死、内脏手术、青光眼患者禁用。

（2）对本品及肾上腺皮质激素类药物有过敏史者禁用。

（3）真菌和病毒感染者禁用。

【制剂与规格】 醋酸泼尼松片：5 mg。

三、免疫调节药

因免疫功能紊乱而引起的口腔黏膜病，常见为自身免疫病等变态反应性疾病。依其作用方式不同，主要可分为免疫抑制药和免疫增强药。其中的免疫抑制药较少单独用于治疗口腔黏膜病，可与糖皮质激素类药联合使用，以达到减少糖皮质激素类药的用量、降低其不良反应、提高机体对药物敏感性等目的。使用免疫抑制药应密切注意患者的耐受性和不良反应，必要时入院观察。

羟氯喹　hydroxychloroquine

【药理作用】 本品具有抗炎和免疫抑制作用。

羟氯喹能够稳定溶酶体，抑制酶的活性，继而抑制由此引起的炎症介质的激活，同时能抑制肥大细胞释放组胺，减少白细胞的趋化性，从而减少其激活及减少中性粒细胞的吞噬作用。羟氯喹进入酸性细胞的细胞质，干扰细胞的各种生理功能，同时影响自身抗原与 II 类组织相容性复合物的结合和加工，减少细胞因子 IL-2 等的释放，从而抑制 T 细胞的活性，通过抑制免疫反应的各个途径而发挥免疫抑制作用。

本品在抑制自身免疫反应的同时，并不危害机体对外来细菌或病毒抗原的免疫反应。

【临床应用】　盘状红斑狼疮、口腔扁平苔藓、光化性唇炎、干燥综合征等。

【用法用量】

（1）饭后口服，每次 100～200 mg，每日 2 次，2～4 周为一疗程或视病情轻重而定。

（2）对系统性红斑狼疮，用糖皮质激素治疗，待症状缓解后，可加服羟氯喹。

【不良反应】

（1）可出现角膜混浊、视网膜损伤、视力障碍、畏光等。

（2）可出现脱发、头痛、眩晕、耳鸣、各型皮疹、白细胞减少、血小板减少、恶心、胃肠不适等。

（3）较罕见的有精神病发作、激动不安、个性改变和惊厥。

（4）本品为氧化剂，若葡糖 -6- 磷酸脱氢酶缺乏的患者服用后可引起溶血反应。

（5）有引起急性泛发型发疹性脓血疱的报道。

【注意事项】

（1）长期大剂量服用可能会造成不可逆的视网膜损害。当决定长期使用本品时，应开始（基线）并定期（每 3 个月）进行眼部检查（包括视觉灵敏度检查、裂隙灯检查、检眼镜检查及视野检查）。

（2）长期使用本品的患者均应定期接受询问和检查，包括膝和踝反射，以获得有无发生肌无力的证据，如发生肌无力应停药。

（3）本品可能引起皮疹，对于既往发生药疹的患者应给予适当观察。

（4）正在服用可能引起眼或皮肤不良反应药物的患者应谨慎使用本品。

（5）患有肝或肾疾病的患者，或正在服用已知可影响这些器官的患者，以及患有严重胃肠、神经和血液异常的患者也应谨慎使用本品。

（6）有可能出现贫血、再生障碍贫血、粒细胞缺乏症、白细胞减少症和血小板减少症，建议定期进行的血细胞计数检查，如出现异常应停用。

【禁忌证】

（1）存在因任何 4- 氨基喹啉成分导致的视网膜或视野改变的患者禁用。

（2）已知对 4- 氨基喹啉类化合物过敏的患者禁用。

（3）儿童禁用。

【制剂与规格】　硫酸羟氯喹片：① 100 mg；② 200 mg。

沙利度胺　thalidomide

【药理作用】　本品具有抗炎和免疫调节作用。

抗炎作用最基本的机制是通过作用于单核细胞来抑制肿瘤坏死因子 - α（TNF-α）的释放，并促进 TNF-α mRNA 降解，从而抑制细胞因子 TNF-α 在单核细胞和巨噬细胞的生成。免疫调节机制是通过影响白细胞、内皮细胞及角质形成细胞等，改变黏附分子的浓度，进而影响炎症组织的白细胞外渗及抑制炎症反应。通过对单核细胞因子的抑制和对 T 淋巴细胞活化的共刺激效应的正负协调发挥免疫调节作用。

【临床应用】

（1）复发频繁、严重的复发性阿弗他溃疡。

（2）白塞病综合征。

（3）口腔扁平苔藓。

（4）天疱疮、副肿瘤性天疱疮。

【用法用量】　口服：一次 25～50 mg，一日 100～200 mg。

【不良反应】

（1）本品对胎儿有严重的致畸性。

（2）常见的不良反应有口鼻黏膜干燥、倦怠、嗜睡、眩晕、皮疹、便秘、恶心、腹痛、面部水肿。

（3）可能会引起多发性神经炎、过敏反应等。

【注意事项】

（1）育龄期妇女在沙利度胺治疗前至少 4 周、治疗期间和停药后 4 周内应采取有效的避孕措施，避免怀孕。

（2）怀孕期间不能服用。

（3）男性患者在沙利度胺治疗期间和停药后 4 周内，在与有生育能力的女性，包括既往有不孕不育史的患者发生任何性接触时，即使已经做了输精管切除术，也必须使用避孕套。

（4）如果妇女治疗期间怀孕或男性患者治疗期间伴侣怀孕，必须立即停止使用沙利度胺，并咨询医师进行相应的处理。

（5）服用本品可能会引起外周神经病变，其早期有手足麻木、麻刺感或灼烧样痛感。

（6）患者在服用本品期间及停药后 4 周内不可以献血，女性不可以哺乳，男性不可以献精。

【禁忌证】

（1）孕妇、哺乳期妇女、儿童禁用。

（2）对本品有过敏反应的患者禁用。

（3）本品可导致倦怠和嗜睡，从事危险工作者，如驾驶员、机器操纵者等禁用。

【制剂与规格】

（1）沙利度胺片：① 25 mg；② 50 mg。

（2）沙利度胺胶囊：25 mg。

白芍总苷　total glucosides of paeony

【药理作用】　本品为抗炎免疫调节药，对多种炎症性病理模型如大鼠佐剂性关节炎、角叉菜胶诱导的大鼠足爪肿胀和环磷酰胺诱导的细胞和体液免疫增高或降低模型等具有明显的抗炎和免疫调节作用。

【临床应用】

（1）类风湿性关节炎。

（2）口腔扁平苔藓、复发性阿弗他溃疡、盘状红斑狼疮、白塞综合征、干燥综合征等。

【用法用量】　口服：一次 0.6 g，一日 2～3 次。

【不良反应】　偶有软便，不需处理，可以自行消失。

【注意事项】　缺少与其他抗炎药或免疫抑制药联合用药的研究资料，因而最好不要与这些药物联合使用。

【禁忌证】　对白芍及其相关成分过敏者禁用。

【制剂与规格】　白芍总苷胶囊：0.3 g（含芍药苷不少于 104 mg）。

四、维生素类药

维生素是一类维持机体正常代谢和身体健康必不可少的小分子有机化合物。大部分维生素在人体内不能合成，或合成量不足，因此不能满足机体需要，需要通过膳食甚至疾病状态下需要特殊制剂补充。有些口腔黏膜病与维生素缺乏存在一定关系，该类药物既可单独作为治疗药物，又可作为常规辅助药物。

维生素 A　vitamin A

【药理作用】　本品具有促进生长、繁殖，维持骨骼、上皮组织、视力和黏膜上皮正常分泌等多种生理功能。

【临床应用】　口腔黏膜斑纹类疾病（如口腔白斑病、口腔扁平苔藓、口腔白色角化）及口腔念珠菌病的辅助治疗。

【用法用量】　口服：成人一次 2.5 万 U，一日 3 次；儿童一日 2.5 万 U。

【不良反应】　推荐剂量未见不良反应，但摄入过量维生素 A 可致严重中毒，甚至死亡。

【注意事项】

（1）长期大剂量应用可引起维生素 A 过多症，甚至发生急性或慢性中毒，以 6 个月～ 3 岁的婴儿发生率最高。

（2）婴幼儿对维生素 A 敏感，应谨慎使用。

（3）老年人长期服用维生素 A 可能因视黄醛清除延迟而致维生素 A 过量。

（4）长期大剂量应用可引起齿龈出血、唇干裂。

【禁忌证】　慢性肾衰竭时慎用。

【制剂与规格】　维生素 A 胶丸：① 5000 U；② 2.5 万 U。

维生素 B_1　vitamin B_1

【药理作用】　本品参与体内辅酶的形成，能维持正常糖代谢及神经、消化系统功能。

【临床应用】　灼口综合征、舌部疾病、口干症、放射性口炎等的辅助治疗。

【用法用量】　口服：成人一次 10 mg，一日 3 次。

【不良反应】　推荐剂量的维生素 B_1 几乎无毒性，过量使用可出现头痛、疲倦、烦躁、食欲缺乏、腹泻、水肿。

【注意事项】

（1）不可超量服用。

（2）如服用过量或出现严重不良反应时，应立即就医。

（3）过敏体质者慎用。

【禁忌证】　对本品过敏者禁用。

【制剂与规格】　维生素 B_1 片：10 mg。

维生素 B_2　vitamin B_2

【药理作用】　本品可转化为黄素单核苷酸和黄素腺嘌呤二核苷酸，均为组织呼吸的重要辅酶，并可激活维生素 B_6，将色氨酸转换为烟酸，并可能与维持红细胞的完整性有关。

【临床应用】

（1）营养不良性口炎（包括口角炎和舌炎）。

（2）灼口综合征。

（3）复发性阿弗他溃疡、地图舌、沟纹舌等的辅助治疗。

【用法用量】　口服：成人一次 5 ～ 10 mg，一日 3 次。

【不良反应】　在正常肾功能状态下几乎不产生毒性，服用后尿呈黄色，但不影响继续用药。

【注意事项】

（1）宜饭后服用。

（2）不可超量服用。

（3）过敏体质者慎用。

【禁忌证】　对本品过敏者禁用。

【制剂与规格】 维生素 B_2 片：① 5 mg；② 10 mg。

维生素 B_{12} vitamin B_{12}

【药理作用】 本品为一种含钴的红色化合物，需转化为甲基钴胺和辅酶 B_{12} 后才具有活性。维生素 B_{12} 缺乏可致 DNA 合成障碍而影响红细胞的成熟，引起巨幼红细胞贫血。本品还间接参与胸腺嘧啶脱氧核苷酸的合成。本品缺乏时，可导致甲基丙二酸排泄增加和脂肪酸代谢异常，为神经系统病变的原因之一。

【临床应用】

（1）三叉神经带状疱疹：可防止或缓解神经痛。肌内注射，一次 0.15 mg，一日 1 次；口服，一次 0.5 mg，一日 3 次。

（2）营养不良性口炎及舌部疾病：可作为辅助治疗药物。肌内注射，一次 0.25 ～ 0.5 mg，隔日 1 次，10 次为一疗程；口服，一次 0.5 mg，一日 3 次。与等量维生素 B_1 和 2% 利多卡因混合，行双侧舌神经封闭，隔日 1 次，5 次为一疗程。

（3）灼口综合征：对于舌灼痛明显的病例，可行双侧舌神经封闭，用法同营养不良性口炎及舌部疾病。

【不良反应】

（1）肌内注射偶可引起皮疹、瘙痒、腹泻及过敏性哮喘，但发生率低，极个别有过敏性休克。

（2）可引起低钾血症及高尿酸血症。

【注意事项】

（1）可致过敏反应，甚至过敏性休克，不宜滥用。

（2）有条件时，用药过程中应监测血中维生素 B_{12} 浓度。

（3）痛风患者使用本品可能发生高尿酸血症。

【禁忌证】

（1）对本品过敏者禁用。

（2）恶性肿瘤患者禁用。

（3）家族遗传性球后视神经炎（利伯病）及抽烟性弱视症患者禁用。

【制剂与规格】

（1）维生素 B_{12} 注射液：① 1 ml：0.05 mg；② 1 ml：0.1 mg；③ 1 ml：0.25 mg；④ 1 ml：0.5 mg；⑤ 1 ml：1 mg。

（2）维生素 B_{12} 片：① 0.025 mg；② 0.05 mg。

维生素 C   vitamin C

【药理作用】 本品是抗体及胶原形成、组织修补、叶酸的代谢、铁及糖类的利用、脂肪及蛋白质的合成、维持免疫功能、保持血管的完整、促进非血红素铁吸收等功能所必需的物质。

【临床应用】 口腔黏膜溃疡类疾病（如复发性阿弗他溃疡、白塞综合征）、口腔黏膜感染性疾病（如单纯疱疹、口腔念珠菌病）、口腔黏膜变态反应性疾病（如药物过敏性口炎、光化性唇炎）、舌部疾病（如地图舌、沟纹舌）的辅助治疗。

【用法用量】 口服：一次 100 mg，一日 3 次。

【不良反应】

（1）长期服用大量维生素 C 偶可引起尿酸盐、半胱氨酸盐或草酸盐结石。

（2）大量服用（每日用量 1 g 以上）可引起腹泻、皮肤红而亮、头痛、尿频、恶心、呕吐、胃痉挛。

【注意事项】

（1）不宜长期过量服用，突然停药有可能出现坏血病症状。

（2）可通过胎盘并分泌入乳汁。孕妇服用过量时，可诱发新生儿产生坏血病。

（3）过敏体质者慎用。

【禁忌证】 对本品过敏者禁用。

【制剂与规格】 维生素 C 片：① 25 mg；② 50 mg；③ 100 mg。

五、中成药

祖国医学对口腔黏膜病具有独特的见解，对口腔黏膜病进行中西医结合治疗是我国口腔黏膜病学的一大特色。临床上依据中医理论，辨认、分析各种口腔黏膜病的证候，针对证候确定具体治法，依据治法，选定适宜的中成药。

口炎清颗粒 Kouyanqing granules

【成份】 天冬、麦冬、玄参、山银花、甘草。

【临床应用】 滋阴清热，解毒消肿。用于阴虚火旺所致的口腔炎症。

【用法用量】 口服：一次 2 袋，一日 1～2 次。

【不良反应】 尚不明确。

【注意事项】

（1）忌烟、酒及辛辣、油腻食物。

（2）糖尿病患者及有高血压、心脏病、肝病、肾病等慢性病严重者应在医师指导下服用。

（3）儿童、孕妇、哺乳期妇女、年老体弱者、脾虚便溏者应在医师指导下服用。

【禁忌证】 对本品过敏者禁用。

【制剂与规格】 口炎清颗粒：①每袋装 3 g（无蔗糖）；②每袋装 10 g。

螺旋藻胶囊 spirulina capsule

【成份】 螺旋藻。

【临床应用】 益气养血，化痰降浊。用于气血亏虚，痰浊内蕴，面色萎黄，头晕头昏，四肢倦怠，食欲缺乏；病后体虚，贫血，营养不良属上述证候者。

【用法用量】 口服：一次 2～4 粒，一日 3 次。

【不良反应】 偶见高蛋白过敏症状。

【注意事项】

（1）忌油腻食物。

（2）本品宜饭前服用。

（3）服药 2 周或服药期间症状无改善，或症状加重，或出现新的严重症状，应立即停药并去医院就诊。

【禁忌证】 对本品过敏者禁用。

【制剂与规格】 螺旋藻胶囊：0.35 g。

加味逍遥丸 modified Xiaoyao pill

【成份】 柴胡、当归、白芍、白术（麸炒）、茯苓、甘草、牡丹皮、栀子（姜炙）、薄荷。

【临床应用】 舒肝清热，健脾养血。用于肝郁血虚，肝脾不和，两胁胀痛，头晕目眩，倦怠食少，月经不调，脐腹胀痛。

【用法用量】　口服：一次 6 g，一日 2 次。

【不良反应】　尚不明确。

【注意事项】

（1）忌生冷及油腻难消化的食物。

（2）服药期间要保持情绪乐观，切忌生气恼怒。

（3）有高血压、心脏病、肝病、糖尿病、肾病等慢性病严重者应在医师指导下服用。

（4）平素月经正常，突然出现经量过多、经期延长，或月经过少、经期错后，或阴道不规则出血者应去医院就诊。

（5）脐腹胀痛严重者应去医院就诊。

（6）儿童、年老体弱、孕妇、哺乳期妇女及月经量多者应在医师指导下服用。

（7）服药 3 天症状无缓解，应去医院就诊。

【禁忌证】　对本品过敏者禁用。

【制剂与规格】　加味逍遥丸：每 100 丸重 6 g。

六味地黄丸　Liuwei Dihuang pills

【成份】　熟地黄、酒萸肉、牡丹皮、山药、茯苓、泽泻。

【临床应用】　滋阴补肾。用于肾阴亏损，头晕耳鸣，腰膝酸软，骨蒸潮热，盗汗遗精。

【用法用量】　口服：一次 8 丸，一日 3 次。

【不良反应】　尚不明确。

【注意事项】

（1）忌辛辣食物。

（2）不宜在服药期间服感冒药。

（3）服药期间出现食欲缺乏、胃脘不适、大便稀溏、腹痛等症状时，应去医院就诊。

（4）服药 2 周后症状未改善，应去医院就诊。

【禁忌证】　对本品过敏者禁用。

【制剂与规格】　六味地黄丸（浓缩丸）：每 8 丸重 1.44 g（每 8 丸相当于饮片 3 g）。

蒲地蓝消炎口服液　Pudilan Xiaoyan oral liquid

【成份】　蒲公英、苦地丁、板蓝根、黄芩。

【临床应用】　清热解毒，抗炎消肿。用于疖肿、腮腺炎、咽炎、扁桃体炎等。

【用法用量】　口服：一次 10 ml，一日 3 次，小儿酌减。

【不良反应】　本品有以下不良反应报告：恶心、呕吐、腹胀、腹痛、腹泻、乏力、头晕等；皮疹、瘙痒等过敏反应。

【注意事项】

（1）孕妇慎用。

（2）过敏体质者慎用。

（3）症见腹痛、喜暖、泄泻等脾胃虚寒者慎用。

【禁忌证】　对本品过敏者禁用。

【制剂与规格】　蒲地蓝消炎口服液：每支装 10 ml（相当于饮片 10.01 g）。

双花百合片　Shuanghua Baihe tablet

【成份】　黄连、苦地丁、地黄、板蓝根、紫草、金银花、淡竹叶、干蛇胆、百合、细辛。

【临床应用】　清热泻火，解毒凉血。用于轻型复发性口腔溃疡心脾积热证，症见口腔黏膜反复溃疡，灼热疼痛，口渴，口臭，舌红苔黄等。

【用法用量】　口服：一次 4 片，一日 3 次，疗程为 5 天。

【不良反应】　轻度和中度胃部不适，继续用药消失。

【注意事项】　尚不明确。

【禁忌证】　尚不明确。

【制剂与规格】　双花百合片：0.6 g。

连芩珍珠滴丸　Lianqin Zhenzhu drop pills

【成份】　连翘、黄芩、栀子、青黛、煅石膏、珍珠层粉、人工牛黄、甘草、薄荷脑、冰片。

【临床应用】　清热泻火，解毒镇痛。用于复发性口疮（轻型口疮和口炎型口疮）心脾积热证，症见口腔溃疡、疼痛，伴有心烦急躁，口热口干，舌质偏红而干，苔黄或腻，脉弦细数等。

【用法用量】　含服：一次 4 粒，一日 3 次，疗程为 4 天。

【不良反应】　少数患者用药后出现轻度恶心，个别患者出现轻度腹泻、轻度心悸、轻度 GPT 升高。

【注意事项】　阴虚火旺者慎用。

【禁忌证】　尚不明确。

【制剂与规格】　连芩珍珠滴丸：35 mg。

第二节　局部用药
Topical medication

口腔黏膜病局部用药具有给药方便、用药量小、局部药物浓度高、能降低全身用药所致药物不良反应的优点，在口腔黏膜病治疗中发挥着重要的作用。

一、含漱剂、涂剂

含漱剂通常为消毒防腐类药物溶解于适宜溶剂中制成的供口腔含漱的液体制剂，具有清洁口腔、消毒防腐作用，在口腔软组织感染的预防和治疗中应用广泛。涂剂多为消毒防腐类药物的甘油、乙醇溶液，供口腔黏膜涂抹治疗用。

氯己定　chlorhexidine

【药理作用】　本品为阳离子表面活性剂，有广谱杀菌、抑菌作用。抗菌谱包括革兰氏阳性菌和革兰氏阴性菌、真菌（如白念珠菌）及某些病毒（如人类免疫缺陷病毒、乙型肝炎病毒）。对革兰氏阳性菌的作用较革兰氏阴性菌更强。详见第十五章消毒防腐药。

【临床应用】　适用于牙龈炎、冠周炎、口腔黏膜炎等所致的牙龈出血、牙周肿痛及溢脓性口臭、口腔溃疡等症的辅助治疗用药。

【用法用量】

（1）含漱：一次 10～15 ml，早、晚刷牙后含漱 2～5 分钟，5～10 日为 1 个疗程。

（2）湿敷：将浸有本品的消毒纱布覆盖于局部损害处数分钟，一日 2～3 次。

【不良反应】

（1）偶见过敏反应或口腔黏膜浅表脱屑。

（2）长期使用能使口腔黏膜表面与牙齿着色、舌苔发黄、味觉改变，停药后可恢复。义齿因表面粗糙可发生永久性着色。

【注意事项】

（1）连续使用不宜超过 3 个疗程。

（2）含漱时至少在口腔内停留 2～5 分钟。

【禁忌证】　对本品过敏者。

【制剂与规格】

（1）氯己定溶液：0.02%～0.2%。

（2）复方氯己定含漱液：每 500 ml 含葡萄糖酸氯己定 0.6 g、甲硝唑 0.1 g。

乳酸依沙吖啶溶液　ethacridine lactate solution

【药理作用】　本品主要对革兰氏阳性菌及少数革兰氏阴性菌有较强抑制作用，尤其是对链球菌有效，多用于防腐杀菌。详见第十五章消毒防腐药。

【临床应用】

（1）用于糜烂、水肿、充血等范围较大、渗出较多的口腔黏膜溃疡。

（2）用于各种唇炎、扁平苔藓、盘状红斑狼疮、渗出性多形性红斑、药物过敏等唇部有厚痂糜烂病损需要湿敷者。

【用法用量】

（1）含漱：一次 10 ml，一日 3 次，饭后口腔鼓漱 1～3 分钟。

（2）湿敷：唇部有厚痂糜烂需要湿敷者，用医用纱布或棉球蘸药液至饱和状态覆盖于病损处，一次 20～30 分钟，一日 1～3 次。如湿敷用纱布或棉球所蘸药液因蒸发而干燥，则须更换新蘸药纱布或棉球。

【注意事项】

（1）用于湿敷的医用纱布或棉球应剪成病损大小。湿敷过程中，纱布、棉球要保持药液饱和状态。湿敷后若病损结痂未变软，则应继续湿敷，直至结痂变软。

（2）药液遇光后色泽加深，不可再用。

【制剂与规格】　乳酸依沙吖啶溶液：0.1%。

碳酸氢钠　sodium bicarbonate

【药理作用】　本品水溶液呈弱碱性，能消除和分解残留凝乳或糖类，使口腔呈弱碱性环境，抑制真菌生长。

【临床应用】

（1）口腔念珠菌病。

（2）辅助治疗久治难愈的口腔黏膜病损如天疱疮、糜烂型口腔扁平苔藓等。

（3）预防由放射治疗、化学治疗、长期使用抗生素或糖皮质激素类药等所引起的口腔黏膜损害；与氯己定溶液交替使用，效果更佳。

（4）用于唾液黏稠的黏膜溃疡、糖尿病患者以预防真菌感染。

【用法用量】　本品无市售溶液，由患者将片剂加凉开水配成溶液使用。

（1）含漱（成人）：2%～4% 溶液，一次 10～15 ml，一日 3～4 次。

（2）用 2% 溶液擦洗婴儿口腔，一日 3～4 次。

（3）婴幼儿哺乳前后用 2% 溶液洗涤口腔，用 4% 溶液洗涤产妇乳头，再用清水洗净；还可用于浸泡奶瓶等哺乳用具。

（4）4% 溶液用于浸泡义齿。

【注意事项】　使用本品含漱时，不能因味涩而再用清水含漱。

【禁忌证】　对本品过敏者。

【制剂与规格】　碳酸氢钠片：0.5 g。

聚维酮碘　povidone iodine

【药理作用】　本品是碘以聚乙烯吡咯烷酮为载体，经反应生成的聚维酮碘复合物。本品为广谱强效杀菌药，对细菌、病毒、真菌、原虫和芽孢都有效，大多数微生物不会对碘耐药。详见第十五章消毒防腐药。

【临床应用】

（1）口腔黏膜创伤、溃疡。

（2）细菌、真菌、病毒所致的口腔黏膜病。

【用法用量】

（1）用于治疗时，可用棉签蘸原液直接涂布于患处，一日 1 ～ 2 次。

（2）含漱消毒：可将药液用凉开水稀释 1 ～ 2 倍，一次 5 ～ 10 ml，一日 2 ～ 3 次，每次含漱 1 分钟后吐出，半小时内不饮水和进食。

（3）用于活动义齿夜间浸泡清洁时，可将原液稀释 10 倍。

【不良反应】　偶见过敏反应和皮炎。

【注意事项】

（1）涂布部位如有灼烧感、瘙痒、红肿等情况，应停止用药，并将局部药物洗净。

（2）如误服中毒，应立即用淀粉糊或米汤洗胃，并送医院救治。

【禁忌证】　对碘过敏者禁用。

【制剂与规格】　聚维酮碘溶液：1%。

西吡氯铵　cetylpyridinium chloride

【药理作用】　本品为阳离子表面活性剂，主要通过降低微生物表面张力而抑制和杀灭细菌，对多种口腔致病菌和非致病菌有抑制和杀灭作用，包括白念珠菌。详见第十五章消毒防腐药。

【临床应用】

（1）用于口腔白念珠菌感染，减少或抑制牙菌斑形成。

（2）用于口腔日常护理及清洁口腔。

【用法用量】

（1）含漱：刷牙前后或需要使用时，一次 15 ml，强力含漱 1 分钟，一日至少使用 2 次。

（2）含化：一次 1 片，一日 3 ～ 4 次。

【不良反应】

（1）可能出现皮疹等过敏反应。

（2）口腔、喉头偶可出现刺激感等症状。

【注意事项】

（1）过敏体质者慎用。

（2）含漱液含漱后吐出，不得咽下。

（3）含片应逐渐含化，勿嚼碎口服。

（4）6 岁以下儿童不宜使用。

【禁忌证】　对本品过敏者禁用。

【制剂与规格】

（1）西吡氯铵含漱液：0.1%。

（2）西吡氯铵含片：2 mg。

复方硼砂含漱液　compound borax solution

【药理作用】　本品具有消炎镇痛作用。硼砂遇甘油生成酸性较强的甘油硼酸，再与碳酸氢钠反应，生成甘油硼酸钠，呈碱性，有除去酸性细菌分泌物作用，清洁口腔并杀菌。制剂中的少量苯酚具有轻微的局部麻醉和抑菌作用。详见第十五章消毒防腐药。

【临床应用】　用于口腔炎、咽炎等口腔消毒防腐。

【用法用量】　含漱：一次约 10 ml，加 5 倍量的温开水稀释后含漱，一次含漱 5 分钟后吐出，一日 3 ～ 4 次。

【不良反应】

（1）急性中毒：外用一般毒性不大，用于大面积损伤，其中的硼砂吸收后可发生急性中毒，早期症状为呕吐、腹泻、皮疹，中枢神经系统先兴奋后抑制。

（2）慢性中毒：硼砂排泄缓慢，反复应用可产生蓄积，导致慢性中毒，表现为厌食、乏力、精神错乱、皮炎、秃发和月经紊乱。

【注意事项】

（1）过敏体质者慎用。

（2）含漱后应吐出，不可咽下。

（3）小儿、老年人、孕妇及哺乳期妇女慎用。

（4）本品误服后可引起局部组织腐蚀、吸收后可发生急性中毒。一旦发生应立即就医。

（5）用时应避免接触眼睛。

【禁忌证】　新生儿、婴儿及对本品过敏者禁用。

【制剂与规格】　复方硼砂含漱液：每 100 ml 含硼砂 1.5 g、碳酸氢钠 1.5 g、液化酚 0.3 ml、甘油 0.3 ml。

二、软膏剂、乳膏剂、凝胶剂

口腔治疗用软膏剂、乳膏剂和凝胶剂通常是将具有免疫调节、抗炎、抗菌、抗病毒、消毒防腐、局部麻醉等作用的原料药物制成半固体外用制剂，涂布于口腔黏膜患处，发挥相应治疗作用。

他克莫司　tacrolimus

【药理作用】　本品为强效免疫抑制剂。本品与特异性细胞质内免疫亲和蛋白结合后，抑制 T 细胞内钙依赖性信号传导途径，从而阻止 IL-2、IL-3、IL-4、IL-5 及其他细胞因子如粒细胞-巨噬细胞集落刺激因子（GM-CSF）、TNF-α、IFN-γ 的转录与合成。

体外研究显示，本品可以降低从正常人体皮肤分离出的朗格汉斯细胞对 T 细胞的刺激活性，同时还可以抑制皮肤肥大细胞、嗜碱性细胞和嗜酸性细胞释放炎症介质。详见第十四章免疫调节药。

【临床应用】　用于口腔扁平苔藓、盘状红斑狼疮、慢性唇炎、口腔白斑等。

【用法用量】　在患处涂上一薄层本品，轻轻擦匀，并完全覆盖，一天 2 次。

【注意事项】　不能长期连续应用。

【禁忌证】

（1）对他克莫司或制剂中任何其他成分有过敏史者禁用。

（2）免疫受损的成人和儿童禁用。

（3）2 岁以下儿童禁用。

【制剂与规格】　他克莫司软膏：① 10 g：3 mg；② 10 g：10 mg。

曲安奈德　triamcinolone acetonide

【药理作用】　本品为中效糖皮质激素类药，外用能降低毛细血管通透性，抑制角质生成，抑制角质形成细胞增殖，具有抗过敏、抗炎症的作用。作用时间较长，抗炎作用为氢化可的松的 5 倍。本品可经皮肤吸收，尤其在皮肤破损处吸收更快。

【临床应用】　用于口腔黏膜的急、慢性炎症，包括复发性阿弗他溃疡、糜烂型口腔扁平苔藓，口炎创伤性病损，如义齿造成的创伤性溃疡、剥脱性龈炎和口腔炎。

【用法用量】　挤出少量药膏（大约 1 cm），轻轻涂抹在病损表面使之形成薄膜，不要反复揉擦。最好在睡前使用，这样可以使药物与患处整夜接触。如果症状严重，每日须涂 2 ～ 3 次，以餐后为宜。

【不良反应】

（1）对本品不耐受者非常少见，短期外用无明显不良反应。

（2）长期局部使用，可能出现短暂灼烧感或刺痛感的不良反应，个别患者可能出现口腔真菌感染。

【注意事项】

（1）接受本品治疗时，口腔的正常防御反应受到抑制，口腔微生物的毒株会繁殖，且不出现通常的口腔感染征兆。用药 7 天后，如果病损没有显著修复、愈合时，建议做进一步检查。

（2）由于体表面积相对较大，儿童患者可能比成人患者表现出更强烈的局部不良作用。儿童使用本品应减少到可以达到有效治疗的最小给药使用面积。

【禁忌证】

（1）口腔、咽部的真菌和细菌感染性疾病患者禁用。

（2）由病毒引起的口腔疱疹，如唇疱疹、疱疹性龈口炎、疱疹性咽峡炎等患者禁用。

【制剂与规格】　曲安奈德口腔软膏：① 2 g：2 mg；② 5 g：5 mg。

阿昔洛韦　aciclovir

【药理作用】　本品为选择性抗病毒药，对Ⅰ、Ⅱ型单纯疱疹病毒有效，其次对水痘-带状疱疹病毒也有效，而对 EB 病毒及巨细胞病毒作用较弱。

【临床应用】　用于单纯疱疹或带状疱疹感染。

【用法用量】

（1）外用：涂于患处。

（2）成人与小儿均为白天每 2 小时 1 次，一日 6 次，共用 7 日。

【不良反应】　可见轻度疼痛、灼痛、刺痛、瘙痒及皮疹等。

【注意事项】

（1）过敏体质者、孕妇、哺乳期妇女慎用。

（2）本品仅用于皮肤黏膜，不能用于眼部。

（3）涂药时应戴指套或手套。

（4）连续使用 7 日，症状未缓解，应咨询医师。

（5）用药部位如有灼烧感、瘙痒、红肿等情况应停药，并将局部药物洗净；必要时向医师咨询。

【禁忌证】　对本品过敏者禁用。

【制剂与规格】　阿昔洛韦乳膏：3%。

复方甘菊利多卡因凝胶　compound chamomile and lidocaine hydrochloride gel

【药理作用】　盐酸利多卡因为中效酰胺类局部麻醉药，麻醉强度大、起效快、弥散力强。

麝香草酚为酚类消毒防腐药，刺激性小，对坏死组织有分解作用，还有轻微的镇痛作用。

【临床应用】

（1）用于牙龈、唇及口腔黏膜的炎症性疼痛。

（2）缓解乳牙和智齿萌出过程中所出现的局部症状及由于使用正畸矫治器所致的局部症状等。

（3）作为戴义齿后所出现的疼痛不适及刺激性和（或）过敏性反应的辅助性治疗。

【用法用量】

（1）牙龈或口腔黏膜炎症性疼痛：每次涂约 0.5 cm 凝胶于疼痛或发生炎症的牙龈区，稍加按摩，一日 3 次。

（2）治疗与使用义齿有关的症状或病损：可用约豌豆大小的凝胶，涂抹患处。

【不良反应】　利多卡因可触发迟发型变态反应和速发型变态反应，可与其他酰胺类药物发生交叉变态反应；频繁地局部使用利多卡因，特别是用于黏膜，可触发变态反应。

【注意事项】　将本品置于儿童不可触及处。

【禁忌证】　对本品中各种成分过敏者禁用。

【制剂与规格】　复方甘菊利多卡因凝胶：每 1 g 含盐酸利多卡因 20 mg、麝香草酚 1 mg、洋甘菊花酊 200 mg。

复方苯佐卡因凝胶　compound benzocaine gel

【药理作用】　苯佐卡因局部使用可作用于黏膜的神经组织，阻断神经冲动的传导，使各种感觉暂时丧失，麻痹感觉神经末梢而产生镇痛、止痒作用。本品外用可缓慢吸收，作用持久。

【临床应用】　适用于复发性口腔溃疡的镇痛及治疗。

【用法用量】　成人及 2 岁以上儿童：涂于患处，每日 3～4 次，最多不超过 4 次。

【不良反应】　部分患者使用本品时有一过性局部刺激症状，一般 2 分钟内可消失。

【注意事项】

（1）除非有医师指导，本品不应连续使用超过 7 日。

（2）如出现以下任一情况应及时就医：①7 日内口腔溃疡未愈合，疼痛、发红持续无好转；②症状恶化或出现肿胀；③伴有皮疹或发热。

（3）孕妇及哺乳期妇女应在医师指导下使用。

（4）不应用于 2 岁及 2 岁以下儿童，特殊情况下经充分权衡利弊后在专业医师建议和指导下才可使用。

（5）儿童必须在成人监护下使用。

（6）本品贮藏时应注意防冻。

【禁忌证】　对局部麻醉药（如普鲁卡因、丁卡因、苯佐卡因或其他"卡因"类麻醉剂）及本品中其他成分过敏的患者禁用。

【制剂与规格】　复方苯佐卡因凝胶：5 g（含苯佐卡因 1 g、氯化锌 5 mg）。

三、口含片、口腔贴片

口含片、口腔贴片通常是将具有局部消毒防腐、抗菌、消炎、麻醉作用的原料药物与适宜的辅料制成的片状固体制剂。药物在口腔中缓慢溶化产生局部作用，作用时间较长。

西地碘　cydiodine

【药理作用】　本品在唾液作用下可迅速释放出碘分子，直接氧化和卤化菌体蛋白质，对多种微生物包括细菌繁殖体、真菌、芽孢、病毒等均有杀灭作用。其杀菌抗感染作用可靠，并具有收敛、消除黏膜水肿、镇痛作用快、消除口腔臭味、促进口腔溃疡黏膜愈合等作用，对口腔黏膜无刺激性。

【临床应用】　用于慢性咽喉炎、口腔黏膜溃疡、慢性牙龈炎、牙周炎。

【用法用量】　含服：一次 1 片，一日 3～4 次。

【不良反应】

（1）偶见皮疹、皮肤瘙痒等过敏反应。

（2）长期含服可导致舌苔染色，停药后可消失。

【注意事项】

（1）孕妇及哺乳期妇女慎用。

（2）甲状腺疾病患者慎用。

（3）儿童需在医师指导下使用。

（4）连续使用 5 日症状未见缓解，应停药就医。

（5）如服用过量或出现严重不良反应，应立即就医。

【禁忌证】　对本品过敏者或对其他碘制剂过敏者。

【制剂与规格】　西地碘含片：1.5 mg（以碘计）。

地喹氯铵　dequalinium chloride

【药理作用】　本品为阳离子表面活性剂，具有广谱抗菌作用，对口腔和咽喉部的常见致病细菌和真菌感染有效。详见第十五章消毒防腐药。

【临床应用】　用于急、慢性咽喉炎，口腔黏膜溃疡、牙龈炎。

【用法用量】　含服：一次 1～2 片，每 2～3 小时 1 次，必要时可重复用药。

【不良反应】

（1）罕见皮疹等过敏反应。

（2）偶见恶心、胃部不适。

【注意事项】

（1）过敏体质者慎用。

（2）本品应逐渐含化，勿嚼碎口服。

（3）如服用过量或出现严重不良反应，应立即就医。

【禁忌证】　对本品过敏者禁用。

【制剂与规格】　地喹氯铵含片：0.25 mg。

制霉菌素　nystatin

【药理作用】　本品可与真菌细胞膜上的甾醇相结合，使真菌细胞膜通透性的产生改变，以致重要细胞内容物漏失而发挥抗真菌作用。本品口服不吸收，局部外用也不被皮肤和黏膜吸收。

【临床应用】　用于口腔黏膜念珠菌病，如鹅口疮（雪口）、义齿性口炎、正中菱形舌、念珠菌性口角炎、念珠菌性唇炎和增殖型念珠菌感染等。

【用法用量】　含服：一次 1～2 片，一日 3 次。

【不良反应】　有特殊味道，可能引起患者不适，出现恶心等消化道症状。

【注意事项】

（1）对全身真菌感染无治疗作用。

（2）孕妇及哺乳期妇女慎用。

【禁忌证】　对本品过敏者禁用。

【制剂与规格】　制霉菌素片：50 万 U。

溶菌酶　lysozyme

【药理作用】　本品是一种能水解致病菌中黏多糖的碱性酶，具有抗菌、消炎、抗病毒等作用。本品可破坏细胞壁中的 N- 乙酰胞壁酸和 N- 乙酰氨基葡糖之间的 β-1，4 糖苷键，使细胞壁不溶性黏多糖分解成可溶性糖肽，导致细胞壁破裂、内容物逸出而使细菌溶解。溶菌酶还可与带负电荷的病毒蛋白直接结合，与 DNA、RNA、脱辅基蛋白形成复盐，使病毒失活。

【临床应用】　用于急、慢性咽喉炎，口腔黏膜溃疡及咳痰困难。

【用法用量】　含服：一次 1 片，一日 4～6 次。

【不良反应】　偶见过敏反应、皮疹等。

【注意事项】　将本品放在儿童不能接触的地方，儿童必须在成人监护下使用。

【禁忌证】　对本品过敏者禁用。

【制剂与规格】　溶菌酶含片：20 mg（12.5 万 U）

氨来呫诺　amlexanox

【药理作用】　本品具有抗过敏和抗炎作用，可抑制速发型和延迟型过敏反应。体外研究表明，本品可潜在性地抑制肥大细胞、嗜碱性粒细胞和中性粒细胞释放组胺和白介素。

【临床应用】　适用于治疗免疫系统正常的成人及 12 岁以上青少年的口腔溃疡。

【用法用量】

（1）一旦发现有溃疡出现就应开始使用，一日 4 次，最好是在早餐、午餐、晚餐后和睡前 80 分钟清洁口腔后使用。

（2）每个口腔溃疡处用 1 片，一次最多用 3 片。

（3）持续用药至溃疡愈合，但用药不超过 10 天。

（4）如用药 10 天后仍无明显的愈合或疼痛减轻，应咨询医师。

【不良反应】　国外临床试验中，患者（n = 409）出现的不良反应包括用药局部疼痛（7.1%）、灼烧感（2.7%）、刺激感（1.5%）、非特异反应（1.2%）和异样感（0.7%），出现的全身不良反应包括恶心（1.0%）、头痛（1.5%）、咽喉痛（0.2%），个别患者出现肝功能异常（2.0%）。国外上市后应用报道，有 9.8% 的患者用药后出现用药部位疼痛和烧灼感，小于 2% 患者出现用药部位刺激性和异样感。

【注意事项】

（1）尽可能在口腔溃疡一出现就使用本品，一日 4 次连续使用。最好是在早餐、午餐、晚餐后和睡前 80 分钟清洁口腔后涂用。应确保贴片紧贴溃疡处。

（2）在有多处溃疡的情况下，每处溃疡使用 1 片。一次最多使用 3 片。

（3）用药前，将手洗净并擦干，特别是直接接触溃疡的指尖，然后将贴片类白色面贴于溃疡处，并轻压。贴片应紧贴溃疡处。极少数情况下，患者感觉贴的效果不太理想，可重新贴，并在贴后轻压数秒，再移开手指。如果出现皮疹或接触性黏膜炎应停止用药。

（4）使用氨来呫诺贴片后应立刻洗手。

（5）为保证药物能在睡觉前分散至患处，患者在睡前 80 分钟内不能用药。

（6）用药 1 小时内，患者应避免进食。

（7）用药后 20～80 分钟内，药物会完全分散至口腔溃疡处。由于贴片贴的位置不同，以及贴后口腔的活动情况不同，药物完全分散至患处的时间会有所不同。当药物分散至患处时，患者会感觉到口腔中有微小的颗粒。这些颗粒可安全地吞咽。

（8）持续用药至溃疡愈合。如用药 10 天后仍无明显的愈合或疼痛减轻，应咨询医师。

（9）置于 12 岁以下的儿童不易触及处。由于存在误吸危险，不推荐在 12 岁以下的患者中使用本品。

（10）为避免误吸贴片，推荐睡前 80 分钟使用。

【禁忌证】　对氨来呫诺或本品中其他成分过敏者禁用。

【制剂与规格】　氨来呫诺口腔贴片：2 mg。

四、膜剂

膜剂的特点是经唾液浸泡后能成为凝胶，较牢固地黏附于口腔黏膜表面；膜剂内的药物缓慢释放出来，较长时间作用于病损局部。

复方氯己定地塞米松膜　compound chlorhexidine and dexamethasone pellicles

【药理作用】　氯己定为阳离子表面活性剂，有广谱杀菌、抑菌作用。地塞米松为中效糖皮质激素类药，具有抗炎、抗过敏及抗增生作用。

【临床应用】　用于口腔黏膜溃疡。

【用法用量】

（1）用时先洗净手指剥去涂塑纸，取出药膜，视口腔溃疡面的大小贴于患处。

（2）一次 1 片，一日 4 次，连用不得超过 1 周。

【不良反应】

（1）偶见皮疹等过敏反应。

（2）可使口腔黏膜变色、味觉改变、咽部烧灼感，停药后可恢复。

（3）10 ～ 18 岁儿童和青年使用本品可能发生口腔黏膜无痛性浅表脱屑。

【注意事项】

（1）本品仅供口腔使用。

（2）本品不宜长期使用，连用 1 周后症状未缓解，应停药就医。

（3）严重高血压、糖尿病、胃与十二指肠溃疡、骨质疏松、有精神病史、癫痫病史、青光眼等患者应在医师指导下使用。

（4）孕妇、哺乳期妇女及儿童慎用。

（5）本品在口腔内缓慢溶化后可咽下。

（6）过敏体质者慎用。

（7）请将本品放在儿童不能接触的地方，儿童必须在成人监护下使用。

（8）本品不宜与其他口腔含漱剂或贴膜同时使用，如必要应遵医嘱。

【禁忌证】　对本品过敏者禁用。

【制剂与规格】　复方氯己定地塞米松膜：每片含盐酸氯己定 1.5 mg、维生素 B_2 1 mg、地塞米松磷酸钠 0.05 mg、盐酸达克罗宁 0.75 mg。

Summary

Drug therapy is the main treatment for oral mucosal diseases，and plays an important role in the prevention and treatment of oral mucosal diseases. Medications for oral mucosal diseases are divided into systemic medications and topical medications according to the route of administration.

Characteristics of drug treatment for oral mucosal diseases：① Different treatment methods for the same disease. ② The same treatment method for different diseases. ③ Systemic medication to treat local diseases. ④ Integrated Chinese and Western medicine treatment.

Principles of drug treatment for oral mucosal diseases： ① Topical medication is the main treatment for milder cases，and topical and systemic combined medication for more severe cases. ② Follow the principle of individualized medication. ③ Pay attention to the reasonable selection and combination of drugs，and avoid drug abuse. ④ Pay attention to monitoring adverse drug reactions. ⑤ Pay attention to reasonable discontinuation. ⑥ Attach importance to psychotherapy during drug treatment.

Systemic medication for oral mucosal diseases has the characteristics of diversification and systematization. Commonly used systemic medications include antifungal drugs，glucocorticoids，immunomodulators，vitamins and Chinese traditional medicines.

Topical medication for oral mucosal diseases has the advantages of convenient administration，small dosage，high local drug concentration，and ability to reduce adverse drug reactions. It plays an important role in the treatment of oral mucosal diseases. Common dosage forms for topical medication include gargle，paint，ointment，cream，gel，buccal tablet，buccal patch，film，etc.

参考文献

［1］Kiran M，Vidya S，Aswal G，et al. Systemic and topical steroids in the management of oral mucosal lesions［J］. Journal of Pharmacy & Bioallied Science，2017，9（5）：S1-S3.

［2］Sherrell W，Desai B，Sollecito T P. Dental considerations in patients with oral mucosal diseases［J］. Dermatologic Clinics，2020，38（4）：535-541.

［3］Rudralingam M，Randall C，Mighell A J. The use of topical steroid preparations in oral medicine in the UK［J］. British Dental Journal，2017，223（9）：633-638.

［4］隋秋丽，孙予，林梅.关注口腔黏膜病治疗中特殊人群的安全用药［J］.现代口腔医学杂志,2018,32（4）：242-244.

［5］张亚丽，吴开举.口腔扁平苔藓的中医药治疗进展［J］.湖南中医杂志，2019，35（2）：166-168.

（郑利光）

第二十一章　口腔科其他用药

Other Medications for Oral Diseases

　　颞下颌关节紊乱病是颌面部非牙源性疼痛的主要原因，药物治疗是颞下颌关节紊乱病对症治疗中非常重要的一环。口腔临床某些疾病诊断时需要使用医学影像对比剂、菌斑显示剂，临床医师了解这些诊断用药不仅有助于疾病的正确诊断，还能有效减少并妥善处置这些药品对患者造成的不良反应。

第一节　颞下颌关节紊乱病用药
Medications for Temporomandibular Disorder

　　颞下颌关节紊乱病（temporomandibular disorders，TMD）是一组涉及颞下颌关节、咀嚼肌及其附属结构的颌面部常见疾病，主要临床症状包括关节区疼痛、关节弹响或杂音、开口受限等。TMD 病因复杂，基于不同的病因学说及临床症状，治疗方法多种多样。药物治疗是缓解症状、恢复颞下颌关节功能的重要手段。

　　目前用于 TMD 治疗的药物主要包括镇痛药、糖皮质激素类药、软骨保护药、关节润滑药、肌肉松弛药（简称肌松药）、抗抑郁药和抗焦虑药等。针对 TMD 疼痛的用药首选解热镇痛抗炎药，对于关节重度疼痛患者，可以考虑糖皮质激素类药；对存在明显骨、软骨退行性变的患者可以考虑应用软骨保护药、关节润滑药；当怀疑存在咀嚼肌痉挛时可以考虑应用肌松药；对迁延不愈且伴有心理问题的慢性疼痛患者可以考虑应用抗焦虑药、抗抑郁药。

一、镇痛药

　　疼痛是 TMD 患者前来就诊的主要原因。及时缓解疼痛对于恢复颞下颌关节功能、稳定患者的情绪非常重要。针对 TMD 疼痛的用药首选解热镇痛抗炎药（非甾体抗炎药），此类药物种类很多，按照化学结构可分为苯胺类（如对乙酰氨基酚）、水杨酸类（如阿司匹林）、吡唑酮类（如保泰松）、吲哚乙酸类（如吲哚美辛）、芳基丙酸类（如洛索洛芬、布洛芬）、芳基乙酸类（如双氯芬酸钠）和选择性环氧合酶抑制药（如塞来昔布）等。需要注意两点，一是患者需遵从镇痛药的用药原则并遵照医嘱按时服药，不可只在疼痛时"按需"服药；二是镇痛药不宜长期、大量服用，以免产生毒性反应和副作用。

二、糖皮质激素类药

糖皮质激素类药可以用于治疗颞下颌关节术后疼痛，也可用于急性且疼痛较严重或顽固性颞下颌关节的炎症性疾病（如滑膜炎、关节囊炎、骨关节炎）的治疗，一般推荐短期应用。

原则上建议与解热镇痛抗炎药联合应用，初始阶段，以泼尼松龙为例，可每日 15 ～ 30 mg（2 次 / 日），3 天后减为每日 5 ～ 10 mg，约 1 周后停药，停药后可视情况继续应用解热镇痛抗炎药。在临床上，糖皮质激素类药治疗可以口服给药、关节腔或局部注射给药。

需要注意的是，由于糖皮质激素类药关节腔内注射可能会导致关节软骨的丧失，同一关节 2 次注射的间隔至少要在 3 个月以上。

三、软骨保护药

尽管目前还没有药物能确切地抑制或逆转骨和关节软骨的退行性变，但研究表明氨基葡萄糖、硫酸软骨素等具有同时改善骨关节炎症状和关节结构的作用，因此它们被称为软骨保护药。这类药物一般起效较慢，但停药后疗效仍能持续一段时间。

氨基葡萄糖　glucosamine

【药理作用】　本品为天然的氨基单糖，是人体关节软骨基质中合成蛋白聚糖所必需的重要成分。本品可改善关节软骨的代谢，有利于关节软骨的修复，有抗炎、镇痛作用，可缓解骨关节炎的疼痛症状，改善关节功能，阻止骨关节炎病程的发展。

【临床应用】　可用于治疗多种关节的骨性关节炎，缓解关节疼痛、肿胀等症状，改善关节功能。

【用法用量】　一般成人用量为每次 0.24 ～ 0.48 g（盐酸型）或 0.25 ～ 0.5 g（硫酸型），一日 3 次，饭时或饭后服用，连续服用 4 ～ 12 周或根据需要延长。每年重复治疗 2 ～ 3 次。

【不良反应】

（1）罕见轻度的胃肠不适，如恶心、便秘、腹胀和腹泻。

（2）有些患者可能出现过敏反应，包括皮疹、瘙痒和皮肤红斑。

【注意事项】

（1）宜在饭时或饭后服用，可减少胃肠道不适，特别是有胃溃疡的患者。

（2）严重肝、肾功能不全者慎用。

（3）孕妇和哺乳期妇女慎用。

【制剂与规格】

（1）盐酸氨基葡萄糖胶囊：① 0.24 g；② 0.48 g；③ 0.75 g。

（2）盐酸氨基葡萄糖片：① 0.24 g；② 0.75 g。

（3）硫酸氨基葡萄糖胶囊：0.25 g。

（4）硫酸氨基葡萄糖片：0.25 g。

四、关节润滑药

颞下颌关节属于滑膜关节，良好的润滑有助于减少关节运动中的摩擦力、降低关节磨损，是正常实施关节功能、维持关节健康的重要环节。在关节退行性变发生后，关节内的润滑机制可能被破坏，关节运动摩擦力将明显增加。玻璃酸钠是一种广泛存在于人体内的生理活性物质，为直链黏多糖，既是关节滑液的主要成分，又是关节软骨内蛋白多糖的重要骨架结构。

玻璃酸钠　sodium hyaluronate

【药理作用】　本品是广泛存在于人体内具有生理活性的物质，是关节滑液的主要成分，是软骨基质的成分之一。本品无抗原性，不引起炎症反应。关节腔内注入高分子量、高浓度、高黏弹性的本品，能明显改善滑液组织的炎症反应，提高滑液中玻璃酸钠含量，增强关节液的黏稠性和润滑功能，重新形成自然屏障，防止软骨基质进一步破坏消失，保护关节软骨，促进其愈合与再生，改善病理状态下滑膜的生物学功能，减轻或消除关节摩擦及疼痛。本品对轻、中度的骨关节炎具有良好的疗效。

【临床应用】　适用于颞下颌关节骨关节炎类疾病。

【用法用量】

（1）一般单侧关节上腔的注射剂量为 1 ml，或上、下腔分别注射 0.5 ml。

（2）每周 1 次，5 周为一疗程。

【不良反应】

（1）关节腔内注射时，个别患者注射局部可有一过性疼痛、肿胀或发热感，偶有皮疹、瘙痒症状。

（2）极少出现休克、荨麻疹等过敏症状。

【注意事项】

（1）使用过量会出现肿胀。

（2）会偶发短暂的疼痛和肿胀。

（3）有关节积液时，应先酌情穿刺排液，再注入药物。

（4）对其他药物有过敏史者、肝功能障碍者或有肝功能障碍病史者慎用。

（5）须进行严格的无菌操作。

（6）症状未见改善时，注射次数应以 5 次为限。

（7）不得注入血管。

【制剂与规格】　玻璃酸钠注射液：① 2 ml ：20 mg；② 2.5 ml ：25 mg；③ 3 ml ：30 mg。

五、肌松药

咀嚼肌疼痛是 TMD 的常见症状，肌松药可以降低与 TMD 相关的肌肉电活动。一般用于治疗 TMD 的肌松药口服剂量远低于引发实验性肌肉松弛的药物剂量。目前一般建议肌松药与其他 TMD 保守疗法联合应用。需要注意的是该类药物使用不当可能会引起严重的不良反应（严重时可能危及生命），建议在神经内科医师指导下服用，且一般连续用药不宜超过 3 周。

美索巴莫　methocarbamol

美索巴莫具有解痉、镇痛、抗炎作用，可用于关节韧带扭伤、类风湿性关节炎、肌肉劳损等的治疗。

【药理作用】　美索巴莫属于中枢性肌松药，对中枢神经系统有选择作用，主要通过减少传递到所支配肌肉的紧张性神经冲动而产生肌肉松弛作用。

【用法用量】　口服：一次 0.25 ～ 0.5 g，一日 3 ～ 4 次，饭后服用。

【不良反应】　眩晕、头疼、嗜睡、荨麻疹、感觉无力、厌食、轻度恶心和胃部不适等。

【注意事项】

（1）服药期间不宜驾驶机动车辆。

（2）肝、肾功能障碍者慎用。

（3）不宜与全身麻醉药、催眠药及精神安定药等中枢神经抑制药并用。

【制剂与规格】　美索巴莫片：① 0.25 g；② 0.5 g。

六、抗抑郁药

目前抗抑郁药已经被越来越多地用于慢性疼痛的治疗，并表现出与缓解抑郁症状无关的疼痛缓解作用。最常用于治疗慢性疼痛的抗抑郁药是三环类抗抑郁药。一般来说，低剂量的三环类抗抑郁药就可以产生镇痛效应，较大剂量才能产生抗抑郁作用。另外，镇痛效应出现于服药后几天，而抗抑郁效应的发挥则需要 2～3 周以上。低剂量的三环类抗抑郁药睡前服用，可以有效缓解肌肉紧张性头痛和肌肉－骨骼疼痛，减少睡眠中觉醒的次数，增加慢波睡眠并显著减少快速动眼睡眠的时间，因而也对治疗夜磨牙有效。阿米替林是目前首选用于 TMD 慢性疼痛治疗的三环类抗抑郁药。

阿米替林　amitriptyline

【药理作用】　阿米替林可以抑制突触前神经终末部位 5- 羟色胺（5-HT）和去甲肾上腺素等神经递质的再摄取功能，从而抑制伤害性信号向高级中枢的传递。

【临床应用】

（1）用于缓解疼痛及夜磨牙时，阿米替林的一般成人起始用量为 10 mg，睡前单次服用，之后根据情况可每 2～3 日追加 10 mg，直至镇痛有效或患者出现明显的副作用（如嗜睡、口干等）。

（2）用于治疗慢性口颌面痛和各种口腔感觉不良（异常舌痛、特发性口腔溃疡）时，建议用药剂量为 25～100 mg。

（3）这类药物的每日最高服用剂量为 150～300 mg。

【不良反应】

（1）治疗初期可能出现抗胆碱能反应，如多汗、口干、视物模糊、排尿困难、便秘等。

（2）中枢神经系统不良反应有嗜睡、震颤、眩晕。

（3）可发生体位性低血压。

（4）偶见癫痫发作、骨髓抑制及中毒性肝损害等。

【注意事项】

（1）肝、肾功能严重不全、前列腺肥大、老年或心血管疾患者慎用。

（2）使用期间应监测心电图。

（3）本品不得与单胺氧化酶抑制药合用，应在停用单胺氧化酶抑制药后 14 日才能使用本品。

（4）患者有转向躁狂倾向时应立即停药。

（5）用药期间不宜驾驶车辆、操作机械或高空作业。

【禁忌证】　严重心脏病、近期有心肌梗死发作史、癫痫、青光眼、尿潴留、甲状腺功能亢进、肝功能损害、对三环类药物过敏者禁用。

【制剂与规格】　盐酸阿米替林片：25 mg。

七、抗焦虑药

部分 TMD 和慢性口颌面痛患者存在明确的焦虑症状，慢性疼痛和焦虑所形成的恶性循环可能导致病程迁延不断。抗焦虑药可以促进大脑各部位释放神经传导抑制性物质 γ- 氨基丁酸，改变患者神经递质的传递，从而稳定患者的情绪，减轻焦虑和紧张状态，进而松弛肌肉、改善睡眠质量。此类药物的详细介绍见第十一章第一节。

需要注意的是此类药物的长期使用会导致药物依赖和抑郁症等严重的不良反应，建议在神经内科医师指导下服用。

第二节　医学影像对比剂
Medical Imaging Contrast Agents

人体不同部位因厚度及组织密度不同，X线穿透时，可以在荧光屏或胶片上形成明暗不同或黑白不同的影像，从而为疾病的诊断和鉴别诊断提供重要依据。但是，人体内许多部位，构成组织的密度近似，缺乏自然对比，使X线检查的应用受到限制。人工将某些对人体无害的低密度或高密度的物质导入体内，改变正常组织和器官间及病灶与正常组织和器官间的对比，以显示其形态和功能的检查方法，称为造影检查。所采用的提高对比度的物质称为对比剂。

和治疗药物一样，对比剂也可能引起机体的不良反应。对比剂常见的不良反应包括全身过敏反应、中枢神经系统和心血管系统反应等，也可见肝、肾功能的改变，严重者可危及生命。这些不良反应主要与对比剂的高渗透性及化学毒性有关。对含碘对比剂，使用前应进行碘过敏试验。需要注意的是，碘过敏试验假阴性率高，阴性结果有时也会出现严重反应，故临床使用时应严密观察患者，准备好抢救药品和器材，以便及时识别可能出现的严重不良反应并妥当处理。

碘化油　iodinated oil

【药理作用】　本品为X线诊断用阳性对比剂，注入体内后由于其能比周围软组织结构吸收更多X线，从而在X线照射下形成密度对比，显示出所在腔道的形态结构。

【临床应用】　口腔临床主要用于腮腺、颌下腺及瘘管造影。

【用法用量】　各种腔室和窦道、瘘管造影，依据病灶大小酌量直接注入。一般成人用1.5 ml注入腮腺、颌下腺或瘘管内。

【不良反应】

（1）偶见碘过敏反应，在给药后即刻或数小时发生，主要表现为血管神经性水肿、肿胀等症状。

（2）对组织刺激轻微，一般不引起局部症状，析出游离碘后刺激性增大，且易发生碘中毒。

（3）涎腺造影时可致局部软组织肿胀、疼痛，数日后可自行好转。

【注意事项】

（1）少数患者对碘发生过敏反应。

（2）本品不宜久露于光线和空气中，析出游离碘后色泽变棕或棕褐色者不可再使用。

（3）涎腺造影时，应避免误入血管或其他软组织中。

【禁忌证】

（1）对碘过敏者禁用。

（2）甲状腺功能亢进、老年结节性甲状腺肿、甲状腺肿瘤、急性支气管炎症、发热和有严重心、肝、肺疾病的患者禁用。

【制剂与规格】　碘化油注射液：① 2 ml：0.8 g；② 5 ml：2 g；③ 10 ml：4 g。

泛影葡胺　meglumine diatrizoate

【药理作用】　本品为离子型含碘水溶性对比剂，在体内比周围软组织结构吸收较多量的

X 线，从而在 X 线照射下能形成密度对比而显影。

【临床应用】　口腔临床可用于瘘管造影、涎腺造影、关节腔造影及 CT 增强扫描等。

【用法用量】

（1）用 60% 本品 1.5 ml（成人）注入腮腺、颌下腺、涎腺导管。

（2）颞下颌关节造影时，将本品稀释成 20% ～ 30% 溶液，根据关节腔容量注入 0.2 ～ 1 ml（成人）。

（3）常规静脉 CT 增强扫描时，成人用 60% 本品 60 ml 静脉缓慢注射。

【不良反应】　轻而少见，偶尔观察到过敏反应，这些反应通常表现为不严重的呼吸或皮肤症状，如轻度的呼吸窘迫、皮肤发红（红斑）、荨麻疹、瘙痒或面部水肿，严重反应如血管神经性水肿、声门下水肿、支气管哮喘和过敏性休克也可能发生。这些反应通常发生在使用对比剂后 1 小时之内，但个别病例可以发生迟发反应（数小时至数天后）。

【注意事项】

（1）使用前检查供使用的泛影葡胺注射液为澄明、无色至淡黄色溶液。不应使用明显变色、出现颗粒物和容器有缺陷的对比剂。

（2）注射对比剂之前，询问患者的过敏史（如海味过敏、花粉症、荨麻疹）、对碘或对放射影像用对比剂的敏感性和有无支气管哮喘病史。有这些情况的患者对比剂不良反应的发生率较高。

（3）有过敏倾向的患者、已知对含碘对比剂过敏或有哮喘病史的患者，可以考虑给予抗组胺药和（或）糖皮质激素作为预防用药。

（4）如果发生过敏反应，必须立即停止注入对比剂，必要时进行针对性的静脉给药治疗。检查室应配备急救药物、气管插管及呼吸器，以便需要急救时可立即采取治疗措施。

【禁忌证】

（1）明显的甲状腺功能亢进和失代偿性心功能不全的患者禁用。

（2）不能用于脊髓造影、脑室造影或脑池造影，因可能诱发神经中毒症状。

【制剂与规格】　泛影葡胺注射液：① 20 ml：12 g；② 20 ml：15.2 g。

碘海醇　iohexol

【药理作用】　本品为非离子型含碘水溶性对比剂，对脏器和血管有增强作用。本品静脉注射后，24 小时内以原型在尿液中排出的近乎百分之百，尿液中本品最高浓度出现在注射后的 1 小时内，没有代谢物产生。

【临床应用】　口腔临床主要用于 CT 增强检查、关节腔造影、涎腺造影等。

【用法用量】

（1）CT 增强检查：成人，注射浓度为 300 mg I/ml 的本品 100 ～ 180 ml，或注射浓度为 350 mg I/ml 的本品 100 ～ 150 ml。儿童，注射浓度为 300 mg I/ml 的本品，按 1.5 ～ 2 ml/kg 给药。

（2）关节腔造影：注射浓度 300 mg I/ml 的本品 5 ～ 15 ml，或注射浓度为 350 mg I/ml 的本品 5 ～ 10 ml。

（3）涎腺造影：注入为 300 mg I/ml 的本品 0.5 ～ 2 ml。

【不良反应】

（1）少数患者可能会产生一些轻微的反应，如短暂的温感、微痛、脸红、恶心、呕吐、轻微胸口痛、皮肤瘙痒及风疹等。

（2）头痛、恶心及呕吐都是脊髓造影中最常见的不良反应。持续数天的剧烈头痛可能间断发生。

（3）有的患者在造影后数小时至数日内出现迟发性不良反应。

（4）严重不良反应甚少出现，但休克、惊厥、昏迷、重度喉头水肿或支气管痉挛、肾衰竭、死亡等也有报道。

【注意事项】

（1）含碘对比剂可能会引起过敏性反应或其他过敏现象。虽然碘海醇引起剧烈反应的风险甚微，但仍应事先制订紧急救治程序，以便发生严重的反应时能马上进行治疗。有过敏或气喘病史，或是曾对含碘对比剂有不良反应的患者，使用此对比剂时需要特别小心。必需造影时，可考虑在造影前使用糖皮质激素类药及抗组胺药。

（2）一旦发现有大量对比剂流入患者脑内的迹象，可考虑使用巴比妥酸盐进行抗惊厥治疗。

（3）对高危患者，如患有严重肝或肾功能不全、甲状腺病及骨髓白血病的患者，使用时应特别小心，给予特别监护，且应避免脱水。必要时术后进行透析治疗。

（4）碘对比剂可加重重症肌无力的症状。嗜铬细胞瘤患者进行静脉注射时，应预防性地给予 α 受体阻断药，以避免出现高血压危象。血清内肌酸酐浓度超过 500 μmol/L 的糖尿病患者，应避免用此对比剂（除非检查为患者带来的益处明显超过风险）。

（5）确保患者在接受对比剂前后有良好的水、电解质平衡。

（6）所有含碘对比剂均可能妨碍甲状腺功能的检查。甲状腺组织的碘结合能力可能会受对比剂影响而降低，并且需要数日甚至 2 周才能完全恢复。

（7）孕妇及哺乳期妇女应尽量避免使用。

（8）对比剂不应与其他药物混合，应使用专用的注射针和针筒。

（9）每瓶碘海醇只应供 1 名患者使用，剩余部分应弃掉。

（10）造影前 2 小时应禁食。

（11）本品如有变色、沉淀则不能使用。

【禁忌证】

（1）有明显的甲状腺病患者禁用。

（2）对碘海醇注射液有严重反应既往史者禁用。

（3）由于剂量限制，对造影时失败者，不宜即时进行重复造影。

【制剂与规格】　碘海醇注射液（按碘计）：① 10 ml：3 g；② 20 ml：6 g；③ 20 ml：7 g；④ 50 ml：7 g；⑤ 50 ml：9 g；⑥ 50 ml：12 g；⑦ 50 ml：15 g；⑧ 50 ml：17.5 g；⑨ 100 ml：35 g。

第三节　菌斑显示剂
Plaque Disclosing Agents

牙菌斑是引起龋齿及牙周病的主要危险因素，因此，菌斑控制是预防龋齿和牙周病的有效手段之一。菌斑多积聚在牙冠的颈 1/3 处，色泽透明，肉眼难以辨认，常需使用菌斑显示剂（plaque disclosing agent）使之染色。菌斑形成过程中微生物的含量及其代谢活性不同，菌斑显示剂染色后所呈现的颜色也不同。菌斑显示剂多由染料制成，临床常用四碘荧光素钠，其剂型有溶液剂和片剂。国外亦有用红色甜菜根提取的天然色素制成片剂、溶液剂或软膏剂来检查菌斑。

四碘荧光素钠　sodium tetraiodofluorescein

【处方组成】

四碘荧光素钠	20 g
糖精钠	1 g

苯甲酸钠	3 g
95% 乙醇	100 ml
香精	适量
纯化水	加至 1000 ml

【临床应用】　用于洁治后的牙菌斑检查，能清楚显示牙面残留的牙菌斑。本品低毒，对黏膜无刺激，临床应用安全。

【用法用量】

（1）将本品 3～5 滴滴入舌背前 1/3 或口底处，用舌尖舔每个牙面，1 分钟后清水含漱，牙菌斑显淡红色。

（2）如使用四碘荧光素钠片剂，应将其嚼碎，用舌尖将染色的唾液送至牙齿各面，30 秒至 1 分钟后吐出，清水含漱后检查菌斑情况。

碱性品红　basic fuchsin

碱性品红在水中溶解度可达 1%，乙醇中溶解度可达 8%，可用于生物细胞染色、结核分枝杆菌鉴别诊断等。

【处方组成】

碱性品红	1.5 g
95% 乙醇	25 ml
纯化水	加至 100 ml

【临床应用】　用于牙菌斑显色。

【用法用量】　清水含漱后用蘸有本品的棉球在牙面涂抹，再用清水含漱，即可见被染成红色的牙菌斑。

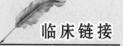

临床链接

牙菌斑

牙菌斑是基质包裹的互相黏附或黏附于牙面、牙间或修复体表面的软而未矿化的细菌性群体，为不能被水冲去或漱掉的一种细菌性生物膜。牙菌斑牢固地附着在牙面上，细菌摄入唾液中的糖，分解糖产酸，这些酸会破坏牙齿，产生龋洞。当牙菌斑靠近牙龈时，细菌产生的毒素和其他有害物质会刺激牙龈，产生炎症，即牙龈炎。如果不加控制，任其发展，牙龈炎有可能会发展为不可逆的牙周炎，引起牙槽骨的破坏，最终导致牙齿松动、脱落。

第四节　血管硬化剂
Vascular Sclerosing Agents

血管硬化剂（vascular sclerosing agents）是指可引起不可逆性血管内皮细胞损伤，最终导致血管纤维化，使血管腔闭塞的药物。血管硬化剂通常有三种类型，表面活性剂类硬化剂、化学性硬化剂和渗透型硬化剂。表面活性剂类硬化剂，如聚桂醇、鱼肝油酸钠，具有亲水和亲油基团，在溶液的表面能定向排列，并能使液体表面张力显著下降，使细胞表面蛋白质析出，破坏细胞膜脂质双分子层，导致细胞膜破裂，这种作用可持续数分钟至数小时。表面活性剂类硬化剂均具有良好的起泡性能。化学性硬化剂，如95%乙醇，能使细胞间黏合质裂解、破坏细胞表面蛋白质和改变静脉壁的化学键而发挥硬化效应。渗透型硬化剂，如高渗盐水，通过渗透性脱水作用，使注射部位的红细胞和邻近的内皮细胞破裂。上述硬化剂中，表面活性剂类硬化剂副作用相对较小且疗效肯定。

聚桂醇　lauromacrogol

【药理作用】　聚桂醇是一种非离子型表面活性剂，可在数秒内使细胞蛋白质析出，破坏细胞膜脂质双分子层，使细胞膜破裂，发生无菌性炎症，致细胞坏死，纤维组织增生、粘连，破坏异常的血管通道。

【临床应用】　口腔颌面部血管瘤和脉管畸形的硬化治疗。

【用法用量】　应用原液或泡沫化制剂局部注射。

【不良反应】

（1）注射部位常见疼痛、血栓，偶见坏死、硬肿，少见发热。

（2）全身表现常见血管增生、血肿，偶见血栓性静脉炎、过敏性皮炎、接触性皮炎、剥脱性皮炎。

（3）少见过敏性休克、水肿、全身荨麻疹、哮喘、头痛、偏头痛、感觉异常、昏迷、头晕、视力障碍、心肌炎、深静脉血栓、肺栓塞、血管迷走性晕厥、脉管炎、恶心、呼吸困难。

【注意事项】

（1）避免注射入动脉，会导致注射处产生严重坏死。

（2）妊娠期妇女及哺乳期妇女用药安全性尚不明确。

【制剂与规格】　聚桂醇注射液：10 ml∶100 mg。

Summary

This chapter introduces medications for temporomandibular disorders，medical imaging contrast agents，plaque disclosing agents and vascular sclerosis agents.Medications for temporomandibular disorders mainly include analgesics，glucocorticoids，chondroprotectants，joint lubricants，muscle relaxants，antidepressants and anxiolytics. Medical imaging contrast agent is used in medical imaging examinations. It can change the contrast between normal tissues and organs，as well as between lesions and normal tissues and organs，to show its shape and function，thereby providing an important basis for the diagnosis and differential diagnosis of diseases. Representative medicines for medical imaging contrast agents include iodinated oil，meglumine diatrizoate and iohexol. Plaque disclosing agents can stain plaques，and their representative drugs include sodium tetraiodofluorescein and basic fuchsin.

Vascular sclerosing agents include surfactant-based sclerosing agents，chemical sclerosing agents and penetrating sclerosing agents，and one of its representative drugs is lauromacrogol.

参考文献

［1］Nandhini J，Ramasamy S，Ramya K，et al. Is nonsurgical management effective in temporomandibular joint disorders？—A systematic review and meta-analysis. Dental Research Journal，2018，15（4）：231-241.

［2］Heir G M. The efficacy of pharmacologic treatment of temporomandibular disorders［J］. Oral and Maxillofacial

Surgery Clinics，2018，30（3）：279-285.

［3］杨伟，谢明花，蔡宇，等.颞下颌关节紊乱症的治疗进展［J］.康复学报，2019，29（5）：72-78.

［4］李琼，石慧清，郭立娜.颞下颌关节紊乱病的治疗进展［J］.内蒙古医科大学学报，2019，41（2）：207-210.

［5］中华医学会放射学分会对比剂安全使用工作组.碘对比剂使用指南［J］.2版.中华放射学杂志，2013，47（10）：869-872.

［6］Mensi M，Scotti E，Sordillo A，et al. Plaque disclosing agent as a guide for professional biofilm removal：a randomized controlled clinical trial［J］. International journal of dental hygiene，2020，18（3）：285-294.

［7］张一凡，钟雯婕，李蕊婕，等.牙菌斑显示剂应用前景的研究［J］.现代生物医学进展，2019，19（1）：68-73，37.

［8］李艺，郭皓，谷方晓，等.血管硬化剂治疗静脉畸形研究进展［J］.中国实用医药，2018，13（24）：188-190.

［9］中华口腔医学会口腔颌面外科专业委员会脉管性疾病学组.聚桂醇硬化剂治疗口腔颌面部血管瘤和脉管畸形专家共识［J］.中国口腔颌面外科杂志，2018，16（3）：275-278.

（郑利光）

中英文专业词汇索引